基礎から身につく

公衆栄養学

逸見幾代

［編著］

同文書院

■ 執筆者紹介

【編著者】
逸見　幾代（へんみ　いくよ）／第1章1節，第1章2節1），第3章3節
　沖縄大学 名誉教授，高知県立大学 名誉教授

【著　者】＊執筆順
野原　潤子（のはら　じゅんこ）／第1章2節2）〜9），第3章1節
　畿央大学 講師
日田　安寿美（ひだ　あずみ）／第2章1節，第2章5節
　東京農業大学 教授
原島　恵美子（はらしま　えみこ）／第2章2節，第2章3節，第3章5節
　神奈川工科大学 准教授
横山　佳子（よこやま　けいこ）／第2章4節，第5章1・2節
　京都女子大学 教授
久保　彰子（くぼ　あきこ）／第3章2節，第5章3・4節，第6章1節5）
　女子栄養大学 准教授
長幡　友実（ながはた　ともみ）／第3章4節，第3章7節
　京都府立大学 准教授
山口　友貴絵（やまぐち　ゆきえ）／第3章6節，第6章1節1）〜4）
　京都栄養医療専門学校 講師
小山　達也（こやま　たつや）／第4章1節，第4章3・4節
　美作大学 講師
横山　弥枝（よこやま　やえ）／第4章2節
　沖縄大学 准教授
齊藤　曜子（さいとう　ようこ）／第6章2節
　京都光華女子大学 准教授
古明地　夕佳（こめいじ　せきか）／第6章3節
　十文字学園女子大学 准教授

QR コードについて

本教科書は主要統計や法令等の元資料にアクセスできるよう，各所に QR コードを付しています。統計・資料は省庁・団体のホームページと「政府統計 e-Stat」，法令は「e-Gov 法令検索」を主に使用（2024 年 2 月 5 日確認）。各ホームページの URL は改修等により変わる可能性があります。

はじめに

　令和に入り，世界の至るところで自然災害や新型コロナウイルス感染症の流行など，甚大な衛生災害が勃発している。わが国においては，悪性新生物や循環器系疾患，代謝性疾患などの生活習慣病や少子・高齢化が進展し，健康上の課題が深刻さを深めている。これらは人々のQOL（生活の質）の低下や医療費の増大など，健康な社会生活に波紋を広げてきている。

　このような情勢下で食環境は乱れやすく，「望ましい食生活」や「食文化の伝承」など，社会全体で取り組むべき食育の重要性・必要性が高まっている。その実効性のある対応として期待されるのが，公衆栄養活動による生活習慣病の一次予防から三次予防にわたる対策であろう。「公衆栄養活動」の役割はますます重要になっているのである。

　公衆栄養学は，管理栄養士・栄養士養成課程教科目として「公衆栄養」から「公衆栄養学」へと名称変更され，学問的に明文化されてから約30年がたつ。この間，教科内容は時代の要請に応じて，日本栄養改善学会による「管理栄養士・栄養士養成のための栄養学教育モデル・コア・カリキュラム」や厚生労働省の「管理栄養士国家試験出題基準（ガイドライン）」などに沿って変容してきた。このほか「日本人の食事摂取基準」も，新たな知見を取り入れて随時改定がなされている。これらを修得することで，生活習慣病などの食に関する健康問題解決や公衆栄養活動を展開できるスキルを持ち合わせた管理栄養士・栄養士が，社会に向けて育成・輩出されなければならない。

　本書は，管理栄養士国家試験ガイドラインに準拠しつつ，公衆栄養の実践の場で求められる能力を十全に身につけられるよう配慮し，制作・編纂した。多様な集団を対象として，食と健康の関連，望ましい食生活の実現，公衆栄養活動を推進・展開するための基礎的な知識とスキルの修得を目的としたものである。

　また，行政栄養士を中心とするさまざまな公衆栄養活動を理論的に進められるよう，公衆栄養活動の理論的モデルとして，PDCAサイクルに則った「地域診断と公衆栄養マネジメント」について概説している。さらに公衆栄養活動プログラムの展開では，実践に基づいた展開例を示すことで，理論から具体化への流れを確認できるように構成した。

　このようなことから，公衆栄養学のリカレント教育にも，さらに公衆栄養学分野の研究にも応用活用していただければ幸いである。

　最後に，刊行にあたり，タイトな時間の中で統率して，根気強く編集に多大なるご尽力を賜った同文書院編集部編集長の志水邦朗氏に，また関係諸氏に深く感謝を申し上げます。

　2024年2月

編著者　逸見　幾代

Contents 目次

第3章　栄養政策　63

第6章　公衆栄養プログラムの展開　　　173

第 1 章

公衆栄養の概念

1. 公衆栄養の概念

1）公衆栄養の定義と意義

　公衆栄養 public health nutritionとは，個人または地域社会の集団を対象として，健康の維持と増進，疾病の予防，QOL（Quality Of Life：生活の質）の向上という観点から，健康および栄養上の問題や課題に重点をおき，分析し，解決策を考える生活実践科学領域である（**図1－1**）。

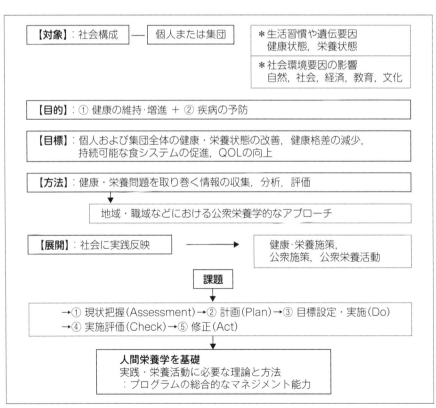

図1－1　公衆栄養の概念

　また公衆栄養は，食生活に影響を与える社会，経済，制度，習慣，文化といった人為的環境と，気候，地形，土壌などの自然環境を合わせた社会環境要因の影響を考慮しつつ，対象者・集団の食行動を観察し，その改善を図り，人々のQOLの向上を意図するという公衆衛生の栄養対策的な側面のみならず，コミュニティの活用・活性化や人間栄養学という学際的な面も含んでいる。

２）公衆栄養の目的と目標

　公衆栄養の目的は，主に地域社会の健康な個人および地域の人々の健康を維持・増進することであり，病気の予防に関する問題や課題に対しては科学的な根拠に基づいた解決策を提供することである。

　次に，**公衆栄養の目標**は，個人および集団全体の健康・栄養状態の改善，健康格差の減少，持続可能な食システムの促進，QOLの向上を図ることである。

　これらの目標を具体化すると以下のようになる。

①**食事を中心とした栄養政策の策定・推進**：主食・主菜・副菜を基本に，食べ方までを含む「食事」という考え方に基づいて，全ライフステージのほか，傷病者や被災者までをカバーする栄養政策を策定し，推進する。

②**人材の養成と全国配置**：1924（大正13）年に始まった栄養専門職養成の歴史[*1]の上に立って，栄養改善に真摯に取り組む栄養学を修めた栄養専門職を養成し，全国に配置する。

③**科学的なエビデンスに基づく政策プロセスの構築**：栄養政策の科学的なエビデンスとなる調査・研究に基づき，PDCAサイクルによる健康・栄養政策の策定・改善プロセスを構築する。

　これらは，個人に対しては意識を変えて行動を起こすことが求められるが，加えて，それを支援する環境づくりも含めた総合的な取り組みが必要とされる。

　また目標の実現に向けて，国民すべてが良好な食生活を実践する力を育み，発揮できるような平等な機会と資源の確保を目指していくことが求められる。

<aside>
[*1]　わが国の栄養指導者の養成は，1924（大正13）年に医学者の佐伯矩が私立の栄養研究所を設立し，栄養手（後の栄養士）を育成したことに始まる。本章p.7，第3章p.79参照。
</aside>

３）生態系と食料・栄養

　生態系 eco-systemとは，特定の地域に生きるすべての生物と，生物を取り囲む非生物的環境（水，空気，土壌，光など）とを統合し，統一体としてとらえたものである。本節では，自然界における生物の相互関係や食料生産の仕組み，そしてそれらが人間の栄養にどのように影響するのかを解説する。

（１）食物連鎖（図１－２）

　食物連鎖とは，生物がエネルギーを得るために他の生物を捕食し，かつ捕食される連鎖的な関係のことである。食物連鎖の最初には**生産者**と呼ばれる植物や藻類などが位置しており，太陽の光エネルギーを利用して有機物を合成する働きをする。

　次に，生産者を食べる動物を**一次消費者**と呼ぶ。草を食べる動物のウサギや牛

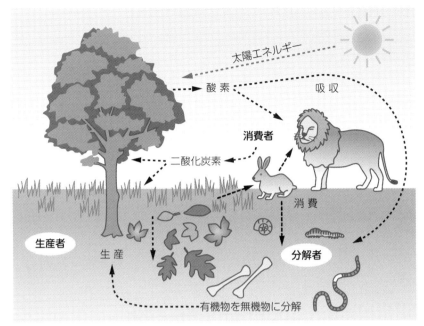

図１−２　生態系における食物連鎖

などがその例である。さらに，一次消費者を捕食する動物を**二次消費者**と称する。例えば，ウサギを捕食するキツネや，牛を食べるライオンなどである。このように食物連鎖は**高次消費者**にまで続き，高次消費者は他の動物を食べることでエネルギーを得る一方で，自分より上位の捕食者はほとんど存在しない。ライオンやクジラなどがその例である。

　死んだ生物や有機物を分解する微生物やキノコなどは**分解者**と呼ばれる。分解者は有機物を無機物に変えることで，土壌や水中の栄養素を循環させている。

　食物連鎖は人間の栄養にも大きく関わっている。人間は一次消費者や二次消費者などの動物性食品だけでなく，生産者である植物性食品も摂取している。そのため，人間は全ての栄養素をバランスよく摂取することができるが，一方で人間の食料生産や消費行為には多くの問題が含まれている。例えば，過剰な農薬や化学肥料の使用，森林伐採や土地開発による生態系の破壊，畜産業における温室効果ガスの排出などである。これらの現象は，地球温暖化に対するフードシステムの影響として知られている。

（２）フードシステムと地球環境の相互影響

　フードシステム[*1]は，地球温暖化に大きな影響を与えており，世界の温室効果ガス（GHG）排出量の約25 〜 42％を占める。このうち，食品ロスや廃棄物からの排出が8 〜 10％を占めている。

　地球温暖化は，気候変動や自然災害を引き起こし，さらには作物の収穫量や品質，水資源や海洋資源などにも影響する。これらは人間の栄養状態や健康にも深刻な影響を及ぼす可能性がある。

＊1　食料の生産，加工，流通，消費など，食に関わるすべての活動をいう。詳しくは第2章p.44参照。

フードシステムは，土地利用の変化や森林伐採によって炭素吸収源を減らし，気候変動を加速させている。また，農業や畜産業は水資源の枯渇や汚染にも影響を及ぼしている。

一方でフードシステム自体が気候変動の影響を受けやすく，食料の生産や流通状況は容易に障害をもたらされる。気候変動は，作物や家畜の生育条件や収量を低下させ，食料安全保障や栄養状態に悪影響を及ぼしている。

気候変動緩和と適応のためには，フードシステムの変革が不可欠であり，喫緊の取り組みが求められている。

（3）持続可能な開発目標（SDGs）

持続可能な開発目標（Sustainable Development Goals；**SDGs**）は，2015年の国連サミットで採択された2030年までの国際開発目標である。発展途上国だけでなく，先進国も含めた全ての国が参加するユニバーサル（普遍的）なものであり，日本も積極的に取り組んでいる。

SDGsには，貧困や格差，環境問題などの解決に向けて定められた17の目標と169のターゲットが含まれており，その中でも，「飢餓をゼロに」，「健康と福祉」，「気候変動への対策」，「陸，海の豊かさも守ろう」などは，食料・栄養と密接に関係している[*1]。

公衆栄養の観点からは，SDGsに沿ったフードシステムの構築や改善が必要である。それには，「生態系と食料・栄養」の関係を正しく理解し，自然と調和した食生活を送ることが大切である。また持続可能な開発目標(SDGs)の達成には，公的機関だけではなく，民間企業や市民の参加が不可欠となる。

食料・栄養に関連する主な目標を**表1－1**に示す。

*1　SDGsの詳細は第3章p.107参照。

表1－1　食料・栄養に関連するSDGsの主な目標

目標	内容
目標2：飢餓をゼロに 飢餓を終わらせ，食料安全保障及び栄養改善を実現し，持続可能な農業を促進	2030年までに，飢餓とあらゆる栄養不良に終止符を打ち，持続可能な食料生産を達成することを目指す。また，誰もが栄養のある食料を十分得られるようにするためには，環境と調和した持続可能な農業を推進し，生産者の所得を確保し，農業生産性を高めるための研究・投資を行う必要がある。
目標3：すべての人に健康と福祉を あらゆる年齢のすべての人々の健康的な生活を確保し，福祉を促進	母子保健を増進し，主要な感染症の流行に終止符を打ち，非感染性疾患と環境要因による疾患を減らすことを含めて，あらゆる年齢のすべての人々の健康と福祉を確保することを目指す。

資料）農林水産省「SDGs×食品産業」
https://www.maff.go.jp/j/shokusan/sdgs/index.html
日本ユニセフ協会「SDGs17の目標：2.飢餓をゼロに」
https://www.unicef.or.jp/kodomo/sdgs/17goals/2-hunger/

4）保健・医療・福祉・介護システムと公衆栄養

保健・医療・福祉・介護システムとは，国や地域の政策や制度によって，人々の健康や生活の質を向上させるために提供されるサービスや支援のことである。

本システムにおいて，共通の事項・目的をもった職域や地域，国による連携・協働は必要不可欠となる。

　厚生労働省告示「**地域保健対策の推進に関する基本的な指針**[*1]」（1994〈平成6〉年，最終改正2023〈令和5〉年）では，保健・医療・福祉・介護の連携・協働のもと，生活者個人の視点（消費者ニーズ）に対応した最適なサービスを総合的に提供することを求めている。本指針では，行政による関係機関・組織を調整する機能の充実，地域特性を活かした包括的な保健・医療・福祉・介護システムの構築，健康づくりや介護の予防対策，自立支援対策の充実，快適な生活環境の整備，健康危機管理体制の確保，科学的根拠に基づいた地域保健の推進などを，地域保健対策の総合的な推進に必要なものとしてあげている。

　本システムには，地域住民の健康維持・増進を目標に，生活習慣病の一次予防，重症化予防対策が含まれている。これらのシステムは連携して進められ，公衆栄養活動はその一部として位置づけられている。

　厚生労働省では，2025（令和7）年を目途に，高齢者の尊厳の保持と自立生活の支援を目的とした地域の包括的な支援・サービス提供体制（**地域包括ケアシステム**）の構築を推進している[*2]。

　高齢化や少子化による人口構造の変化，経済や社会の不安定さによる貧困や格差の拡大，環境や食品の安全性に関する問題など，公衆栄養における保健・医療・福祉・介護システムは，今後もさまざまな課題に直面することが予想される。これらの課題に対応するためには，保健・医療・福祉・介護システムと公衆栄養の両方が協働で協力し合って取り組む必要がある。厚生労働省においても，自立支援を目的にした包括的地域支援・サービス提供体制の構築に，今後も積極的に取り組むことの重要性を提唱している。

5）コミュニティと公衆栄養活動

（1）コミュニティの定義と公衆栄養活動における分類

　コミュニティ communityとは，ある特定の目的・関心をもち，何らかの共通性を備えている人々の集まり，共同体である。広義には，インターネット上で共通の関心をもち，メッセージの交換・やり取りを行う集団のことも含む。ゆえに特定の地理的な地域を共有していない集団・組織もコミュニティである。

　表1−2に代表的なコミュニティの種類を示した。地域社会におけるコミュニティとは，①何らかの関心や機能を共有する集団，②地理的空間や生態系を共有する集団，あるいは③両方を兼ね備えた，居住地域を同じくし，何らかの共通性をもつ人々の集まり（地域住民）をいう。

　地域にはさまざまなコミュニティ（集団，組織，グループ，市町村など）が存在する。**表1−3**は，公衆栄養活動の内容で分類した対象コミュニティを示している。地域社会において効率的・効果的な保健事業を推進するには，これらコミュニティを保健事業の対象とするだけでなく，有用な社会資源として育成・活用し，

＊1　地域保健法第4条に基づき，厚生労働大臣が地域保健対策の方向性や保健所・市町村保健センターの整備などを定めたもの。

厚生労働省「地域保健」

＊2　地域包括ケアシステムの詳細は第6章 p.175参照。

表1-2　コミュニティの代表的な種類

コミュニティの種類	組織・団体の概要
自治会	住民が集まって，地域の安全や福祉について話し合い，取り組む組織
PTA	学校と保護者が協力し，子どもたちの教育や生活環境を改善するために活動する組織
NPO団体	特定の目的を持った非営利団体，地域住民が集まって活動することあり
オンラインコミュニティ	インターネット上で，共通の趣味や関心事を持った人々が集まって交流する場

表1-3　公衆栄養活動におけるコミュニティの分類

対象コミュニティ	活動の概要
地域住民	食育教室などの地域住民全体を対象とした活動
栄養相談会など	栄養相談会への参加者を対象に，健康増進指導員が指導する
子育て家庭	スポーツイベントなどの子育て中の家族を対象とした活動
食堂	食堂を利用する人々を対象とした活動（食品提供事業）
保育園・幼稚園	保育園・幼稚園児，保護者，職員を対象とした活動
学校	学校児童・生徒，保護者，教職員を対象とした活動
職場	スポーツイベントなどの職場従業員を対象とした活動

ネットワークの構築や連携活動を推進することが重要とされる。

（2）コミュニティ・オーガニゼーション

コミュニティの中で，メンバーが共通の課題を認識し，その解決に向けて一緒に取り組むプロセスを**コミュニティ・オーガニゼーション** community organization（**地域組織活動**）という。このプロセスを通じて，コミュニティの連帯感が高まり，ソーシャル・キャピタル[*1]の醸成につながるものとなる。

公衆栄養領域におけるコミュニティ・オーガニゼーションの役割は，地域の栄養問題を解決するための取り組みを推進することである。これは，地域住民が健康的な食生活を送ることを支援し，地域全体の健康状態を向上させることを目指している。

具体的な事例としては，被災地におけるコミュニティ・オーガニゼーションがある。災害時には，管理栄養士が食物アレルギーのある子どもに対して支援を行うなど，地域の栄養問題に対応する。これは，地域住民が健康的な食生活を維持するための重要な取り組みである。以上のように，公衆栄養分野におけるコミュニティ・オーガニゼーションは，地域住民の健康状態を向上させるための重要な役割を果たしている。

（3）ヘルスプロモーションにおける地域の協力体制

ヘルスプロモーション health promotionは，世界保健機関（WHO）が1986年のオタワ憲章で提唱し，2005年のバンコク憲章で再提唱した新しい健康観に基づく21世紀の健康戦略である[*2]。

後述するように，地域住民の健康増進を目指すヘルスプロモーションにおいては，地域全体の協力がその実現に大きく影響する。

*1　**ソーシャル・キャピタル**：人々の信頼関係や規範，ネットワークなどを合わせたもので「社会関係資本」と訳される。詳しくは本章p.19参照。

*2　ヘルスプロモーションの詳細は本章p.16参照。

　ヘルスプロモーションは，人々の健康のために行われる包括的支援のことであり，支援は，健康，教育，公共政策，環境，地域活動などのあらゆる面から行われる。個人や集団が，健康に必要な生活習慣を身につけることを目的として，計画的な働きかけを行う健康教育は，支援活動の中でも特に重要な構成要素となっている。

2．公衆栄養活動の基本と展開過程

　公衆栄養活動とは，人の健康と食をめぐる諸問題を，その地域（社会）の組織的活動によって解決し，人々の健康を保持・増進する実践的活動といえる。
　本節では公衆栄養活動の歴史とともに，基本的な公衆栄養活動の展開過程について述べる。

1）公衆栄養活動の歴史

　わが国の公衆栄養活動の歴史を，時代背景や栄養関連の動向から5つの区分に分けて概説する。
　なお表1－4の年表では，「公衆栄養関連」の出来事を左列に示すとともに，広い意味での健康施策の流れを示す資料として「公衆衛生関連」の出来事もあわせて右列に示した。

（1）明治期～戦時下の低栄養期の公衆栄養活動

　幕末から明治のはじめにかけて，精米技術の発展を背景に，主に都市部の富裕層の間で白米食が習慣化したことで，「江戸患い」と呼ばれる脚気が大流行した。人口動態統計や死因統計などからは，毎年1～3万人前後が脚気を原因として亡くなったと推計され，その後も肺結核とならぶ公衆衛生上の一大課題として第二次世界大戦下まで継続したという。

　明治期の軍隊でも脚気による死者は多く，海軍軍医の**高木兼寛**[*1]はイギリスの医学校で学んだ経験より食事に原因があると推察し，1884（明治17）年より食事調査を実施した。調査結果を基に食事の改善を行い，海軍では脚気の発症者が大幅に減少したのである。

　1910（明治43）年には，農学者の**鈴木梅太郎**が，脚気予防に有効な成分である**オリザニン（ビタミンB₁）**を米ぬかから抽出することに成功し，その後のビタミン研究の道を開いた。

　当時の栄養学は主に栄養素の研究が中心であったが，医学者の**佐伯矩**[*2]は，人間を対象とした栄養学の実践と応用を目指して，1914（大正3）年に私設の栄養研究所を創

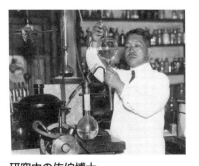

研究中の佐伯博士
写真）学校法人佐伯学園 佐伯栄養専門学校

＊1　**高木兼寛**：1849～1920年。海軍軍医から後に軍医総監となる。現在の東京慈恵会医科大学をはじめとする医学教育の普及にも尽力した。第4章p.116参照。

＊2　**佐伯矩**：1876～1959年。アメリカのエール大学に留学し，帰国後は医療の傍ら栄養学研究に従事する。三大栄養素やビタミン，代謝など，現在の栄養学の基礎となる研究に取り組むとともに，研究の知見を活用して「単位式献立法」などの実践方法も国内外で提唱した。

表1－4　公衆栄養／公衆衛生関連年表　※法令は基本的に制定年

公衆栄養関連	年号	社会背景	公衆衛生関連
群馬県・富岡製紙工場で初の産業給食	1868（明治元）	明治維新	政府が西洋医学採用の方針を公表
	1872（明治5）		
	1874（明治7）		医制 発布：国民の健康増進を目的とする日本初の医事衛生法規
	1880（明治13）		伝染病予防規則：明治10年代のコレラ流行に対応
海軍の脚気対策として軍医監 高木兼寛が兵食を調査・改善	1884（明治17）		
	1897（明治30）		伝染病予防法：伝染病予防規則を進展（→1998年 感染症法）
鈴木梅太郎，米ぬか中にオリザニン（ビタミンB₁）発見	1910（明治43）		
佐伯矩が栄養研究所 創設：栄養学の実践・応用を目指す	1914（大正3）		
	1918（大正7）	米騒動	
	1919（大正8）		(旧)結核予防法：結核死亡者10万人超，伝染防止に重点
国立栄養研究所 設立（初代所長・佐伯矩）	1920（大正9）		国勢調査 開始：人口静態調査として5年ごと実施
	1922（大正11）		健康保険法：被用者のみ対象
佐伯栄養学校 開設：栄養手（後の栄養士）を養成	1924（大正13）		
	1937（昭和12）	日中戦争	保健所法：保健所設置　（→'94年 地域保健法） 結核予防法 改正：結核患者の届け出制度開始
	1938（昭和13）		厚生省 設置：「国民の体力向上」「国民福祉の増進」等目的 (旧)国民健康保険法：健康保険法の適用範囲拡大
	1940（昭和15）		国民体力法：未成年者の体力向上と結核予防。1946年廃止
栄養士規則：身分，栄養指導の強化を規定 GHQの指令により東京都民栄養調査 実施	1945（昭和20）	8/15終戦	労働組合法：労働者の団結権，団体交渉権，争議権保障
	1946（昭和21）		日本国憲法：すべて国民は，健康で文化的な最低限度の生活を営む権利を有する。(第25条) WHO憲章："健康"とは身体的・精神的・社会的に完全な良好状態のことである。
栄養士法：栄養士資格の法制化 食品衛生法：食品，添加物，器具，容器包装，届出等規定	1947（昭和22）	第一次 ベビー ブーム 1947～1949	(改正)保健所法：食品衛生，感染症予防等を警察所より移管 労働基準法：最低労働基準規定（→1972年 労働安全衛生法） 学校教育法：幼稚園～大学等の教育制度を規定 児童福祉法：国と地方公共団体の責任，給付，虐待対応等規定
栄養士法施行規則：栄養士の免許制度と養成制度等を規定	1948（昭和23）		予防接種法：天然痘・腸チフス等12疾病の予防接種義務化 医療法：医療機関の規定，医療計画
第1回 栄養士試験 実施	1949（昭和24）		身体障害者福祉法：18歳以上の身体障害者手帳被交付者を対象
日本食品標準成分表 発表（国民食糧及び栄養対策審議会）	1950（昭和25）		(新)生活保護法：生活困窮者への8つの扶助規定
	1951（昭和26）	脳血管疾患が死因1位に	(新)結核予防法：医療費が公費負担に 社会福祉事業法：（→2000年 社会福祉法）
栄養改善法：栄養士の配置義務化，国民栄養調査 実施	1952（昭和27）		
学校給食法：全国小中学校で給食開始	1954（昭和29）		
調理士法：調理師の免許・身分を規定。衛生概念強化 厚生省「六つの基礎食品」通知（→'81年改定）	1958（昭和33）	高度経済 成長期 1955～1973	(新)国民健康保険法：'61年 国民皆保険体制実現
日本人の栄養所要量 策定（科学技術庁）	1959（昭和34）		国民年金法：'61年 国民年金制度開始
栄養士法 改正：管理栄養士制度の創設	1962（昭和37）		

設した。研究所はその後，国民の栄養改善を進める目的で国が設立した**国立栄養研究所**に組み入れられ，佐伯は初代所長に任命された。さらに佐伯は，世界初の栄養専門職の養成施設である**栄養学校**（現在の佐伯栄養専門学校）を1924（大正13）年に設立し，その卒業生は栄養士の先駆けとして，さまざまな場で栄養改善に従事した。これらの功績より，佐伯は日本の栄養学の父と称されている。

戦時体制への移行が懸念された1940（昭和15）年には，食糧不足に備えた栄養基準となる「日本人栄養要求量標準」が厚生科学研究所により作成されたが，佐伯はこの熱量要求量の算定にあたって，研究の知見を活かし，日本初となる新陳代謝測定による算定を熱心に働きかけたという。

戦時下においては，食糧不足による栄養改善が国の重要課題であった。終戦間近の1945（昭和20）年4月に**栄養士規則**が制定され，初めて栄養士の身分が確定されるとともに，国民の栄養に関する改善指導という業務が示された。

以上は，明治期から戦時下における公衆栄養活動の一部であり，その中心には「人々の健康と向上」という目的があった。それは現代の公衆栄養活動や政策へとつながっているものである。

（2）戦後混乱期の食料不足から安定対応の公衆栄養活動

戦後になると食料難はさらに厳しさを増した。戦争による農業生産の低下，輸入食糧の途絶，物資の流通障害などが引き起こされた。食糧統制や配給制度の脆弱さが，さらに多くの人の飢餓や栄養失調を増幅させたのである。

連合国軍最高司令官総司令部（GHQ）や国連機関の協力を得て，食料供給の安定化や，栄養改善のための法律・政策の策定，栄養指導や教育の普及などが行われた。

GHQに食糧の援助要請をするにあたり，政府には科学的根拠に基づく実態調査が求められた。1945（昭和20）年12月に，まず東京都内の35区を対象に栄養調査が実施された。調査はその後，対象を全国に広げて継続され，1952（昭和27）年に**国民栄養調査**となり，2003（平成15）年からは**国民健康・栄養調査**となって現在に至っている[*1]。

1947（昭和22）年の日本国憲法の施行にともない，栄養士規則は同年に**栄養士法**となり，栄養士の身分と業務内容の規定が引き継がれた。さらに翌1948（昭和23）年には**栄養士法施行規則**が制定され，栄養士の免許制度と養成制度等が定められた。

1952（昭和27）年に**栄養改善法**が制定され，国民の栄養状況の一層の改善に向けて，国民栄養調査や栄養改善計画，栄養指導員制度などを規定し，その後の公衆栄養活動の基盤となった。

学校給食は，戦後GHQの支援を受けて実施された。1954（昭和29）年に**学校給食法**が法制化され，文部省の「学習指導要領」でも学校給食は学校行事等の領域に位置づけられた。全国小中学校における給食の実施は，子どもたちの栄養補給と健康増進に大きく貢献したのである。

*1 **国民健康・栄養調査**：詳細は第3章p.95参照。

公衆栄養関連	年号	社会背景	公衆衛生関連
	1963(昭和38)		老人福祉法：高齢者の心身の健康と生活の安定を規定
	1964(昭和39)	東京オリンピック開催	「国民の健康・体力増強対策について」閣議決定：体力・運動能力調査の実施
大学設置基準により管理栄養士養成制度が誕生	1965(昭和40)		母子保健法：保健所法，児童福祉法から母子保健に特化して独立
	1967(昭和42)		公害対策基本法：(→'93年 環境基本法)
日本人の栄養所要量 厚生省所管へ→'05年より食事摂取基準	1969(昭和44)		
	1970(昭和45)	高齢化率7%超：高齢化社会	
	1971(昭和46)		
	1972(昭和47)	第二次ベビーブーム 1971〜1974	労働安全衛生法：安全衛生の最低基準，健康障害防止対策
	1974(昭和48)		
第1次国民健康づくり対策〔〜'87年度〕：①生涯を通じた健康づくり②基盤整備(市町村保健センター等)③健康づくりの普及啓発	1978(昭和53)		アルマ・アタ宣言(WHO,UNICEF)：プライマリ・ヘルスケアの概念を提唱
	1981(昭和56)	がん，死因1位	
	1982(昭和57)		老人保健法：医療費一部負担(→'06年 高齢者医療確保法)
管理栄養士国家試験制度 創設 健康づくりのための食生活指針(厚生省)	1985(昭和60)		男女雇用機会均等法
	1986(昭和61)		オタワ憲章(WHO国際会議)：ヘルスプロモーション概念提唱 国民生活基礎調査 開始：有訴者，通院者，健康診断受診状況等
第1回 管理栄養士国家試験 実施	1987(昭和62)		
第2次国民健康づくり対策〔〜'99年度〕	1988(昭和63)		(改正)労働安全衛生法：トータルヘルスプロモーションプラン
	1989(平成元)	少子化が政策課題に	健康づくりのための運動所要量 高齢者保健福祉推進十か年戦略(ゴールドプラン)
	1991(平成3)		育児・介護休業法
	1993(平成5)		環境基本法(旧 公害対策基本法) 障害者基本法 健康づくりのための運動指針
	1994(平成6)	高齢化率14%超：高齢社会	健康づくりのための休養指針 地域保健法(旧・保健所法)：保健所と市町村保健センターの業務を明確化。'97年施行
栄養表示基準制度 創設	1995(平成7)	阪神淡路大震災	高齢社会対策基本法
成人病→生活習慣病概念へ	1996(平成8)	O157集団食中毒	高齢社会対策大綱(1次)
大量調理施設衛生管理マニュアル 通知(厚労省)	1997(平成9)		介護保険法：老人保健・福祉制度から独立制定。2000年施行
	1998(平成10)		感染症法(旧 伝染病予防法等) 国連ミレニアム開発目標(MDGs)採択
栄養士法 一部改正：管理栄養士が登録制から免許制へ。業務の明確化。 第3次国民健康づくり対策(健康日本21)〔〜'12年度〕 食生活指針 (厚生省，文部省，農水省→'16改訂)	2000(平成12)		児童虐待防止法 制定 社会福祉法(旧・社会福祉事業法) 介護保険制度 創設
健やか親子21(第1次)：少子化，虐待，健康格差解消等に向けた国民的対策	2001(平成13)	国内初のBSE感染牛確認	厚生労働省 発足 DV防止法施行
	2002(平成14)		健康増進法：(健康日本21の法的基盤)'03施行
国民健康・栄養調査(旧・国民栄養調査)開始 食品安全基本法：内閣府に食品安全委員会設置	2003(平成15)	自殺者数が最多の34,427人	少子化社会対策基本法・次世代育成支援対策推進法 健康づくりのための睡眠指針(→'14改正)

1954（昭和29）年に東京都庁に**キッチンカー（栄養指導車）**が整備され，食事指導を実施。キッチンカーは全国に広がり，地域の巡回指導,栄養知識の普及に向けた活動には，行政栄養士だけでなく栄養士養成校の校外・臨地実習（保健所）の実習生なども参画した。

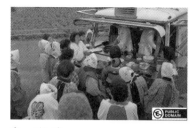

キッチンカー
写真）福井県文書館（デジタルアーカイブ福井），1966

（3）経済成長期の成人病・生活習慣病の健康づくりの公衆栄養活動

1950 ～ 70年代にかけて，わが国は高度経済成長を果たした。これに伴い日本人の食生活は欧米化し，エネルギー摂取量や脂質摂取量が増加した。それまで死因の上位を占めていた結核などの感染症に代わり，1951（昭和26）年には脳血管疾患が死因の1位となる。さらに1980年代以降は，悪性新生物（がん）や循環器疾患などの生活習慣病[*1]が増加し，死亡率や医療費の上昇につながった。

公衆栄養活動の基盤となる国民健康・栄養調査や栄養改善法などに加えて，戦後，科学技術庁が策定していた**日本人の栄養所要量**は，1969（昭和44）年より厚生省の所管となる。2004（平成16）年からは食事摂取基準と名称を変え，栄養疫学における重要な基準となっている。

生活習慣病への対策として，1978（昭和53）年度より第1次**国民健康づくり対策**が進められ，「成人病予防のための1次予防の推進」「健康づくりの3要素（栄養・運動・休養）の健康増進事業の推進」を目標とした。その後も健康・栄養課題の変化に対応して，対策はおよそ10年を単位として累次的に推進されている[*2]。

そのほか，公衆栄養活動の展開としては，学校給食や健康診断などを通じて子どもから高齢者までの栄養指導や教育を行うほか，国際的な栄養協力，研究交流も積極的に推進された。

（4）経済安定期・成熟期の地域保健・公衆栄養活動への発展と健康増進活動

上述のとおり，わが国では生活習慣病の割合が増加するとともに，少子・高齢化が進み，なかでも高齢者対応が喫緊の課題となった。2000（平成12）年度から開始された第3次国民健康づくり対策となる「**21世紀における国民健康づくり運動：健康日本21**」では，「一次予防の重視と健康寿命の延伸,生活の質の向上」の実現を目標として，具体的な数値目標が設定された。これらを推進する法的基盤として，2002（平成14）年には**健康増進法**が制定されている。

（5）現代成熟期の地域保健の推進・健康支援事業と公衆栄養活動

現代成熟期の公衆栄養活動では，地域保健の推進，健康支援事業の展開などが重要な要素となっている。

①地域保健の推進

地域保健の推進では，地域の特性を活かした保健と福祉の健康なまちづくりを推進することを目指している。地域における保健活動の推進に向けて，「地域保

[*1]　**生活習慣病**：1990年代半ばまでは加齢を原因とする「成人病」と呼ばれていた。1996（平成8）年の厚生省公衆衛生審議会において，発症や進行に栄養・食生活などの生活習慣や社会環境が関与する「生活習慣病」と定義された。近年はこれらにCOPDなどを加えた非感染性疾患（NCDs）も使われる。

[*2]　国民健康づくり対策の沿革は第3章p.82参照。

公衆栄養関連	年号	社会背景	公衆衛生関連
栄養教諭制度を答申(→'05年より導入) 日本人の食事摂取基準(2005年版)策定 ※日本人の栄養所要量より名称変更	2004(平成16)		
食育基本法 食事バランスガイド(厚労省,農水省)	2005(平成17)	合計特殊出生率 1.26	たばこ規制枠組み条約 発効,禁煙ガイドライン 障害者自立支援法(→'12年 障害者総合支援法)
妊産婦のための食生活指針 (→'21改訂)	2006(平成18)		自殺対策基本法:自殺防止と自殺者親族への支援 がん対策基本法:がん対策の基本的施策を規定 高齢者医療確保法(旧・老人保健法):'08年施行
授乳・離乳の支援ガイド(→'21改訂)	2007(平成19)	高齢化率21%超 :超高齢社会	
地域における行政栄養士による健康づくり及び栄養・食生活改善について(厚労省通知) 授乳・離乳の支援ガイド(厚労省→'19年改定)	2008(平成20)		特定健康診査・特定保健指導 開始:メタボ・生活習慣病予防 全国体力・運動能力,運動習慣等調査 開始:全国の小5,中2対象 学校保健安全法:'09年施行
消費者庁 発足:食品表示制度等を所管	2009(平成21)		
第2次食育推進基本計画(内閣府)	2011(平成23)	東日本大震災	歯科口腔保健の推進に関する法律 制定 障害者虐待防止法
	2012(平成24)		障害者総合支援法
健康日本21(第二次)(～'23年度) 食品表示法 制定('15施行)	2013(平成25)	社会保障制度を2025年モデルに	健康づくりのための身体活動基準2013 健康づくりのための身体活動指針(アクティブガイド)
日本人の食事摂取基準2015年版(厚労省)	2014(平成26)		アルコール健康障害対策基本法 健康づくりのための睡眠指針2014
健やか親子21(第二次)(～'24年度) 日本人の長寿を支える「健康な食事」(厚労省)	2015(平成27)		持続可能な開発目標(SDGs)国連サミット採択 子ども・子育て支援新制度
第3次食育推進計画(～'20年度)(農水省) 管理栄養士・栄養士倫理要綱 制定 (日本栄養士会)	2016(平成28)		アルコール健康障害対策基本計画 がん対策基本法 改正,全国がん登録制度開始
学校給食実施基準 改正(文科省) 食品衛生法 改正:'20年よりHACCP義務化	2018(平成30)		成育基本法:出産・子育て環境の整備・支援
日本人の食事摂取基準(2020年版)策定(厚労省) (改定)授乳・離乳の支援ガイド(厚労省)	2019(令和元)		認知症施策推進大綱
日本食品標準成分表2020年版(八訂)(文科省)	2020(令和2)	新型コロナウイルス感染症が世界的大流行	健康増進法改正により受動喫煙防止を推進
第4次食育推進基本計画(～'25年度)(農水省) 妊娠前からはじめる妊産婦のための食生活指針 策定 自然に健康になれる持続可能な食環境づくりの推進に向けた検討会報告書(厚労省) 東京栄養サミット2021開催	2021(令和3)		(改正)育児・介護休業法:男性が育児休暇を取得しやすい体制整備
	2022(令和4)		二十歳未満の者の喫煙の禁止に関する法律 (改正)自殺総合対策大綱
日本食品標準成分表(八訂)増補2023年 公表	2023(令和5)		第4期がん対策基本計画 認知症基本法 制定
健康日本21(第三次)(～'35年度)	2024(令和6)		健康づくりのための身体活動・運動ガイド2023 歯・口腔の健康づくりプラン 健康に配慮した飲酒に関するガイドライン 健康づくりのための睡眠ガイド2023

健対策の推進に関する基本的な指針の活用」「地方公共団体における保健師の状況把握」「保健師活動指針の活用」などの取り組みが進められている。

②健康支援事業

　健康支援事業は，個々人の健康づくりに対する意識を高めるとともに，健康づ

くりを継続して実践できるよう支援する。具体的な取り組みは，地域主体でその特性に応じて保健医療を再編し，「より良い医療をより安く」享受できるように，患者にとっての価値に基づく医療の質の向上や効率化が促進されている。

③公衆栄養活動

公衆栄養活動は，地域社会全体で栄養・食生活の改善を図るための取り組みで，具体的には，「地域における行政栄養士による健康づくり及び栄養・食生活の改善」が挙げられる。

これらの全てが連携し合うことで，地域社会全体での健康増進が可能となる。

【参考文献】

・藤澤良知「戦中・戦後の食糧・栄養問題」，昭和のくらし研究，No.6，pp.5-17，昭和館，2008

・並松信久「栄養学の形成と佐伯矩」，京都産業大学論集社会学系列，第34号，pp25-53，2017

・農林水産省「脚気の発生」https://www.maff.go.jp/j/meiji150/eiyo/01.html

２）少子・高齢社会における健康増進

少子・高齢社会とは，年少人口（0〜14歳）が少なく，高齢者（65歳以上）が占める割合が大きい社会のことである。

2022（令和4）年の人口動態統計によると，合計特殊出生率[*1]は1.26で，前年の1.30より低下し，過去最低となった。また，出生数は77万759人で，前年の81万1,622人より4万863人減少し，1899（明治32）年の人口動態調査開始以来，最少となった。このように，わが国は年少人口，出生数ともに減少し続けている。

一方で，総人口に占める65歳以上の割合は2005（平成17）年に20.2％であったが，2007（平成19）年に超高齢社会といわれる21％を超え，2022（令和4）年には29.0％と推計され（10月1日現在），国際的に見て最も急速に高齢社会化が進展している。2025（令和7）年には，人数の多い団塊世代[*2]の全てが75歳以上となり，国民の3人に1人が65歳以上になると予想されている。

少子化・高齢化が進み，総人口・生産年齢人口が減少し，さらに独居世帯が増加すると予想されている状況を踏まえ，胎児期から老齢期に至るまでの生涯を経時的に捉えた健康づくり（**ライフコースアプローチ**）対策が重要となっている。年少期においては健康や医療に関する正しい情報を入手し，理解して活用する能力であるヘルスリテラシーを高め，高齢者においては障害や病気があっても日常生活に支障を来さず，QOL[*3]の高い状態で最期まですごすことができるような活動・制度が必要である。

（1）少子化社会対策

子どもの権利保障や福祉向上の実現を目的として，2023（令和5）年4月1

*1　**合計特殊出生率**：15〜49歳の女性の年齢別出生率の合計で，1人の女性が一生の間に産むと推定される子どもの数を表す。合計特殊出生率と出生数の推移は第2章p.22を参照。

*2　戦後の1947（昭和22）年から1949（（昭和24）年の間に生まれた，第一次ベビーブームの世代。わが国では最も数が多く，当時の出生数は年270万人に迫った。

*3　**QOL（Quality Of Life）**：生活の質と訳される。身体的機能や精神性，経済性，社会環境などから，生きる上での満足度を表す概念。

日にこども**家庭庁**が発足した。その背景には，深刻な少子化や以前から続く貧困問題に加え，児童虐待やいじめ問題，子ども自身が抱く低い幸福度や親の子育て負担の増加といった問題があり，子どもを増やすことを念頭に置いた少子化対策よりも，将来の生活不安を解消し，結婚や出産に希望がもてる育児環境を整備するなどの「子ども・子育て支援」に比重が置かれている。

こども家庭庁

　こども家庭庁では，「成育過程にある者及びその保護者並びに妊産婦に対し必要な成育医療等を切れ目なく提供するための施策の総合的な推進に関する法律（**成育基本法**）」，ならびに健康日本21のヘルスプロモーションを基本理念とした母子保健計画である「**健やか親子21**」（2015〈平成27〉年度からは第二次）を通じて，子どもの健やかな成育を確保する目的で，妊娠期から子育て期にわたる切れ目のない施策を推進している。また，成育基本法に基づいて策定された「**成育医療等基本方針**[*1]」には，食関連の項目として，妊娠前からの食生活や離乳食，朝食欠食について普及啓発を行うよう示され，食は成育過程でヘルスリテラシーを高めるための重要な役割を担っている。

成育基本法

*1　成育医療等基本方針：正式名称は「成育医療等の提供に関する施策の総合的な推進に関する基本的な方針」。

　公衆栄養活動では，乳幼児健診での疾病予防や早期発見による対策のみならず，妊娠や出産前の不安解消，積極的な育児相談・訪問指導などにより，育児に難しさを感じている親に寄り添う支援を行う必要がある。また，子どもの貧困問題も視野に入れた食育（こども食堂，給食サービス等）等，関係機関と連携を取りながら社会全体で子育て支援する視点から活動を進めることも重要である。

こども家庭庁掲載ページ（母子保健・不妊症・不育症など）

（2）高齢社会対策

　疾病の発症や介護状況に至る要因は，長い期間に蓄積された生活習慣上の問題であるため，高齢期に至るまで健康を保持するためには，高齢者の健康を支えるだけでなく，若年期からの取り組みが重要である。旧老人保健法から改正された「高齢者の医療の確保に関する法律（**高齢者医療確保法**）」は特定健康診査・特定保健指導の根拠法として，生活習慣病予防・重症化予防に重点を置き，健康寿命の延伸を図っている[*2]。

*2　高齢者医療確保法，ならびに特定健康診査・特定保健指導の詳細は第3章p.89参照。

　一方，高齢者では肥満よりも低栄養 under nutrition を原因とする死亡率が高く，低栄養対策も重要である。高齢者は咀嚼・嚥下，消化，運動なども含む身体機能や活動量の低下，買い物・食事づくりの困難さ，社会的孤立などが影響し，低栄養状態に陥りやすくなる。介護保険制度では介護予防を重視し，高齢者の自立を促進する対策を推進することで健康寿命の延伸を目指している。

　これらの視点を踏まえた新たな取り組みとして，要介護になりやすい75歳以上高齢者に対する医療保険制度の保健事業を，市町村が介護保険の地域支援事業等と一体的に実施することで，後期高齢者の疾病やフレイルの予防を図り，健康づくりの支援を行う**高齢者の保健事業と介護予防の一体的実施事業**を推進することとなった。管理栄養士は，日常生活圏域に配置し，高齢者に対する個別的支援や通いの場等への関与等を行うとされ，活躍が期待されている。

３）疾病予防のための公衆栄養活動

（１）疾病予防の概念

　疾病予防には，クラーク（Clark, E. G.）とリーベル（Leavel, H. R.）が提唱した３つの段階がある。

①**一次予防** primary prevention：健康増進や予防接種などの特異的予防で，疾病の発症そのものを予防し，健康を高める。

②**二次予防** secondary prevention：早期発見・早期治療，重症化予防により，疾病や障害の進行の抑止に努める。

③**三次予防** tertiary prevention：再発を防止し，リハビリテーションなどの機能回復訓練によって社会復帰を促す。

　生活習慣病の発症には，食生活・栄養素摂取などの生活習慣が大きく関与しており，公衆栄養活動の果たす役割は大きい。公衆栄養活動の一次予防の基本的方向は，**健康日本21（第三次）**[*1]の「栄養・食生活」の項目や内容として示されている。二次予防としては，特定健康診査・特定保健指導にて栄養・食生活を改善し，重症化を予防することである。三次予防としては，入院時に病院で適切な栄養管理を受けていた者が在宅に戻っても適切な栄養管理を受けられるよう推進することである。これまで公衆栄養活動は主に一次予防，二次予防を担ってきたが，三次予防も重要な活動分野である。

＊1　健康日本21（第三次）：詳細は第3章p.85参照。

（２）疾病予防のための実施方法

　疾病予防や健康増進の実施方法としては，対象によって，ハイリスクアプローチとポピュレーションアプローチの２つの方法を使い分けることが有効である（図１−３）。

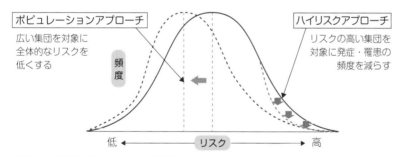

資料）厚生労働省「健康日本21（総論）」2000より作成
図１−３　ハイリスクアプローチとポピュレーションアプローチ

　ハイリスクアプローチ high risk approachは，集団の中で高い危険因子を有する者を対象とし，リスク（危険因子）を低減させることにより疾病予防を図る手法であり，高血圧患者への減塩指導や特定保健指導などである。対象者には高い効果が望め，効率的である反面，ハイリスクの人数は多くないため，効果が限定的である。

　ポピュレーションアプローチ population approachは，特定の者ではなく集団

全体でリスクを低減させる手法であり，地域における減塩キャンペーン，リーフレットの配布，減塩惣菜の販売などである。集団全体の分布をシフトさせることでハイリスク者を大幅に減らすことができると考えられ，環境にも影響を及ぼすことができるが，効果が現れにくい。そのため，ハイリスクアプローチとポピュレーションアプローチの両方を適切に組み合わせた公衆栄養活動が重要である。

４）ヘルスプロモーションのための公衆栄養活動
（１）ヘルスプロモーションとは

　ヘルスプロモーション health promotion は，1986年11月にカナダのオタワで開催した世界保健機関（World Health Organization; WHO）の第1回健康増進会議で発表された**オタワ憲章** Otawa Charter for Health Promotion によって提案された概念である。「人々が自己の健康をコントロールし，改善することができるようにするプロセス」と定義され，次のような成功要因と活動方法が示された。

> **ヘルスプロモーション活動を成功させる要因**
> ・普及活動，間接的な支援（advocating）
> ・能力と権限の付与，人々の力を引き出す（enabling）
> ・調停，合意形成（mediating）
> **活動方法**（個人技術の開発とともに，個人の健康づくりを支援するための環境をソフトおよびハード面から整えるという視点を重視）
> ・健康的な公共政策づくり
> ・健康を支援する環境づくり
> ・地域活動の強化
> ・個人技術の強化
> ・ヘルスサービスの方向転換

　活動方法は単一よりも，上記の5つを組み合わせたアプローチがより効果的と考えられている。

　またグリーン[*1]らは，「ヘルスプロモーションとは，健康に資する諸行為や生活状態に対する教育的支援と環境的支援の組み合わせ」と定義づけ，人々の健康をコントロールする能力を高める教育的側面と，健康を支援する制度・環境を整備する政策的・環境的側面からなると考えられている。

　このように，ヘルスプロモーションには「個々人の努力による生涯健康生活習慣づくりや行動変容」とともに，「社会的な健康生活の場づくり，支援的環境づくり」が必要とされる。だが人々が健康になるには，一人ひとりの努力だけでは不十分であり，地域の人々と一緒に，地域全体で取り組むことが必要であると認識されている（図1－4）。

＊1　**グリーン**：Lawrence W. Green（1962 ～）。アメリカの公衆衛生教育の専門家。1974年にヘルスプロモーション活動を段階や要素などで分類・検討するための「プリシード・プロシードモデル（第5章 p.149参照）」をマーシャル W. クロイターと開発し，広く世界で活用される。

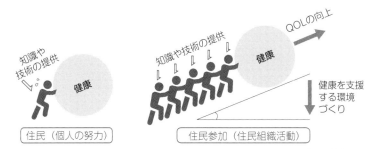

※坂の勾配は環境整備の状況を示す。行政・関係機関・団体の取り組みにより勾配が緩やかになるよう努力する。

図１－４　ヘルスプロモーションの概念

（２）健康日本21とヘルスプロモーション

　厚生労働省は2000（平成12）年度より，「自らの健康観に基づく一人ひとりの取り組みを社会のさまざまな健康関連グループが支援し，健康を実現する」というヘルスプロモーションの理念のもと，第３次国民健康づくり運動「**健康日本21**」を展開した（2012〈平成24〉年度まで）。健康日本21で示された，人々の健康づくりと個人を取り巻く食環境改善を推進し，健康水準を向上させる，という公衆栄養活動に関する考え方については，2024（令和６）年度より開始される健康日本21（第三次）にも引き継がれている[*1]。

（３）プライマリ・ヘルスケア（primary health care；PHC）

　従来の健康づくり対策は「健康になる」ことが最終目標であったが，ヘルスプロモーションは「QOLの向上」が最終目標である。健康の保持・増進を目標にして公衆のQOLを高める１つの方法として，**プライマリ・ヘルスケア**がある。これは，1978（昭和53）年にWHOとUNICEF主催の国際会議（旧ソ連邦カザフ共和国の首都アルマ・アタ）において，「すべての人に健康を（Health For All by the Year 2000 and beyond）」を基本理念に，開発途上国への保健・医療サービスの進め方として提唱された（**アルマ・アタ宣言**）。プライマリ・ヘルスケアは，健康の格差解消を目的に，世界の保健・医療におけるアクセスの改善，公平性，住民参加，予防活動重視などの実現を求めて，保健，医療，福祉活動等を積極的に展開し，健康問題を総合的かつ平等に解決していくための達成過程において，住民の主体的な参加や自己決定権を保障する理念であり，方法・アプローチでもある。

５）エンパワメントと公衆栄養活動

（１）エンパワメント empowerment

　オタワ憲章ではエンパワメントを「人々，組織，コミュニティが自分たちの生活をコントロールする能力を獲得する過程」と定義し，ヘルスプロモーションと同様の理念に基づくものであることを示している。エンパワメントのための公衆栄養活動は，行政機関や専門家主導の活動ではなく，ヘルスプロモーションをも

*1　健康日本21を含む，わが国の国民健康づくり対策の沿革は，第３章p.82参照。

とに，人々や組織，コミュニティが主体的に，健康の維持・増進・改善につなげていくため，住民の参加を通して，個人の力量が高まり，集団や組織，地域としての力量形成が図られるよう支援し，進めていくことが重要である。また，行政栄養士は，住民の活動を支援するとともに，住民から出された意見や活動を汲み取り，地域の事業や施策へ反映させていくことが求められる。

（2）エンパワメントの3つのレベル

エンパワメントには，個人レベル，組織レベル，コミュニティ（地域）レベルの3つのレベルがある。

① **個人レベル**：個人が自らの生活に対して自ら意思決定を行い，コントロールする能力を高めることを目指す。個人がヘルスプロモーションを基盤とした健康教室等の公衆栄養活動に主体的に参加することで，健康的な生活習慣やQOLの向上に必要な知識・態度・技術を身につけ，実践に結びつき，実践によって達成感や満足感が得られることによりエンパワメントが形成されていく。

② **組織レベル**：「情報と権力の共有」「意思決定のプロセスの共有」「計画と実施への参加」「共通の目標への取り込み」などが含まれ，組織が民主的なマネジメントを向上できることを目指す。個々人が公衆栄養活動に能動的に参加することを通して，問題意識と仲間意識が生まれ，一人ひとりが自分や自分の周囲，組織を変え，行動に結びついて，組織のエンパワメントが形成されていく。

③ **コミュニティ（地域）レベル**：コミュニティ内の組織や個人がスキルやコミュニティの社会的・政治的・経済的資源を整備，利用して，コミュニティ内のニーズやQOL向上を実現するための取り組みを行うことや，管理能力を高めることを目指す。健康・栄養問題について，自分や家族のことしか考えていなかった個人が，主体的に公衆栄養活動に参加したことにより，組織や地域，所属する他の人々の問題にまで関心を示すようになり，相互に協力・連携・協働し合う関係，ソーシャル・キャピタルの醸成につながっていく。このように個人と組織のエンパワメントを通じて組織，地域を変え，地域のエンパワメントが高まり，健康な地域づくりが達成できる。

6）住民参加による公衆栄養活動

地域における公衆栄養活動の基本は住民が主役であり，住民主体の地域づくりを行政や専門家が支援・協働・連携する形である。住民が自分ごととして，主体的に健康問題に取り組むためには，専門家主導ではなく，構想・計画などを策定する段階から住民が参画する住民参加型で意思決定を行い，エンパワメントを高めていくことが必要である。

食育基本法[*1] では，家庭，学校，保育所，地域における食生活の改善のための取り組みの推進や教育関係者，農林漁業関係者，食品関連事業者等と相互に緊密な連携協力を図りながらの食育推進運動の展開があげられている。特に食育を推進する住民ボランティアが果たしている役割の重要性に言及しており，行政栄養

*1　**食育基本法**：詳細は第3章p.76を参照。

士には，地域の人材・組織を育成し，連携協力を図り，活動の充実を図ることが求められている。

7）ソーシャル・キャピタルの醸成と活用

　ソーシャル・キャピタル social capitalは，アメリカの政治学者であるロバート・パットナム[*1]により「人々の協調行動を活発にすることによって，社会の効率性を高めることのできる，『信頼』『規範』『ネットワーク』といった社会組織の特徴」と定義された。地域社会における人々の信頼関係や結びつきを表す新しい概念である。具体的には，これまでの住民組織活動とその「ネットワーク」の構築に，周囲に対する「信頼」や互恵的精神の「規範」を加えた3つの要素からなる，従来のフィジカル・キャピタル（物的資本 physical capital）や，ヒューマン・キャピタル（人的資本 human capital）などと並び立ち，社会関係資本や社会資本などと訳される。

　人々の健康は，その人を取り巻く社会環境に影響を受けることが知られており，健康な地域の背景には，「良いコミュニティ」があることが指摘されている。ソーシャル・キャピタルの各要素と住民活動量，人々の健康度合いとは正の相関関係にあることが示されており，ソーシャル・キャピタルが醸成されることで，人々の絆は強く，防災，教育，経済活動などさまざまな住民組織活動が活発になり，同時に健康度合いも高まっていく。

　健康日本21（第三次）においても，社会とのつながり・こころの健康の維持および向上のために，ソーシャル・キャピタルの醸成を促すことを掲げている。健康な地域づくりの実現を目指す公衆栄養活動では，健康面はもとより多方面にわたる効用が認められるソーシャル・キャピタルが非常に重要な役割を果たすため，公衆栄養に関わる地域の社会資本と幅広く連携することが必要である。

8）持続可能性（サステナビリティ）を踏まえた公衆栄養活動

　「持続可能な開発目標（SDGs）」は，2001年に策定されたミレニアム開発目標（MDGs）の後継として，2015（平成27）年9月に国連総会において採択された[*2]。2016年から2030年までの新たな開発目標であり，人間活動に伴って引き起こされる地球環境などの諸問題に対し，国際社会全体で協働する取り組みを規定した。地球上の「誰一人取り残さない（leave no one behind）」世界の実現を目指し，17のゴールおよび169のターゲットが定められ，それらは相互に関連し合いながら構成されている。健康・栄養課題の改善が達成されたとしても，食料の安定的供給や地球環境・生態系の保全ができなければ，持続可能とはならない。

　わが国では，第4次食育推進基本計画[*3]や食生活指針に，食料資源や環境問題に配慮した項目が掲げられ，環境との共生，食の循環性を意識した活動の推進が求められている。

　環境への負荷については，その指標であるフードマイレージ（生産地から食卓

*1　**ロバート・パットナム**：Robert D.Putnam（1941～）。アメリカの政治学者で1993年に上梓した『Making Democracy Work』においてソーシャル・キャピタルの概念を提唱。2000年の『Bowling Alone（邦訳：孤独なボウリング）』ではアメリカの共同体の弱体化を訴え，大きな反響を呼ぶ。

*2　**持続可能な開発目標（SDGs）**：詳細は第3章p.107参照。

*3　**第4次食育推進基本計画**：詳細は第3章p.92参照。

までの距離が短い食料を食べた方が輸送に伴う地球環境への負荷が少ないという考え）の減少のために，地元で生産されたものを地元で消費「地域生産・地域消費（**地産地消**）」することが望まれる。また，食料消費課題である**食品ロス**（食べ残し，直接廃棄，過剰除去）については，2019（令和元）年に「**食品ロスの削減の推進に関する法律（食品ロス削減推進法）**」が公布され，個人レベルでの食品ロス削減の取り組みやフードバンク活動の推進など食品を活用する仕組みづくりが進められている[*1]。

＊1　**食品ロス削減推進法**：詳細は第2章p.48参照。

９）多職種連携・多機関連携

　住民は地域で生活しながら，家庭，学校，職場などに所属し，教育，福祉，医療，介護等のサービスを利用している。一方，行政栄養士の業務は，国民一人ひとりが食に関する知識をもち，自らこれを実践できるようにするために，住民が関わる職種や機関・社会資源，地域保健だけでなく，産業保健，学校保健とも連携協働しながら公衆栄養活動を推進する必要があり，コーディネーターとしての役割も重要となる。

　高齢社会の対策となる**地域包括ケアシステム**では，住民のニーズに応じた住宅が提供されることを基本としたうえで，生活上の安全・安心・健康を確保するために，医療や介護，予防のみならず，福祉サービスを含めたさまざまな生活支援サービスが日常生活の場（日常生活圏域）で適切に提供できるような地域での体制と定義されている[*2]。すなわち，地域（日常生活圏域）の状況に応じた対応方法で「自助・互助・共助・公助」を組み合わせ，「住まい」「生活支援」「医療」「介護」「予防」を提供することを求めている。地域包括ケアシステムの鍵となるのは，栄養と食事である。行政栄養士は，高齢者の自立支援・介護予防の観点を踏まえた「介護予防のための地域ケア個別会議」において，かかりつけ医との連携のもと，配食の利活用，居宅訪問による栄養指導，栄養ケアサービス等，栄養改善を中心に多角的な視点からの助言を行い，医師，保健師，看護師，薬剤師，理学療法士，歯科医師，歯科衛生士等の医療従事者や医療施設，介護支援専門員，介護福祉士等の介護従事者や介護施設，地域の民生委員，ボランティア，食品製造事業者，食の宅配を含む流通事業者，交通事業者，通信事業者等や自治会，栄養士会，NPOなど，医療・福祉・地域の公衆栄養に関わるすべての社会資源・多職種・多機関と連携・協働することが必要である。

＊2　**地域包括ケアシステム**：詳細は第6章p.175参照。

　職場に1人または少人数しかいないことが一般的である行政栄養士が，多分野の専門職や多機関，社会資源と連携し，協働するためには，多分野にわたる幅広い知識・理解とともに，コミュニケーション能力や協調性が求められる。

第 **2** 章

Status & Issues

健康・栄養問題の現状と課題

公衆栄養活動は，統計や科学的根拠に基づいた指針・基準などを前提に進められる。本章ではまず，わが国における主要な健康課題と，食事の摂取内容，食生活，生産・加工・流通・消費といった一連の流れを含む食環境の状況などについて多種の資料をもとに概観し，それぞれの課題を明らかにする。あわせて海外における栄養の現状と課題についても理解を深めていく。

1．わが国の健康課題の現状

1）少子・高齢化の現状と課題

日本人における栄養課題を考えるにあたり，健康課題の現状を把握し，それぞれに則した施策を検討する必要がある。本節では，わが国の人口（少子・高齢化）と疾病の構造，肥満とやせ，低出生体重児など栄養と関わる主要課題の状況について解説する。

（1）日本の人口構成と少子・高齢化の概要

日本の人口は，2008（平成20）年まで増加傾向にあり，1億2,808万人に達したが，その後は少子・高齢化が進み，減少が続いている。**図2－1**に日本の人口構成と**高齢化率**[*1]の推移を示す。国立社会保障・人口問題研究所の「日本の将来推計人口」によると，**年少人口**（0～14歳）の減少に伴い，**生産年齢人口**（15～64歳）の減少が進む一方で，**老年人口**（65歳以上）は同レベルを推移する事により高齢化率が上昇することが予測されている。2022（令和4）年10月1日現在の高齢化率は29.0％であり，生産年齢人口59.4％，年少人口11.6％であることを考えると，人々が自分自身の健康の維持・増進を進めるとともに，個々の健康行動を支える社会的な仕組みづくりが重要である。

*1　**高齢化率**：65歳以上の人口が総人口に占める割合。なお高齢社会の定義はないが，目安として高齢化率7％超を**高齢化社会** aging society，14％超を**高齢社会** aged society，21％超を**超高齢社会** super aged society と呼んでいる。

21

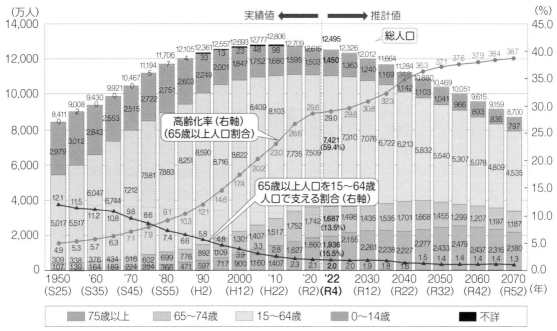

※棒グラフと実線の高齢化率については，2020年までは総務省「国勢調査」（2015年および2020年は不詳補完値による。），
　2022年は総務省「人口推計」（令和4年10月1日現在（確定値），2025年以降は国立社会保障・人口問題研究所「日
　本の将来推計人口（令和5年推計）」の出生中位・死亡中位仮定による推計結果
資料）内閣府「令和5年版高齢社会白書」2023

図2-1　年齢区分別の人口構成と高齢化の推移ならびに将来推計

内閣府「高齢社会白書」

＊1　合計特殊出生率：15
～49歳の女性の年齢別出
生率の合計。1人の女性が
一生の間に産むと推定され
る子どもの数で，2.1を割
ると将来人口が減少する。

（2）合計特殊出生率と少子化対策

　図2-2に，出生数と**合計特殊出生率**[＊1] total fertility rateを示す。第二次世
界大戦後に第1次ベビーブームとなり，合計特殊出生率は1949（昭和24）年に

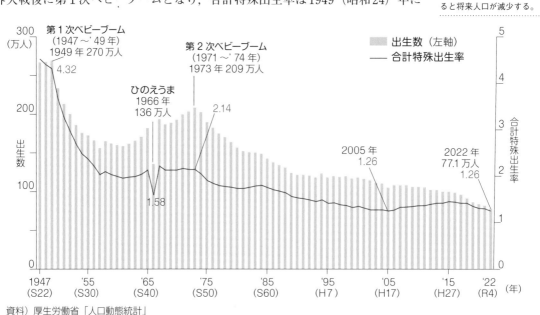

資料）厚生労働省「人口動態統計」

図2-2　出生数と合計特殊出生率

は4.32になった。この集団が出産時期を迎えた1971（昭和46）年〜1974（昭和49）年は第2次ベビーブームで，1973（昭和48）年は2.14となり，その後，合計特殊出生率は低値で推移する。2022（令和4）年は1.26であり，2005（平成17）年と並ぶ過去最低となった。

2003（平成15）年には，家庭や子育てに夢を持ち，かつ，次代の社会を担う子どもを安心して生み，育てることができる環境を整備し，社会，経済，教育，文化その他あらゆる分野における施策は少子化の状況に配慮して講ずることを基本理念とした**少子化社会対策基本法**が制定され，安心して子どもを産み育てられる社会の構築と，さらなる対策の推進が求められている。

少子化社会対策基本法

（3）要支援・要介護者数と要介護になった原因

高齢化の進展に伴い，要支援・要介護認定を受ける者が増加しており，2022（令和4）年3月末現在で690万人に達し，それに伴い介護給付費も増加している（**図2−3**）。

介護が必要になった原因を**図2−4**に示す。男性と女性とでは傾向が異なり，脳血管疾患，心疾患，糖尿病など生活習慣病[*1]に起因するものが男性では約4割（図内の黒点線部分），女性では約2割を占めることから，メタボリックシンドローム対策の重要性がうかがえる。

一方，認知症，骨折・転倒，関節疾患，高齢による衰弱の合計は，男性は約3割，女性は約6割（図内の赤点線部分）であり，フレイル予防をはじめとする対策が求められる。

＊1　**生活習慣病**：がんや脳卒中，心疾患，糖尿病，高血圧症，動脈硬化など，発症や進行に栄養・食生活などの生活習慣や社会環境が関与する疾病の総称。近年はこれらにCOPDなどを加えた非感染性疾患（NCDs）も使われる。

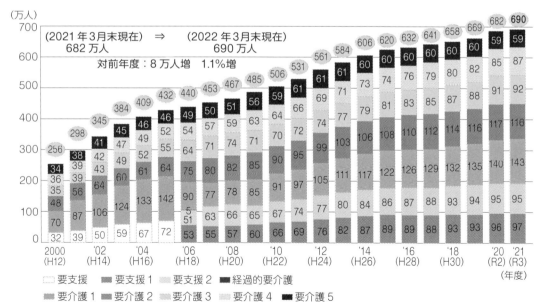

資料）厚生労働省「令和3年度　介護保険事業状況報告（年報）」2023

図2−3　要支援・要介護認定者数の推移（年度末現在）

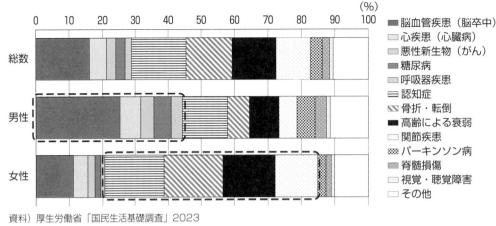

資料）厚生労働省「国民生活基礎調査」2023

図2−4　介護が必要になった原因

（4）平均寿命と健康寿命

　日本人の**平均寿命**[*1]は，戦後から急速な伸びを示し，男女ともに世界でも上位を占めるようになった。**図2−5**に男女別の平均寿命と**健康寿命**[*2]を示す。両者の差は，介護などを必要とする不健康な期間となり，2019（平成元）年10月1日現在，男性8.73年，女性12.06年である。「健康寿命の延伸と健康格差の縮小」を最終目標に掲げた健康日本21（第二次）の最終評価報告書では，不健康な期間は年々縮小傾向にあるとされたが，要介護状態となる期間は一定程度存在する。適切な食事や運動により，要介護状態になることを先送りするための検討が進められている。

> ＊1　**平均寿命**：簡易生命表をもとに算出される0歳児の予測平均余命のこと。
>
> ＊2　**健康寿命**：幾つかの定義と算出法があるが，厚生労働省では「健康上の問題で日常生活が制限されることなく生活できる期間」とし，国民生活基礎調査等のデータをもとに算出される。WHOのHALE（p.55）とは算出方法が異なる。

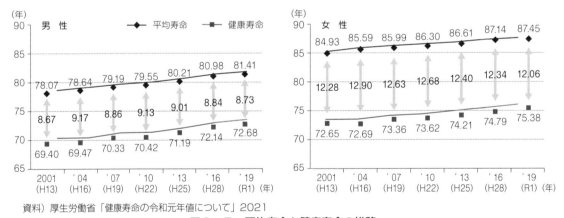

資料）厚生労働省「健康寿命の令和元年値について」2021

図2−5　平均寿命と健康寿命の推移

２）疾病構造と栄養に関する課題

（1）死因別死亡率の推移

　主要死因別にみた人口10万人に対する死亡率 mortality rate の推移を**図2−6**に示す。昭和20年代後半以降，結核をはじめとする感染症による死亡が大きく減少し，生活習慣病が徐々に増加した。2022（令和4）年の死因別死亡率は，

悪性新生物（腫瘍），心疾患，老衰，脳血管疾患，肺炎の順に多かった。図には示していないが，年齢調整死亡率[*1] age-adjusted death rateの推移でみても，悪性新生物（腫瘍），心疾患，脳血管疾患の割合が高い。なお1995（平成7）年に心疾患の減少と脳血管疾患の増加がみられるが，ICD-10[*2]の適用による疾病分類が改定されたためであり，解釈には注意を要する。

＊1　**年齢調整死亡率**：年齢構成が異なる集団の間で死亡状況を比較できるように，年齢構成を調整した死亡率。

＊2　ICD（International Statistical Classification of Diseases and Related Health Problems）：国際疾病分類と称される。国や地域，集計時期が異なる死亡や疾病データを，体系的に分析・解釈・比較が行えるよう世界保健機関が策定。ICD-10（第10版）は1990年に採択され，最新のICD-11が2022年に発効されている。

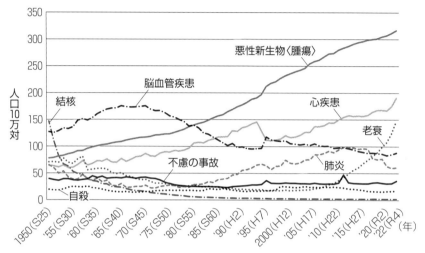

資料）厚生労働省「人口動態統計」2023
図2-6　主要死因別の死亡率（人口10万対）の推移

心疾患 heart diseasesの内訳は，**図2-7**に示すように，虚血性心疾患（心筋梗塞，狭心症を含む）は横ばいから低下傾向となり，心不全は上昇傾向にある。ただし，高血圧性心疾患は高血圧性疾患に該当し，心疾患には含まれていない。

脳血管疾患 cerebrovascular diseasesのうち，戦後から脳内出血の低下と脳梗

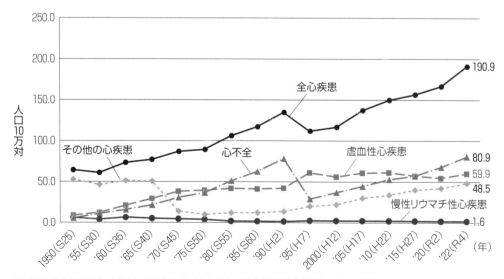

※「その他の心疾患」は「全心疾患」から「虚血性心疾患」「心不全」「慢性リウマチ性心疾患」を除いたもの。
資料）厚生労働省「人口動態統計」2023
図2-7　心疾患の死亡率（人口10万対）の推移

塞の増加は食生活や生活様式の変化と関連していると考えられている。脳内出血による死亡率は1960（昭和35）年以降低下しており，2022（令和4）年は人口10万対で27.4であった（図2－8）。

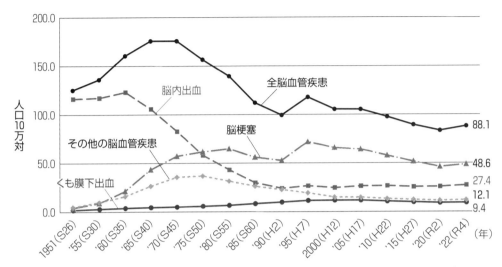

※全脳血管疾患は，脳内出血と脳梗塞，その他の脳血管疾患の合計。くも膜下出血は，その他の脳血管疾患の再掲である。
資料）厚生労働省「人口動態統計」2023

図2－8　脳血管疾患の死亡率（人口10万対）の推移

（2）生活習慣関連疾患

　図2－9に2020（令和2）年の死亡総数に占める生活習慣関連の割合を，図2－10には同年度の一般診療医療費の内訳を示す。悪性新生物，心疾患，脳血管疾患を合わせると，図2－9に示すとおり死亡数の約5割を占めている。図2－10にみる一般診療医療費は，総計30.8兆円のうち，生活習慣関連疾患は約10兆円を占めている。

　図2－11に傷病分類別の推計総患者数を示す。栄養指導を行うことで症状の改善が見込まれる疾患として**本態性高血圧** hypertensionが最も多く，次いで**脂質異常症** dyslipidemia，**2型糖尿病**[*1] type 2 diabetes，骨粗しょう症 osteoporosisが挙げられる。医療保険制度を適切に運用するためにも，生活習慣の改善が求められている。

　糖尿病の状況は，**国民健康・栄養調査**[*2]により推定され，ヘモグロビンA1c（NGSP値）が6.5％以上を糖尿病が強く疑われる者，6.0％以上6.5％未満を糖尿病の可能性を否定できない者としている。2016（平成28）年に拡大調査が実施され，前者後者ともに約1,000万人，合計約2,000万人と推計された。1997（平成9）年以降増加していたが，2007（平成19）年以降減少傾向がみられる（図2－12）。2019（令和元）年の国民健康・栄養調査によれば，年齢層別では50歳代以降で多い（図2－13）。

*1　**2型糖尿病**：遺伝的要因に生活習慣が加わることで，インスリンが分泌されにくくなり発症する。多くの糖尿病は2型であり，1型は免疫不全などによるインスリンの分泌不全が原因となる。

*2　**国民健康・栄養調査**：国民の栄養摂取状況の把握を目的として，戦後より制度化された国民栄養調査を起源とする。2003（平成15）年より健康増進法にもとづき国民栄養・健康調査となった。詳細は第3章p.95参照。

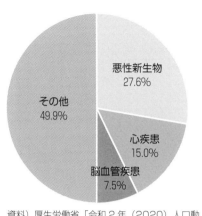

資料）厚生労働省「令和2年（2020）人口動態統計（確定数）の概況」2022

図2-9　死亡総数に占める主な生活習慣関連疾患の割合

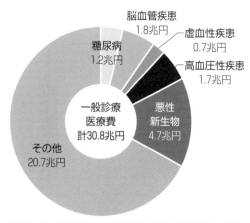

資料）厚生労働省「令和2（2020）年度 国民医療費の概況」2022

図2-10　一般診療医療費の内訳

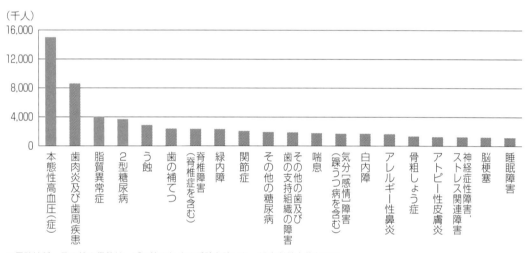

※予防接種，その他の保健サービス等のための受診を除いた，総患者数上位を示す
※赤は栄養指導を行うことで症状の改善が見込まれる疾患
資料）厚生労働省「令和2年患者調査（傷病小分類別総患者数）」2022

図2-11　傷病分類別推計患者数

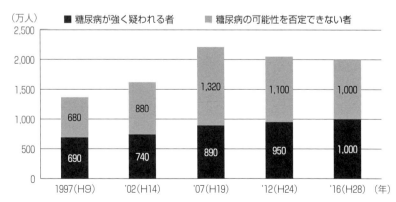

資料）厚生労働省「平成28年 国民健康・栄養調査」2017

図2-12　年次別にみた糖尿病の推計人数

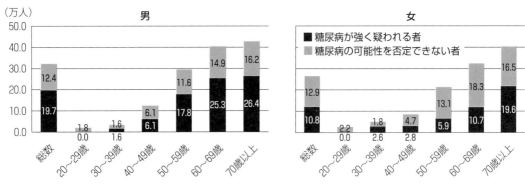

資料）厚生労働省「令和元年 国民健康・栄養調査」2020

図２−13　性別・年齢層別にみた糖尿病の状況（2019年）

　糖尿病は，全死亡に占める割合が1.0％（2020〈令和２〉年）で死因の上位ではないものの，脳血管疾患や虚血性心疾患の危険因子であり，症状が出現したときにはすでに病状が進行した状態となっている事が多い。2型糖尿病の発症は，食事や運動などの生活習慣と関連しており，早期の受診勧奨と生活習慣の改善が重要である。

　高血圧の改善は健康日本21（第三次）の目標にも掲げられている[*1]。国民健康・栄養調査の結果によると，収縮期血圧が140mmHg以上の者[*2]の割合の年次推移は，有意な減少を示している（**図２−14**）。

　脂質異常症は動脈硬化等の危険因子であり，血清総コレステロール値が基準となる。健康日本21（第二次）で目標とされた血清総コレステロール240mg/dL以上の者の割合の年次推移を国民健康・栄養調査でみると，男性は変わらないが，女性は有意な増加がみられる（**図２−15**）。

　いずれも，生活習慣に起因する有症者の割合が高いことから，受診勧奨と生活習慣の改善を継続していく事が必要である。

*1　健康日本21（第二次）では，収縮期血圧の平均値の低下の目標値を男性134mmHg，女性129mmHgとして，最終評価は「B：改善傾向」だった。

*2　収縮期血圧が140mmHg以上，または拡張期（最低）の血圧が90mmHg以上の場合，高血圧と診断される。

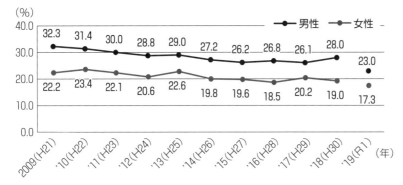

※令和元年から水銀を使用しない血圧計を使用のためデータを接続していない。
資料）厚生労働省「令和元年 国民健康・栄養調査」2020

図２−14　収縮期血圧が140mmHg以上の者の割合の年次推移
（20歳以上，年齢調整済）

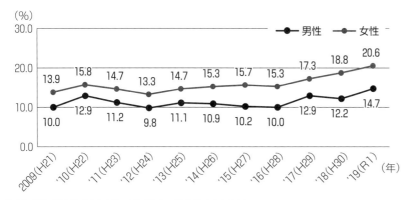

資料）厚生労働省「令和元年 国民健康・栄養調査」2020

図2−15　血清総コレステロールが240mg/dL 以上の者の割合の年次推移（20歳以上，年齢調整済）

図2−16に，リスク要因別の関連死亡者数（2019〈令和元〉年）を示す。日本では，循環器疾患による死亡リスクは高血圧，喫煙，高血糖，高LDLコレステロール，食塩の高摂取が主要なリスク因子となっており，予防活動を強化する必要がある。

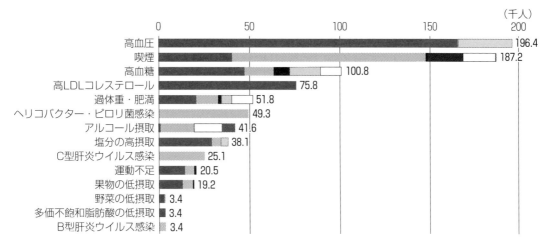

※日本における 2019 年の非感染性疾患と障害による成人死亡について、喫煙・高血圧等の予防可能な危険因子別に死亡数を推計したもの。
資料）厚生労働省「令和４年版 厚生労働白書」2022

図2−16　リスク要因別の関連死亡者数（2019年）

（3）肥満とやせ

日本肥満学会の定義では，BMI[*1]が25以上を肥満，18.5未満をやせとしている。国民健康・栄養調査によると，2019（令和元）年の結果では肥満者は男性では40 ～ 60歳代，女性では60 ～ 70歳代で多く，やせの者は女性に多く，特に20 ～ 30歳代に多い（**図2−17**）。

経年的には，20 ～ 60歳代男性の肥満者は1995（平成７）年から2019（令和元）

＊1　**BMI（Body Mass Index）**：ボディマス指数や体格指数とも呼ばれ，成人の肥満度を表す国際的な体格指数。以下で算出する。
BMI ＝体重（kg）÷（身長〈m〉）^{2}

年にかけて約10％増加しており，2013（平成25）年から有意な増加がみられている（**図2−18**）。40 〜 60歳代女性の肥満者割合と20歳代女性のやせの者の割合は，約20％で推移している。

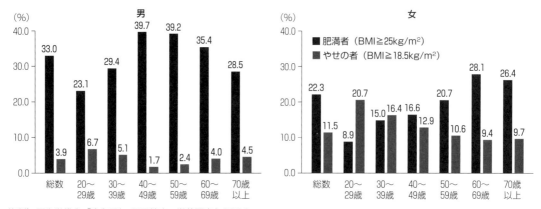

資料）厚生労働省「令和元年　国民健康・栄養調査」2020

図2−17　年齢階級別の肥満とやせの者の割合（年齢調整済，2019年）

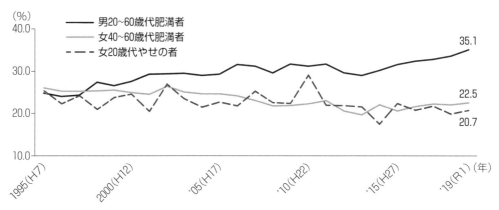

資料）厚生労働省「令和元年　国民健康・栄養調査」2020

図2−18　肥満およびやせの者の割合の推移

（4）低出生体重児 low birth weight infant

　図2−19に，出生数と**低出生体重児**の割合の年次推移を示す。出生時の体重が2,500g未満の低出生体重児の割合は2005（平成17）年頃まで増加し，その後横ばい傾向が続いている。低出生体重児は低身長になりやすく，成人期には脳卒中や心筋梗塞を起こしやすく，生活習慣を整えるための支援を必要とする。やせの母親から生まれる子どもは低出生体重児になる可能性が高く，若年女性のやせを予防する事が求められている。また，低出生体重児の子育て支援として，厚生労働科学研究の研究班により「低出生体重児保健指導マニュアル」が示され，平成30年に改訂された。低出生体重児に対する生後のサポートも重要である。

こども家庭庁「未熟児・多
胎・外国人等への支援」

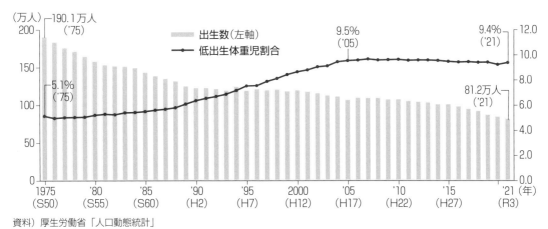

資料）厚生労働省「人口動態統計」

図2－19　低出生体重児の割合と出生数の年次推移

【参考文献】

・内閣府「令和5年高齢社会白書」2023

・厚生労働省「人口動態統計」2023

・厚生労働省「介護保険事業状況報告」2023

・厚生労働省「令和4年度 国民生活基礎調査 報告書」2023

・厚生労働省「健康日本21（第二次）の総合評価と時期健康づくり運動に向けた研究」資料（研究代表者 辻一郎）2022

・健康保険組合連合会「令和3年度生活習慣関連疾患の動向に関する調査」報告書2023

・厚生労働省「令和元年度 国民健康・栄養調査」報告書 2020

・（財）厚生統計協会「国民衛生の動向2022/2023」2022

2．食事の変化

　日本人の食生活は，戦後の食糧難の時代からその後の経済成長を背景に大きく変化し，向上してきた。しかし食の洋風化や簡便化，外部化などにより食生活が多様化する中で，さまざまな課題も生じている。本節では，1945（昭和20）年より毎年実施されている国民健康・栄養調査を中心に，栄養素等の摂取状況の変化について述べる。

1）エネルギー・栄養素摂取量

（1）エネルギーおよびエネルギー産生栄養素バランスの変化

　国民健康・栄養調査の対象となる1歳以上の者の1日当たりの**エネルギー摂取量**は，1946（昭和21）年から1970（昭和45）年頃まで漸増傾向を示し，その後は若干の増減を繰り返しながらも漸減傾向にある（**図2－20**）。1998（平成10）年には，2,000kcalを下回り，近年は1,900kcal前後で推移している。

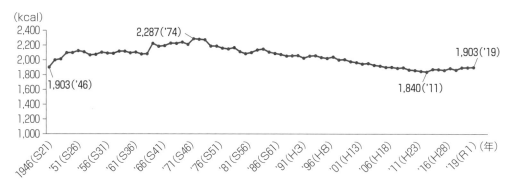

資料）厚生労働省「国民栄養調査」「国民健康・栄養調査結果報告」

図2-20　エネルギー摂取量の推移

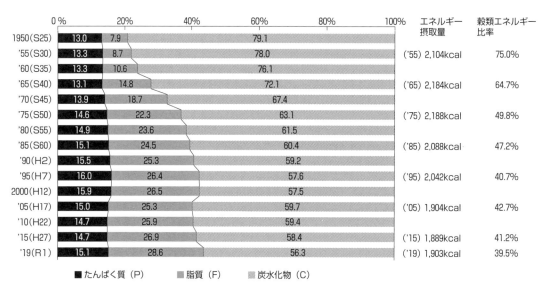

資料）厚生労働省「国民栄養調査」「国民健康・栄養調査結果報告」

図2-21　エネルギーの栄養素別構成比と摂取量の年次推移

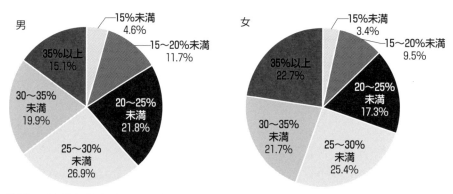

資料）厚生労働省「令和元年 国民健康・栄養調査」2020

図2-22　PFC比率における脂肪エネルギー比率の区分ごと人数の割合（男女別）

エネルギー産生栄養素バランス（PFC比率）[*1]　PFC energy ratioは，脂肪エネルギー比率が1960年代後半から1970年代後半にかけて急増し，炭水化物エネルギー比率が減少している（図2−21）。脂肪エネルギー比率は，平均値ではほぼ適正範囲にあるものの，成人男性の35％，女性の44.4％が日本人の食事摂取基準[*2]の目標量の上限である30％を上回っている（図2−22）。

＊1　エネルギー産生栄養素バランス：1人1日当たりの全摂取エネルギーに占める三大栄養素（たんぱく質〈P〉・脂質〈F〉・炭水化物〈C〉）の構成比率。

＊2　日本人の食事摂取基準の詳細は第4章 p.130参照。

（2）栄養素摂取量の変化

栄養素摂取量は，食料不足が深刻であった1946（昭和21）年を100として比較すると，高度経済成長期（1955〈昭和30〉～1973〈昭和48〉年）の変化が著しく，動物性脂質，総脂質，動物性たんぱく質，カルシウムが顕著に増加した。その後も，動物性脂質および総脂質，動物性たんぱく質は増加が続いたが，2000（平成12）年頃から減少し，近年はやや増加傾向にある。たんぱく質の総量は，1973（昭和48）年をピークとして約1.3倍前後を推移し，2000年以降は減少傾向にある。一方，炭水化物は1972（昭和47）年以降，一貫して減少が続いている。カルシウムは1970年前後に約2倍となり，その後は横ばいが続いている（図2−23）。

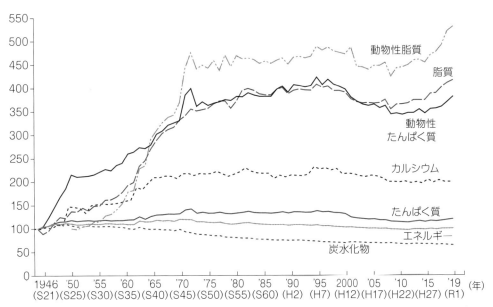

※1946（昭和21）年の摂取量を100とした時の栄養素等摂取量の変化。動物性脂質については1952（昭和27）年を100とした。
資料）厚生労働省「国民栄養調査」「国民健康・栄養調査結果報告」

図2−23　エネルギー・栄養素摂取量平均値の年次推移

①たんぱく質摂取量

1946（昭和21）年は59.2gであったが，1975（昭和50）年には80.0gまで増加し，その後は増減を繰り返しながら推移している。2000（平成12）年以降は減少傾向が続いていたが，近年はやや増加傾向にある。動物性たんぱく質の割合は，戦後の50年間に4倍と顕著に増加した。食品群別摂取構成は，米類，魚介類が

減少し，肉類が顕著に増加している。2019（令和元）年のたんぱく質摂取量は
71.4gであり，そのうちの約4分の1を肉類から摂取している（**図2-24**）。

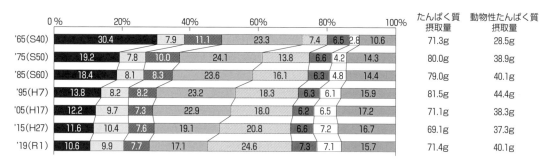

	たんぱく質 摂取量	動物性たんぱく質 摂取量
'65(S40)	71.3g	28.5g
'75(S50)	80.0g	38.9g
'85(S60)	79.0g	40.1g
'95(H7)	81.5g	44.4g
'05(H17)	71.1g	38.3g
'15(H27)	69.1g	37.3g
'19(R1)	71.4g	40.1g

■米・加工品　□小麦・その他の穀類　■豆類　■魚介類　□肉類　■卵類　□乳類　■その他

資料）厚生省「昭和50年国民栄養調査成績」，厚生労働省「令和元年国民健康・栄養調査結果報告」

図2-24　たんぱく質の摂取源の推移

②脂質摂取量

戦後の50年間に総量で4倍，動物性は5倍と高い伸びを示している。2000年
以降は減少傾向にあったが，近年はやや増加傾向にあり，2019（令和元）年の
総摂取量は61.3g，そのうち動物性32.4gとなっている。食品群別摂取構成は，
肉類からの摂取が増加しており，2019（令和元）年は，28.1％と高い。（**図2-25**）。

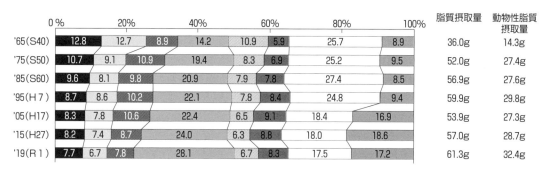

	脂質摂取量	動物性脂質 摂取量
'65(S40)	36.0g	14.3g
'75(S50)	52.0g	27.4g
'85(S60)	56.9g	27.6g
'95(H7)	59.9g	29.8g
'05(H17)	53.9g	27.3g
'15(H27)	57.0g	28.7g
'19(R1)	61.3g	32.4g

■穀類　□豆類　■魚介類　□肉類　□卵類　■乳類　□油脂類　■その他

資料）厚生省「昭和50年国民栄養調査成績」，厚生労働省「令和元年国民健康・栄養調査結果報告」

図2-25　脂質の摂取源の推移

③炭水化物摂取量

1951（昭和26）年の424gをピークに減少し，2019（令和元）年は248.3gと約
6割に減少している。これは，米類の摂取量の著しい減少による。

④カルシウム摂取量

1946（昭和21）年の253mgから1966（昭和41）年には約2倍に増加し，その
後は500mg台で推移している。国民栄養調査開始以来，食事摂取基準に達してい
ない。

⑤食塩摂取量

　2019（令和元）年の成人（20歳以上）の平均値は，10.1g（男性10.9g，女性9.3g）であり，2001年以降減少している（**図2−26**）。しかし，依然として全ての年代で食事摂取基準の目標量（男性7.5g未満，女性6.5g未満）に達していない。年齢階級別では，男女とも60歳代で最も多い。また，都道府県別の格差は，男性1.5g，女性1.1g程度と報告されている（平成29年調査）。食塩は，調味料からの摂取が全体の約7割を占めており，中でもしょうゆ，および塩，味噌からの摂取量が多い。個人の努力だけでは，これ以上の改善が困難であることから，市販食品の減塩など企業努力を促すための環境介入が必要とされている。

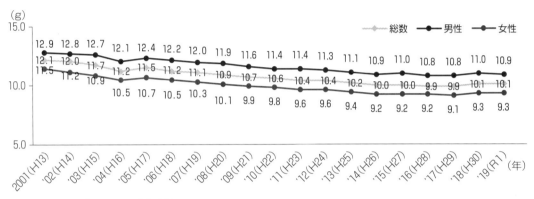

資料）厚生労働省「国民健康・栄養調査」

図2−26　食塩摂取量の平均値の年次推移（20歳以上1人1日当たり）

2）食品群別摂取量

　食品群別摂取量は，食品群の分類が途中複雑に変更されており，データの比較には注意が必要である。**日本食品標準成分表**[*1]が2001（平成13）年に四訂から五訂へと改訂された際には，調理変化等も考慮されるようになり，精度が向上しているものの，一部の食品群については連続した比較ができない。

　1946（昭和21）年から2000（平成12）年の間で最も大きな変化が見られたのは米類であり，1961（昭和36）年のピーク時には364g摂取していたのに対して，2000年には160gにまで減少した。これを「めし」に換算すると，普通盛の茶碗約3杯分の減少に相当する。一方，小麦類は63.4gから94.3gへと1.5倍に増加している。**表2−1**に1965（昭和40）年以降の推移を示した。

　野菜類・果実類は，価格・気候の変動に影響されやすく増減の激しい食品群である。緑黄色野菜は，摂取量の増加が顕著にみられるが，食品の分類変更がなされているので注意を要する。近年の野菜類の摂取量は，緑黄色野菜80g台，その他の野菜180g前後を推移しており，年齢階級別にみると男女ともに20〜40歳代で少なく，60歳以上で多い（**図2−27**）。成人の摂取目標量である350gは，すべての年齢層において達成されておらず，350g以上を摂取している者は約3割に留まる。果実類は，1972（昭和47）年以降，摂取量が大幅に増加したが

*1　**日本食品標準成分表**：日常的に摂取する食品（加工品を含む）について，エネルギー，水分，たんぱく質，ビタミンなどの成分量を記載した基礎データ集。1950（昭和25）年に初版が公表され，文部科学省科学技術・学術審議会資源調査分科会により，およそ5年ごとに全面改訂されている。最新版は「日本食品標準成分表（八訂）増補2023年」。

表2−1　食品群別摂取量の平均値の年次推移（総数，1人1日当たり）

(g)

		1965 (S40)	1975 (S50)	1985 (S60)	1995 (H7)	2000 (H12)	2005 (H17)	2010 (H22)	2015 (H27)	2019 (R1)
総量		1161.8	1411.6	1345.6	1449.2	1379.6	2080.7	1994.5	2205.8	1979.9
穀類	総量	418.5	340.0	308.9	264.0	256.8	452.0	439.7	430.7	410.7
	米・加工品	349.8	248.3	216.1	167.9	160.4	343.9	332.0	318.3	301.4
	小麦・加工品	60.4	90.2	91.3	93.7	94.3	99.3	100.1	102.6	99.4
	その他の穀類・加工品	8.3	1.5	1.5	2.5	2.1	8.8	7.6	9.8	9.9
いも類	総量	41.9	60.9	63.2	68.9	64.7	59.1	53.3	50.9	50.2
	さつまいも・加工品	−	11.0	10.7	10.8	9.3	7.2	7.2	6.6	6.3
	じゃがいも・加工品	−	22.1	25.6	30.3	30.5	28.5	25.9	25.1	23.0
	その他のいも・加工品	−	27.8	26.9	27.8	24.9	23.5	20.3	19.3	17.6
砂糖・甘味料類		17.9	14.6	11.2	9.9	9.3	7.0	6.7	6.6	6.3
豆類	総量	69.6	70.0	66.6	70.0	70.2	59.3	55.3	60.3	60.6
	大豆・加工品	−	67.2	64.3	68.0	68.4	57.7	53.9	58.6	59.2
	その他の豆・加工品	−	2.8	2.3	2.0	1.9	1.5	1.3	1.7	1.4
種実類		0.5	1.5	1.4	2.1	1.9	1.9	2.1	2.3	2.5
野菜類	総量	219.4	238.1	252.0	278.4	276.0	279.7	267.9	281.9	269.8
	緑黄色野菜	49.0	48.2	73.9	94.0	95.9	94.4	87.9	94.4	81.8
	その他の野菜	170.4	189.9	178.1	184.4	180.1	185.3	180.0	187.6	188.0
果実類		58.8	193.5	140.6	133.0	117.4	125.7	101.7	107.6	96.4
きのこ類		−	8.6	9.7	11.8	14.1	16.2	16.8	15.7	16.9
藻類		6.1	4.9	5.6	5.3	5.5	14.3	11.0	10.0	9.9
動物性食品	総量	198.3	303.3	320.0	366.8	338.7	324.7	308.2	329.0	340.1
	魚介類	76.3	94.0	90.0	96.9	92.0	84.0	72.5	69.0	64.1
	肉類	29.5	64.2	71.7	82.3	78.2	80.2	82.5	91.0	103.0
	卵類	35.2	41.5	40.3	42.1	39.7	34.2	34.8	35.5	40.4
	乳類	57.4	103.6	116.7	144.5	127.6	125.1	117.3	132.2	131.2
油脂類		10.2	15.8	17.7	17.3	16.4	10.4	10.1	10.8	11.2
菓子類		31.6	29.0	22.8	26.8	22.2	25.3	25.1	26.7	25.7
調味嗜好飲料	総量	87.8	119.7	113.4	190.2	182.3	694.4	685.5	874.4	681.0
	嗜好飲料類	−	−	−	−	−	601.6	598.5	788.7	618.5
	調味料・香辛料類	−	−	−	−	−	92.8	87.0	85.7	62.5
補助栄養素・特定保健用食品		−	−	−	−	−	11.8	12.3	−	−
その他		−	11.7	13.7	17.6	19.4	−	−	−	−

※1 1965年は5月に実施。

※2 2001（平成13）年より分類が変更された。特に「ジャム」は「砂糖類」から「果実類」に，「味噌」は「豆類」から「調味料・香辛料類」に「マヨネーズ」は「油脂類」から「調味料・香辛料 類」に分類された。「動物性食品」の「総量」には「バター」「動物性油脂」が含まれるため，内訳合計としては一致しない。また，平成13年より調理を加味した数量となり，「米・加工品」の米は「めし」・「かゆ」など，「その他の穀類・加工品」の「干しそば」は「ゆでそば」など「藻類」の「乾燥わかめ」は「水戻しわかめ」など，「嗜好飲料類」の「茶葉」は「茶浸出液」などで算出している。「その他のいも・加工品」には，「でんぷん・加工品」が含まれ，「その他の野菜」には「野菜ジュース」「漬けもの」が含まれる。

資料）厚生省「国民栄養調査成績」，厚生労働省「国民健康・栄養調査報告」

1975（昭和50）年をピークに減少に転じ，近年は100g前後を推移している。

　動物性食品の摂取量は，所得水準の伸びとともに着実に増加した。特に，肉類，卵類，乳類は，1973（昭和48）年頃まで急速に増加し，その後は緩やかな増加傾向から横ばいの状態で推移している。肉類は，近年も引き続き，安定した増加傾向を示している。一方，魚介類は緩やかに増加したが，1998（平成10）年以降は減少傾向にある。2006（平成18）年には，肉類と魚介類の摂取量が反転した。油脂類は，1946（昭和21）年には僅か1.7gであったが，その後30年間で約10倍に増加し，1993（平成5）年以降は減少に転じ，近年は10g前後で推移している。2001（平成13）年以降の油脂類の減少は，成分表の改定にもとづき食品群分類が変更となり，マヨネーズ，ドレッシング類が調味料類に分類された影響が大きい。

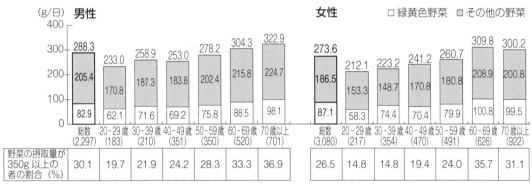

資料）厚生労働省「令和元年 国民健康・栄養調査」2020
図2－27　野菜摂取量の平均値（20歳以上，性・年齢階級別，全国補正値）

3）料理・食事パターン

　食品群別摂取量の推移は，米を中心とした伝統的な食事パターンから，油脂を多用するおかず中心の食事への移行を反映している。社会・経済状況の進展による国民所得の上昇や食料の安定供給は，栄養・食生活に質的変化をもたらしてきた。米・魚・野菜・大豆を中心とした伝統的な食事に，肉・卵・乳・乳製品・油脂・果物などのさまざまな食品が加わり，**日本型食生活**が定着し，日本人の栄養状態は改善した。しかしながら，食を取り巻く環境は多様化し，中食や外食の増加といった多様な食事パターンや嗜好の広まりなど，さらなる食の外部化や簡便化が進んでいる。

　栄養バランスのとれた食事の指標である，「主食・主菜・副菜を組み合わせた食事が1日2食以上ほぼ毎日」の者の割合は，5割に満たない（**図2－28**）。肥満やメタボリックシンドローム，生活習慣病予防の観点からの栄養・食生活面の改善や，伝統的な食文化の継承の必要性なども指摘されている。

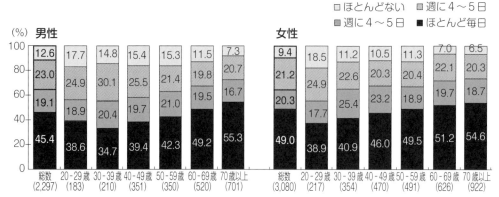

※主食・主菜・副菜を組み合わせた食事を1日に2回以上食べる頻度
資料）厚生労働省「平成30年 国民健康・栄養調査報告」2020

図2-28　主食・主菜・副菜を組み合わせた食事の頻度状況

3. 食生活の変化

1）食行動，食知識，食態度，食スキル

生活習慣病の予防や改善には，日ごろから望ましい食生活を意識し，実践することが重要である。しかし，エネルギーや栄養素等の偏りに起因する肥満，やせ，低栄養等，生活習慣病につながる課題は，いまだ改善するまでには至っていない。望ましい食行動を実践するには，正しい食知識の習得とともに望ましい食事をしようという食態度を形成し，そのための**食スキル**[*1]を身につける必要がある。本節では，食行動・食知識・食態度における現状と課題について述べる。

（1）食行動

①朝食欠食

朝食を毎日とることは，健康的な生活リズムや生活習慣の確立につながる点からも重要である。欠食の始まりが「中学・高校生から」という報告がなされており[*2]，子どもの頃から正しい食習慣を身につける働きかけが必要である。

国民健康・栄養調査の結果をみると，成人の朝食欠食率は，男性15.5%，女性11.1%であり（図2-29），年齢階級別にみると男性は20〜40歳代，女性は20〜30歳代で依然として割合が高い。

第4次食育推進基本計画[*3]では小・中学生の朝食の欠食率を0%とすることを目指しているが，小学6年生と中学3年生を対象とした調査では，横ばいからわずかに増加傾向がみられる。2022（令和4）年度は小学生が5.6%，中学生が8.1%となっている（図2-30）。

[*1]　**食スキル**：望ましい食生活・生活習慣を実践するために必要となる能力。適切な食べ物の選択や献立を整えること，調理の技術，さまざまな情報から正しい情報を選択できる能力など。

[*2]　厚生労働省「平成9年国民栄養調査」1999

[*3]　第3章p.92参照。

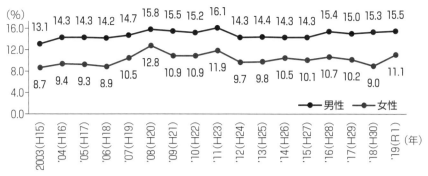

※「食事をしなかった場合」「錠剤などによる栄養素の補給，栄養ドリンクのみの場合」「菓子，果物，乳製品，嗜好飲料などの食品のみを食べた場合」を欠食として合計

資料）厚生労働省「国民健康・栄養調査報告」2020

図2−29　朝食欠食率の年次推移（20歳以上）

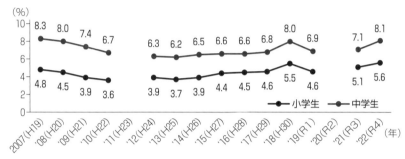

※1 小学校6年生・中学校3年生を対象に，質問「朝食を毎日食べていますか」に対して「あまりしていない」「全くしていない」と回答した割合の合計。

※2 2011（平成23）年度は東日本大震災，2020（令和2）年度は新型コロナウイルス感染症の影響等により調査の実施を見送り。

資料）文部科学省「全国学力・学習状況調査」2022

図2−30　小・中学生の朝食欠食率の推移

②共食と孤食

　家族と一緒に食べる**共食**は，食の楽しさを実感するだけでなく，食や生活に関する基本的な生活習慣の確立や健康状態および栄養素等摂取量にも影響を及ぼす。しかしながら，高齢者の一人暮らしやひとり親世帯が増えるなど，家庭環境や生活の多様化により，一人で食べる**孤食**の状況にある者も少なくない。

　家族と同居している人が朝食または夕食を家族と一緒に食べる「共食」の回数は，2010（平成22）年以降，横ばいで推移している。食事を家族と一緒に「ほとんど毎日」食べる者の割合は朝食が48.1％，夕食は68.7％となっている（**図2−31**）。一方，「ほとんどない」者は，朝食が26.1％，夕食が5.2％となっている。また，地域や所属コミュニティでの食事会等の機会があれば，「参加したいと思う」は36.9％であり，そのうち，過去1年間に「参加した」者の割合は57.8％であった（令和4度食育に関する意識調査）。高齢者の通いの場における食事会や，近年急速に増加しているこども食堂の活動は，家庭において共食が難しい人たちに共食の機会を提供する場として期待される。

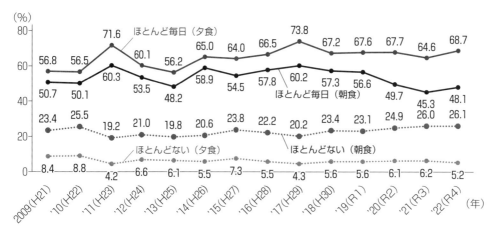

資料：農林水産省「食育に関する意識調査」※ 2015（平成 27）年度までは内閣府

図2-31　朝食，夕食を家族と一緒に食べる頻度の推移

③食の外部化

　家庭内で行われていた調理や食事（内食）が減り，外食や市販の弁当や総菜を家庭で食べる（**中食**[*1]）の利用頻度が増加する「食の外部化」が進展している（**図2-32**）。2020（令和2）年以降の新型コロナウイルス感染症の拡大下では，外出自粛により外食が減少し，内食や中食の機会が増加した。総世帯における食料消費支出の内訳は，生鮮食品や外食への支出割合が減少する一方，調理食品の支出割合の増加が続いている。

> ＊1　**中食**：市販の弁当や総菜，家庭外で調理・加工された食品を家庭や職場・学校等で，そのまま（調理加熱することなく）食べること。これら食品（日持ちしない食品）の総称としても用いられ，レストランなどへ出かけて食事をする「外食」と，家庭内で手づくり料理を食べる「内食」の中間に位置づけられている。

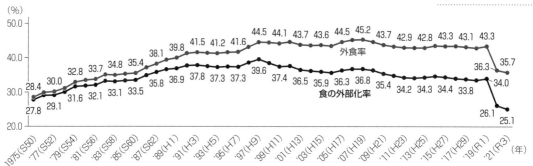

資料）食の安全・安心財団ホームページ　http://www.anan-zaidan.or.jp/data/index.html

図2-32　外食率と食の外部化率の推移

　外食を利用している者の割合は，若い世代ほど高い（**図2-33**）。また，持ち帰りの弁当・惣菜を週1回以上利用している者の割合は，20 ～ 50歳代で高い（**図2-34**）。また，飲食店のテイクアウトやデリバリーなどの新しい生活様式が定着し，コロナ収束後も継続することが予想される。

問：あなたは，外食〈飲食店での食事〉をどのくらい利用していますか。

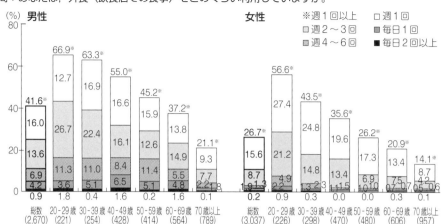

資料）厚生労働省「令和元年国民健康・栄養調査報告」2020

図2−33　外食の利用状況

問：あなたは，持ち帰りの弁当や惣菜をどのくらい利用していますか。

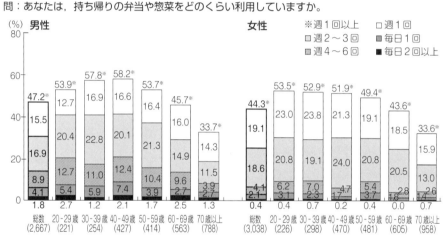

資料）厚生労働省「令和元年国民健康・栄養調査報告」2020

図2−34　持ち帰りの弁当・惣菜の利用状況

（2）食知識，食態度，食スキル

　主食・主菜・副菜の3つを組み合わせることがバランスの良い食事になること
は知っていても，ほとんどの者は実際の行動には結びついていないのが現状であ
る。食習慣改善の意思について，「令和元年国民健康・栄養調査」では，「関心が
ない」や「関心はあるが改善するつもりはない」とする無関心層は，男性で
40％，女性で35％見られる。また，同調査の「食習慣を改善してみようと考え
ていますか」との質問に対しては，BMIが普通および肥満の者は「関心はある
が改善するつもりはない」，やせの者は「食習慣に問題はないため，改善する必
要はない」の割合が最も高く，意識や態度に課題があるといえる。一方で，「改
善するつもりである」と意欲のある層は，行動のさまたげとなる点として，「仕
事（家事・育児等）が忙しくて時間がない」と環境的な要因をあげる者が最も多

くなっている。

2）健康格差

　健康は個人の遺伝的要因や生活習慣だけでなく、世帯の経済状況や居住する地域の社会的・物理的環境によっても影響を受ける（健康の社会的決定要因[*1]）。

　健康格差とは、「地域や社会経済状況の違いによる集団間の健康状態の差」と定義され、地域、職業、経済、世帯構成等による、健康状態やその要因となる生活習慣の差が報告されている。国民健康・栄養調査の結果からも、世帯所得の高低によって野菜の摂取量や果物の摂取量などの食生活に差異が見られるだけでなく、運動、喫煙、健診の受診率など生活習慣においても有意の差がみられる（**表2－2**）。同じく、主食・主菜・副菜を組み合わせて食べている食事の頻度なども、

[*1]　**健康の社会的決定要因** (Social Determinants of Health: SDH)：人々の健康状態を規定する経済的、社会的条件のこと。教育、職業、収入、ソーシャル・キャピタル、物理的環境、文化、政策など。

表2－2　世帯収入と生活習慣等に関する状況（20歳以上）

注）右列「★」は世帯の所得が600万円以上の世帯員と比較して群間の有意差があった項目。

項目	食・生活習慣の内容		①200万円未満	②200万円以上 400万円未満	③400万円以上 600万円未満	④600万円以上	① vs ④	② vs ④	③ vs ④
食生活	食塩摂取量の平均値	（男性）	10.5g	10.9g	11.1g	11.2g	★		
		（女性）	9.2g	9.3g	9.2g	9.3g			
	野菜摂取量の平均値	（男性）	253.9g	271.2g	301.2g	296.6g	★	★	
		（女性）	266.6g	264.4g	283.7g	278.5g			
	果物摂取量100g未満の者の割合	（男性）	64.4%	65.3%	62.7%	67.9%			
		（女性）	64.5%	56.3%	53.3%	55.7%	★		
運動	運動習慣のない者の割合	（男性）	66.4%	70.6%	66.3%	61.7%			
		（女性）	70.9%	76.5%	78.6%	63.1%			
	歩数の平均値	（男性）	5,327	6,751	7,243	7,015	★		
		（女性）	5,685	5,897	5,779	6,373	★	★	★
喫煙	現在習慣的に喫煙している者の割合	（男性）	34.3%	32.9%	29.4%	27.3%	★	★	
		（女性）	13.7%	9.6%	6.6%	6.5%	★		
飲酒	生活習慣病のリスクを高める量を飲酒している者の割合	（男性）	12.1%	15.3%	13.8%	19.2%	★		★
		（女性）	6.6%	8.7%	15.6%	8.7%			
睡眠	睡眠で休養が十分とれていない者の割合	（男性）	16.4%	22.5%	20.0%	22.0%			
		（女性）	28.1%	20.9%	22.4%	20.2%	★		
健診	未受診者の割合	（男性）	40.7%	29.8%	19.2%	16.7%	★	★	★
		（女性）	41.1%	34.2%	36.8%	26.1%	★	★	★
体型	肥満者の割合	（男性）	30.0%	30.8%	31.9%	32.0%			
		（女性）	18.5%	23.8%	28.1%	27.0%			
	やせの者の割合	（男性）	4.8%	5.1%	2.7%	2.2%	★		
		（女性）	9.0%	10.7%	11.4%	9.9%			
歯の本数	歯の本数20歯未満と回答した者の割合	（男性）	30.2%	24.0%	21.3%	18.9%	★	★	★
		（女性）	29.8%	22.2%	16.6%	21.6%	★	★	

※生活習慣の内容の各定義は「国民健康・栄養調査」による。

資料）厚生労働省「平成30年 国民健康・栄養調査」2020より作成

経済格差に伴う栄養格差があることも明らかにされている。

　1週間の平均的な就業時間と生活習慣等に関する状況は，就業時間が短い者ほど健診未受診の者の割合が高く，週60時間以上就業している者は肥満者の割合が高い傾向にある。さらに地域別の健康状態と生活習慣の状況を把握した拡大調査の結果からは，体格（BMI），野菜摂取量，食塩摂取量，歩数等において都道府県の間で格差が生じていることが報告されている。

　地域では，地元小売業の廃業や商店街の衰退等により，高齢者を中心に食料品の購入や飲食に不便や苦労を感じる消費者が増加している。社会的な課題となっており，これを**フードデザート**という。買物環境の悪化やコミュニティの希薄化により高齢者が低栄養状態に陥るなどして，健康状態の地域差につながる可能性もある。厚生労働省は，買い物や調理など食事の用意に援助が必要な高齢者が適切な栄養管理を行えるよう，配食の事業者向けに「**地域高齢者等の健康支援を推進する配食事業の栄養管理に関するガイドライン**」を策定し，配食事業を通じた社会環境の整備を行っている[*1]。また，子どもの貧困は，経済的な困窮にとどまらず，学習面や生活面，心理面などさまざまな面において，その後の人生に影響を及ぼす。ひとり親家庭や貧困家庭等の子どもの生活の向上を図るため，フードバンク[*2]等と連携した子どもの食事・栄養状態の確保，食育の推進に関する支援が行われている。放課後児童クラブ等の終了後に，こども食堂等において，食事の提供等が行われている。健康格差の縮小のためには，個人の行動と健康状態の改善に加えて，個人を取り巻く社会環境の質の向上を図ることが重要となる。

【参考文献】
・厚生省「国民栄養の現状」
・厚生労働省「国民健康・栄養調査報告」
・農林水産省「食に関する意識調査報告書」
・農林水産省「食育白書」
・農林水産省「食料・農業・農村白書」
・文部科学省「令和4年度全国学力・学習状況調査」2022

4. 食環境の変化

　栄養と食生活が深く関わる健康づくりにおいて，栄養状態や食物摂取状況を改善するためには，個人や集団が適切な知識とスキルを身につけ，望ましい態度を形成し，具体的な食行動として実践することが必要である。そして正しい行動変容につなげるためには，個人や集団を取り巻く**食環境づくり**が重要である。食環境とは，「食物（食品）へのアクセス」と「情報へのアクセス」，並びに「両者の統合」を意味している（図2-35）。**健康的で持続可能な食環境戦略イニシアチブ**[*3]において，食環境づくりとは，「人々がより健康的な食生活を送れるよう，人々

*1　第6章p.178参照。

*2　**フードバンク**：食品の製造工程で発生する規格外の食材や，賞味期限が近い食品をNPOなどの民間団体が引き取り，福祉施設等に無償で提供する活動。貧困問題や食品ロスへの対策，被災地への支援活動などとして全国的に広がる。

*3　**健康的で持続可能な食環境戦略イニシアチブ**：産学官が連携して誰もが自然に健康になれる食環境づくりの実現に向けた取り組み。減塩の推進や若年女性のやせ，栄養格差対策などを主テーマに，2022（令和4）年より取り組みが進められている。詳しくは第3章p.86参照。

の食品（食材，料理，食事）へのアクセスと情報へのアクセスの両方を相互に関連させて整備していくこと」と定義している。食品や情報へのアクセスの向上は，健康の保持増進，生活習慣病の予防につながり，健康寿命を延伸させ，活力ある持続可能な社会の実現を目指すことにつながる。

　わが国では，核家族化や単身世帯の増加など家族形態が変化し，女性の社会進出や共働き世帯の増加等により，食に対して利便性や簡便性が求められている。一方で，農業従事者の高齢化，食料自給率の低下，食料の無駄な廃棄など，食の生産・流通における課題もある。消費者のニーズ，食品の安全性の確保を踏まえ，持続可能な社会を形成するために，環境に配慮した食環境づくりが求められている。

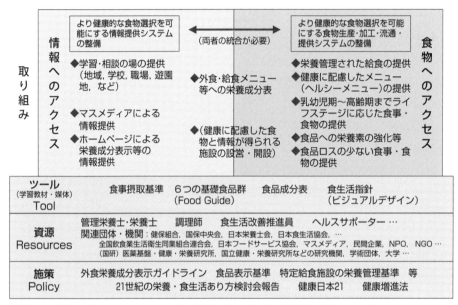

資料）厚生労働省「健康づくりのための食環境整備に関する検討会報告書」2004 を一部改変

図2－35　食環境整備に関する施策，資源，ツール，取り組みの現状

1）フードシステム

　食物へのアクセスとは，食物の生産，加工，流通，消費に至るまでの食物生産・提供のシステム全体のことであり，**フードシステム**とほぼ同じ概念である。フードシステムは，生産段階である食用農林水産物から食品製造業，食品小売業，外食産業を経て消費者の食料消費までをつなげる一連の流れをいう。2015（平成27）年では，食用農林水産物11.3兆円（国内生産9.7兆円，輸入1.6兆円）と輸入加工食品7.2兆円が食材として国内に供給された[*1]。これらの食材は，食品製造業，食品関連流通業，外食産業を経由することで，流通経費，加工経費，調理サービス代等が付加され，飲食料の最終消費額は83.8兆円となり，2011（平成23）年と比較すると7.6兆円増加した（**図2－36**）。かつては農家等で生産された食料がそのままの形で各家庭に届き，調理をしていたが，食生活が大きく様変

＊1　農林水産省「平成27（2015年）農林漁業及び関連産業を中心とした産業連関表（飲食費のフローを含む。）」2020

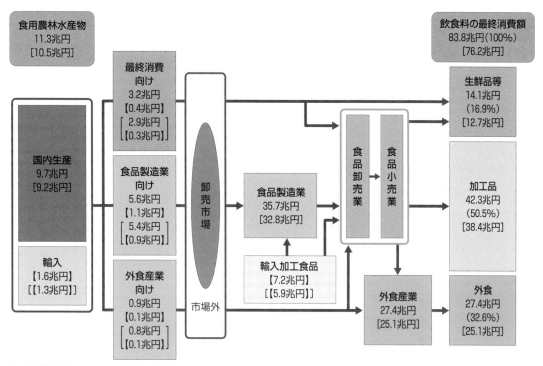

注1）総務省等10府省庁「産業連関表」を基に農林水産省作成
　2）旅館・ホテル，病院，学校給食等での食事は「外食」に計上するのではなく，使用された食材費を最終消費額として，それぞれ「生鮮品等」および「加工品」に計上している。
　3）加工食品のうち，精穀（精米・精麦等），食肉（各種肉類）および冷凍魚介類は加工度が低いため，最終消費においては「生鮮品等」として取り扱っている。
　4）【　】内は，輸入分の数値。[　] 内は，最新の「平成27年産業連関表」の概念等に合わせて再推計した2011（平成23）年の数値
　5）市場外とは卸売市場を経由しない流通を指し，産地直送や契約栽培等の生産者と消費者・実需者との直接取引をいう。
資料）農林水産省「令和元年度食料・農業・農村白書」2020

図2－36　わが国の農林水産物の生産・流通・加工・消費の流れ

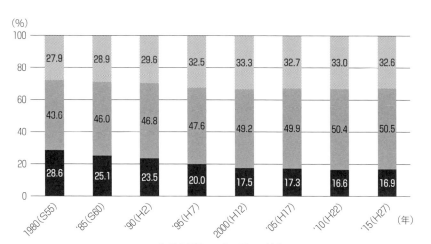

資料）農林水産省「平成27年（2015年）農林漁業及び関連産業を中心とした産業連関表（飲食費のフローを含む。）」2020

図2－37　飲食料の最終消費額の構成割合推移

わりし, 食品製造業や外食産業などで加工, 調理された食品の消費が増加している（図2−37）。食環境づくりを進めていくためには, 食料の生産, 加工, 流通, 消費に至る各段階の過去からの推移や問題点を捉え, 法的な内容も含めた具体的な対策について理解を深める必要がある。

（1）食料生産の現状と安全性の確保

　日本の**農業総産出額**[*1]は, 1996（平成8）年までは10兆円を超えていたが, 1997（平成9）年以降は10兆円を下回り, 長期的に減少している。近年は米, 野菜, 肉用牛などにおける需要に応じた生産の取り組みが進められてきたことを主な要因として9兆円前後で推移してきた。各部門別では, 野菜や果実の産出額はほぼ横ばいであり, 米の産出額は減少傾向が見られるが, 畜産の産出額は増加傾向が見られる（図2−38）。農業総産出額の構成割合を見ると, 米は1984（昭和59）年では33.9％を占めていたが, 2021（令和3）年では15.5％と割合がかなり低くなっているが, 畜産では28.1％が38.5％と割合が高くなっている。生産農業所得は, 1994（平成6）年をピークとして減少傾向にあったが, 2015（平成27）年に微増後, ほぼ横ばいが続いている。農業就業人口は減少傾向にあるため, 農業の収益性を高めて, 生産農業所得が増加するような取り組みが必要である。

*1　**農業総産出額**：農業生産によって得られた農畜産物と, その農畜産物を原料として作られた加工農産物を販売した売上額のこと。

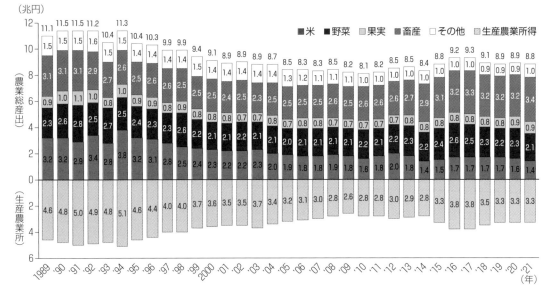

資料）農林水産省「令和3年農業総産出額及び生産農業所得（全国）」2022

図2−38　農業総産出額および生産農業所得の推移

　農産物の安全性を確保し, より良い農業経営を実現するため, GAP（Good Agricultural Practices；農業生産工程管理）という取り組みが行われている。GAPは, 農業生産の各工程の実施, 記録, 点検および評価を行うことによる持続的な改善活動である。食品安全, 環境保全, 労働安全, 人権保護, 農場経営管理の側面から取り組みを行っている。2022（令和4）年に「**我が国における国**

農林水産省「国際水準GAPの推進について」

際水準GAPの推進方策」が策定され，**スマート農業**[*1]，農業への情報通信技術（Information and Communication Technology; ICT）の導入の進展，みどりの食料システム戦略[*2]に基づく生産力向上と持続性の両立を目指す施策が推進されている。2020（令和2）年3月に閣議決定された食料・農業・農村基本計画では，2030（令和12）年までにほぼ全ての産地において国際水準GAPが実施されるよう，現場での効果的な指導方法の確立や産地単位での導入を推進することとしている。

（2）食品の流通と環境への配慮

食品の流通とは，食品が生産者から流通業者（卸売業者や小売業者など）を経由し，消費者に届くまでの過程のことである。

食品の輸送に伴う環境負荷を数値化する指標として，**フードマイレージ**がある。フードマイレージは，食料の輸送量（t）に輸送距離（km）を掛け合わせた指標のことである。フードマイレージが大きい場合は，食料の生産地からの輸送距離が長いことを意味している。輸送距離が長いと多くのエネルギーが消費され，二酸化炭素の排出量も増加するため，フードマイレージが大きいほど環境への負荷が高くなる。わが国は食料の多くを輸入に頼っているため，フードマイレージが高い国である。一方，地元産の食料は輸送距離が短くなり，環境への負荷が軽減される。持続可能な食環境づくりのためにも地産地消を推進していく必要がある。

（3）食品の消費と環境への配慮

2015（平成27）年，国連総会で採択された持続可能な開発目標（SDGs; Sustainable Development Goals）や，同年に国連気候変動枠組条約締約国会議（COP21）にて採択された**パリ協定**[*3]などの流れを受けて，**食の持続可能性**（サステナビリティ；Sustainability）に対する国内外の関心が高まっている。わが国の取り組みとして，後述する食品ロスの削減や食品のリサイクルに関する法律と，それぞれの基本方針が策定されている。

（4）フードシステムにおける安全性の確保と法的整備

①フードシステムにおける安全性の確保

消費者に届く食品は，安心・安全なものでなければならない。わが国では2000（平成12）年前後に腸管出血性大腸菌O-157による大規模な食中毒，食品表示の偽装問題，世界的にはBSE（牛海綿状脳症）の問題など，食品関連の事件・事故が相次いで発生した。

流通過程における食品の安全性の確保に関する対策として，食品の鮮度の保持や食中毒防止のため，生産，輸送，消費の過程で途切れることなく冷蔵温度や冷凍温度を一定に保つ**コールドチェーン**という物流方式がとられている。また，食品の移動ルートを把握できるよう，生産，加工，流通等の各段階で食品を取り扱った時の記録を作成・保存する**食品トレーサビリティ**[*4]（図2−39）の取り組みが行われている。

[*1] **スマート農業**：ロボット技術やICTを活用して，省力化・精密化や高品質生産を実現する等を推進している新たな農業のこと。

[*2] **みどりの食料システム戦略**：持続可能な食料システムの構築に向け，中長期的な観点から，調達，生産，加工・流通，消費の各段階の取り組みとカーボンニュートラル（温室効果ガスの排出量を全体としてゼロにする）等の環境負荷軽減のイノベーションを推進するための戦略で，2021（令和3）年に策定された。

[*3] **パリ協定**：2020年以降の温室効果ガス削減に関して，世界の平均気温上昇を産業革命以前に比べて2℃より十分低く保ち，1.5℃に抑える努力をするという長期的な目標を掲げ，全世界で共通した国際的な取り組みのこと。

[*4] **食品トレーサビリティ**：公正な貿易の推進などを目的に，国連機関FAO（国連食糧農業機関）とWHOが共同で設置したコーデックス委員会の定義では，「生産，加工及び流通の特定の一つ又は複数の段階を通じて，食品の移動を把握できること」とされている。

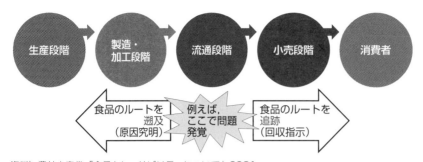

資料）農林水産省「食品トレーサビリティについて」2021

図2−39　食品トレーサビリティのイメージ

②フードシステムにおける法的整備

食品ロスの削減の推進に関する法律と基本方針

　わが国では，まだ食べることができる食品が，生産，製造，販売，消費等の各段階で日常的に廃棄され，大量の**食品ロス**[*1]が発生している。また，持続可能な開発のための2030アジェンダ（2015年9月国連総会決議）でも言及されており，国際的にも重要な課題となっている。世界では栄養不足の状態にある人々が多数存在する中で，食料の多くを輸入に依存しているわが国として，真摯に取り組むべき課題である。

　国，地方公共団体，事業者，消費者などの多様な主体が連携し，国民運動として食品ロスの削減を推進するため，2019（令和元）年5月に**食品ロスの削減の推進に関する法律（食品ロス削減推進法）**が公布，10月に施行された。さらに，本法第11条の規定に基づき，食品ロスの削減の推進の意義および基本的な方向，推進の内容，その他食品ロスの削減の推進に関する重要事項を定めた**食品ロスの削減の推進に関する基本的な方針**が策定されている（2020〈令和2〉年3月閣議決定）。都道府県および市町村は基本方針を踏まえ，食品ロス削減推進計画を定めるよう努めなければならないとされている。またこの基本方針は，事業者，消費者[*2]等の取り組みの指針ともなるものである。

食品循環資源の再生利用等の促進に関する法律と基本方針

　食品の売れ残りや食べ残し，または食品の製造過程において大量に発生している食品廃棄物について，発生の抑制と減量化により最終的に処分される量を減少させるとともに，飼料や肥料等の原材料として再生利用するため，食品関連事業者（製造，流通，外食等）による食品循環資源の再生利用等を促進することを趣旨として，2000（平成12）年に**食品循環資源の再生利用等の促進に関する法律（食品リサイクル法）**が公布され，2001（平成13）年から施行されている。その基本方針は，「食品循環資源の再生利用等の促進の基本的方向」，「食品循環資源の再生利用等を実施すべき量に関する目標」，「食品循環資源の再生利用等の促進のための措置に関する事項」について定めている。

食品安全基本法

　食品安全基本法は，食品の安全性の確保のための措置を講じるに当たっては「国

*1　**食品ロス**：本来食べられるにもかかわらず捨てられる食品のこと。

消費者庁「食品ロスの削減の推進に関する法律」

*2　消費者は，食品ロスの状況とその影響や削減の必要性への理解，自身が排出している食品ロスについて適切に理解・把握し，①買物，②食品の保存，③調理，④外食の4つの観点から日常生活の中で自らできることを考え，行動に移すことが求められている。

農林水産省「食品リサイクル法」

食品安全基本法

民の健康の保護が最も重要」という基本理念を定め，国，地方公共団体，食品関連事業者の責務や消費者の役割[*1]を明らかにするとともに，施策の策定に係る基本的な方針を定めることにより，食品の安全性の確保に関する施策を総合的に推進することを目的として，2003（平成15）年に制定された。食品安全行政に，リスクアナリシス（リスク分析）の考えを導入し，「食品健康影響評価」の実施（リスク評価），国民の食生活の状況等を考慮するとともに，食品健康影響評価結果にもとづいた施策の策定（リスク管理），情報の提供，意見を述べる機会の付与，その他の関係者相互間の情報および意見の交換の促進（リスクコミュニケーション）を行いながら，食品の安全性を確保するための取り組みを推進している。

*1 食品の安全性確保に関し知識と理解を深めるとともに，施策について意見を表明することに努めることによって，食品の安全性の確保に積極的な役割を果たすとしている。

2）食情報の提供

情報へのアクセスとは，地域における栄養や食生活関連の情報，並びに健康に関する情報の流れ，そのシステム全体のことをいう。より健康的な食物選択を可能にする情報提供システムの整備が求められている。

（1）フードファディズムとヘルスリテラシー

2020（令和2）年「食育に関する意識調査報告書」によると，信頼できる食品安全に関する情報源として，テレビ，新聞，インターネット上のニュースサイト等が上位を占めている（**図2−40**）。情報通信機器（スマートフォンやタブレット等）の急速な普及拡大により，Webサイト，SNS，動画配信，ライブ配信などを活用して食や健康に関するさまざまな情報が容易に得られるようになったため，情報の受け手側は，情報を取捨選択して，正しい情報を得る能力が必要となっている。「○○は体によい」，「○○を食べるとやせる」などと表示して，健康へ

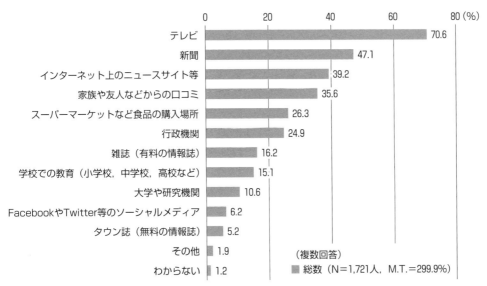

資料）農林水産省「食育に関する意識調査報告書（令和2年）」2020

図2−40　信頼できる食品安全に関する情報

の好影響や，ある特定の食品や食品成分が病気の発症を防ぐ，食品に対する期待や不安を煽るなど，食べ物や栄養が健康や病気へ与える影響を過大に信用したり評価したりすることを**フードファディズム**という。フードファディズムにより，ある特定の食品や商品がブームとなり，需要が急激に増大し，生産者はこの需要に応えようと増産をする。ところが，一般にブームは一時的であることが多く，ブームが去った後は食品や商品が残ってしまい食品ロスにつながる。また廃棄された食品の処理は環境負荷（焼却による温室効果ガスの排出など）という点にも影響する。

　フードファディズムに陥ることを防ぐためには，**ヘルスリテラシー**の向上が必要である。ヘルスリテラシーとは，「健康情報を獲得し，理解し，評価し，活用するための知識，意欲，能力であり，それによって日常生活におけるヘルスケア，疾病予防，ヘルスプロモーションについて判断したり意思決定したりして，生涯を通じてQOLを維持・向上させることができるもの」と定義されている[*1]。行政，市民社会，医療サービスを含むすべての情報提供者は，信頼できる情報を，すべての人が理解でき，行動できる形でアクセスできるようにしなければならない。このようなヘルスリテラシーのための社会資源には，人々が健康情報にアクセスし，それを利用するための情報環境とメディア（口頭，印刷物，放送，デジタル通信等）の規制が含まれる。情報の受け手側には，健康情報や資源を批判的に判断する能力を身につけることが求められる。ヘルスリテラシーを高める，すなわち，理解しやすく信頼できる健康情報へのアクセスと，それを効果的に利用する能力を向上させることにより，自分の健康的なライフスタイル，効果的なヘルスサービス，健康的な環境といったさまざまな健康の決定要因を変えられる力を養うことができるのである。

*1 European Health Literacy Consortiumによる定義

（2）食品の表示による食情報の提供

　食品の表示は，消費者の日々の栄養・食生活における健康増進に寄与する食環境づくりの1つである。消費者が食品を選択して購入し，正しく食品の内容を理解して適切に使用する上で，健康づくりに役立てるための重要な情報源となる。食品の表示に関する法律として，2013（平成25）年に**食品表示法**を制定し，2015（平成27）年に施行された[*2]。この法律に基づき食品表示基準を策定し，食品の名称，アレルゲン，保存の方法，消費期限，原材料，添加物，栄養成分の量および熱量，原産地その他食品関連事業者等が表示すべき事項等を表示することが示された。保健を目的とした食品，すなわち保健機能食品である「特定保健用食品」，「栄養機能食品」，「機能性表示食品」に関する表示は食品表示基準の規定に従って表示されている。なお，保健機能食品以外の食品に，食品の持つ効果や機能を表示することはできないとしている。また，容器包装に入れられた一般用加工食品および添加物には，食品表示基準に基づき，栄養成分の量および熱量の表示（栄養成分表示）が義務づけられている。

*2 詳細は，第6章p.187参照。

３）フードバランスシート（食料需給表）

フードバランスシート（**食料需給表**）は，原則として国際連合食糧農業機関（Food and Agriculture Organization; FAO）の食料需給表作成の手引きに準拠して，毎年度農林水産省で作成している。食料需給の全般的動向，栄養量の水準とその構成，食料消費構造の変化などを把握するため，わが国で供給される食料の生産から最終消費に至るまでの総量を明らかにするとともに，国民１人あたりの供給純食料（可食部分）および供給栄養量が算出されている。計測期間は特に断りがない限り，毎年４月１日から翌年３月31日までの１年間であり，食料自給率算出や食料自給の長期見通しなどの基礎資料として活用されている。また，各国がFAOの作成の手引きに準拠して作成しているため，国際比較が可能である。

農林水産省「食料需給表」

ただし，データの利用については，食料の供給数量および栄養量は，消費者等に「到達した食料の供給数量や栄養量」であって，消費者等に「実際に摂取された食料の数量および栄養量」ではないことに留意する必要がある（**図２−41**）。

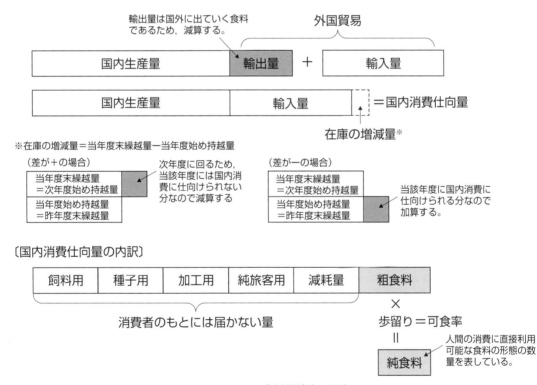

図２−41　食料需給表の見方

４）食料自給率

食料自給率とは，国内の「食料消費」に対する「国内生産」の割合を示す指標である。主な食料自給率の指標には，品目別自給率，総合食料自給率〔カロリーベース（供給熱量ベース），生産額ベース〕などがある。

主な食料自給率の算出方法

品目別自給率　＝　$\dfrac{\text{各品目の国内生産量}}{\text{各品目の国内消費仕向量}}$　×　100

カロリーベース総合食料自給率　＝

$\dfrac{\text{1人・1日当たり国産供給熱量}}{\text{1人・1日当たり供給熱量}}$　×　100（カロリーベース）

生産額ベース総合食料自給率　＝

$\dfrac{\text{食料の国内生産額}}{\text{食料の国内消費仕向額}}$　×　100（生産額ベース）

　また**食料自給率**は，食料安全保障を図る上での基礎的な指標にもなるため，計算上では，輸入原料や輸入飼料を用いて生産した国産食料は，国内生産に含まれていない。これに対し，**食料国産率**は，飼料が国産か輸入かにかかわらず，畜産業の活動の生産分を反映し，国内生産の状況を評価する指標として，輸入飼料による畜産物の生産分を除かずに算出している。2020（令和２）年に閣議決定された食料・農業・農村基本計画において，飼料自給率の目標とあわせて，食料国産率の目標（カロリーベース，生産額ベース）が設定されている。それぞれの特徴と2030（令和12）年度における目標値を**表２－３**にまとめた。

表２－３　食料自給率と食料国産率の特徴と2030年度目標

	算出方法	特徴	2030年度目標（2018＝基準年度）	
食料自給率	「輸入原料・飼料」を差し引いた飼料自給率を反映して算出	・国産飼料の生産努力が反映される ・日本の食料安全保障の状況が評価できる	カロリーベース	（2018年度：37%） 2030年度：45%
			生産額ベース	（2018年度：66%） 2030年度：75%
食料国産率	飼料自給率を反映せず，国内で生産されれば国産とみなす	・消費者の実感と合う ・畜産業の活動を反映して国内生産の状況を評価できる	カロリーベース	（2018年度：46%） 2030年度：53%
			生産額ベース	（2018年度：69%） 2030年度：79%

資料）農林水産省「令和元年度 食料・農業・農村白書」2020

　わが国の食料自給率は，長期的に低下傾向で推移している（**図２－42**）。カロリーベース総合食料自給率において，1965（昭和40）年では73％であったが，近年は38％前後であり，2022（令和４）年度の概算値では38％である。

　食料消費構造を比較すると，自給率の高い米の消費が減少し，飼料や原料を海外に依存している畜産物や油脂類の消費量が増加したことによりカロリーベース総合食料自給率が低下してきている（**図２－43**）。また，食の欧米化により油脂類の消費が増大しているが，原料となる大豆やトウモロコシは輸入に依存している。生産面では，農業従事者の高齢化や減少に伴い，荒廃農地の発生や宅地用への転用により農地面積が減少していることも食料自給率低下の要因である。世界各国の食料自給率を見ると，カロリーベースでカナダ221％，オーストラリア

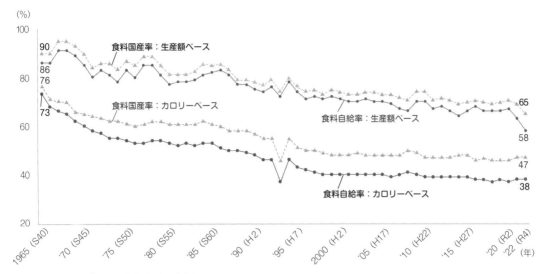

資料）農林水産省「令和4年度 食料需給表」2023

図2－42　食料自給率および食料国産率の推移

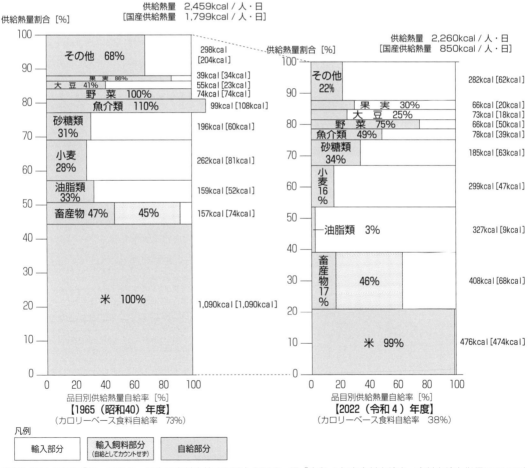

資料）農林水産省「知ってる？　日本の食料事情2022」2022，同「令和4年度食料自給率・食料自給力指標について」2023より作成

図2－43　1965（昭和40）年度と2021（令和3）年度の食料消費構造の比較

173％，アメリカ115％となっており，わが国は先進国の中で最低の水準となっている（**図 2 − 44**）。

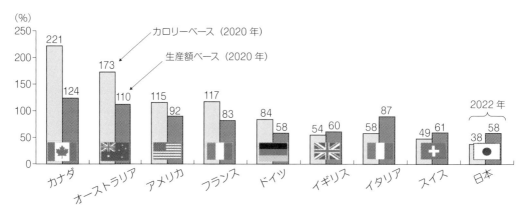

資料）農林水産省「令和 4 年度食料自給率・食料自給力指標について」2023

図 2 − 44　各国の食料自給率の比較

わが国の食料自給率を巡るさまざまな問題に対する対策として，2008（平成20）年に農林水産省が国民運動として，**FOOD ACTION NIPPON（フード アクション ニッポン）**を開始した。この取り組みは，消費者が国産農産物を選択し，使い，食べることにより，農業生産者がより多くの国産農産物を作るようになり，食品に関わる企業・団体からは，国産農産物を使ったより優れた商品や料理，食生活が提案され，それによりさらに多くの人が国産農産物を選択するという流れを作り，食料自給率の向上のみならず，国民の健康増進やふるさとの活性化，地球環境の保全にも貢献し，わが国が誇る食の安全と豊かさを子どもたちの世代に引き継いでいくことを目指す国民参加による運動が展開されてきた。

2021（令和 3 ）年に農林水産省は，食料の持続的な確保が世界的な共通課題となる中で，食と農のつながりの深化に着目して，消費者，生産者，食品関連事業者，日本の「食」を支えるあらゆる人々と行政が一体となって，「食」を考え，議論し，行動する，新たな国民運動として**ニッポンフードシフト（NIPPON FOOD SHIFT）**を開始した[*1]。次代を担う1990年代後半から2000年代生まれのＺ世代を重点ターゲットとして，全国各地の農林漁業者の取り組みや地域の食，農山漁村の魅力を全国各地で開催するイベントやメディアを通じて発信し，食と農についての理解の深まり，国産農林水産物や有機農産物を積極的に選択する行動につながっていくよう，さまざまな角度から食と農のつながりを深めていくための取り組みを展開している。

＊ 1 　ニッポンフードシフト（ロゴマーク）

5.　諸外国の健康・栄養問題の現状と課題

国連の推計によると，世界の人口は2022年11月に80億人となり，2037年に

は90億人に，2080年代に104億人とピークに達するとされ，特にアジア，アフリカ地域で増加率が高いとされている（**図2－45**）。

　医療や保健レベル，栄養状態の改善により，妊産婦・乳幼児の死亡率が低下し，世界各国で寿命が延伸している。健康状態の改善は良いことであるが，これらも人口増加の一因となっている。世界の**平均寿命** average life expectancy; ALE と**健康寿命** health-adjusted life expectancy; HALE[*1] の推移を**図2－46**に示す。

＊1　WHOによる健康寿命（HALE）は，正確には「健康度調整平均寿命」と呼ばれる。「不健康な状態」のレベルを詳細に数値化し，それをもとに「完全に健康な期間」が算出される。

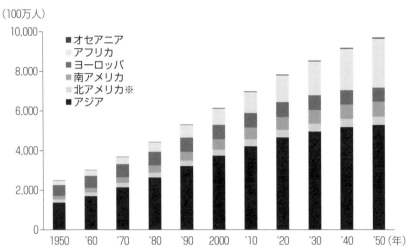

※アメリカ合衆国，カナダ，グリーンランド，サンピエール島・ミクロン島およびバミューダ島のみの合計

資料）総務省統計局「国勢調査結果」「人口推計」，国立社会保障・人口問題研究所「日本の将来推計人口」より作成

図2－45　世界人口の推移と予測

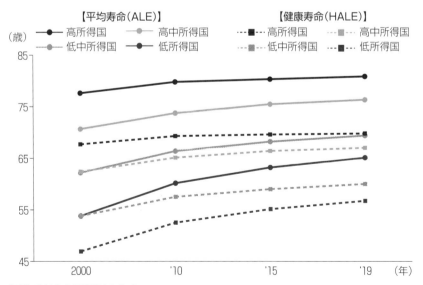

資料）WHO 統計資料より作成
https://www.who.int/data/gho/data/indicators/indicator-details/GHO/life-expectancy-at-birth-（years）

図2－46　世界における所得分類別の平均寿命（ALE）と健康寿命（HALE）

各国ともに年々上昇傾向にあるが、低所得国は高所得国に比べて寿命が短い傾向にあり、いずれも平均寿命と健康寿命との間には差がみられる。各地域の特性を踏まえた持続可能な対策が求められる。

世界における2000年と2019年の主な死因（**表2－4**）と、**障害調整生命年**[*1] disability-adjusted life-years; DALYsに及ぼす主な要因（**表2－5**）を多い順に示す。

主な死因とDALYsの要因には類似がみられ、また年々変化がみられ、医療の発達や生活習慣の改善の効果がある一方で大気汚染などの影響が考えられる。低所得国では感染症が年々減少傾向にあるものの、依然として高い割合を占めている。死因やDALYsの要因の順位は経済状況や年齢層によって異なり、対象特性

＊1　**障害調整生命年**：障害生存年数（Years lived with disability; YLDs）と早死損失年数（Years of life lost; YLLs）の合計で求める。障害の重症度を加味している。障害調整生存年ともいう。

表2－4　世界における主な死因の変遷

順位	原因（2000年）	順位	原因（2019年）
1	虚血性心疾患	1	虚血性心疾患
2	脳卒中	2	脳卒中
3	新生児関連[※]	3	COPD（慢性閉塞性肺疾患）
4	下気道感染症	4	下気道感染症
5	COPD（慢性閉塞性肺疾患）	5	新生児関連[※]
6	下痢性疾患	6	気管・気管支・肺がん
7	結核	7	アルツハイマー病および認知症
8	HIV/エイズ	8	下痢性疾患
9	気管・気管支・肺がん	9	糖尿病
10	交通事故	10	腎疾患

※新生児関連：早産による合併症、死産・外傷、新生児敗血症・感染症、その他を含む
■主に感染性の疾患、■主に非感染性疾患（NCDs）
資料）WHO「Global health estimates」

表2－5　世界におけるDALYsに及ぼす主な要因の変遷

順位	要因（2000年）	DALYs	順位	要因（2019年）	DALYs
1	新生児関連[※]	4,840	1	新生児関連[※]	2,681
2	下気道感染症	2,981	2	虚血性心疾患	2,346
3	下痢性疾患	2,623	3	脳卒中	1,809
4	虚血性心疾患	2,346	4	下気道感染症	1,371
5	脳卒中	2,049	5	下痢性疾患	1,029
6	結核	1,509	6	交通事故	1,026
7	HIV/エイズ	1,363	7	COPD（慢性閉塞性肺疾患）	960
8	交通事故	1,215	8	糖尿病	913
9	COPD（慢性閉塞性肺疾患）	1,110	9	結核	857
10	マラリア	1,013	10	先天異常	672

数字は人口10万あたりのDALYs（障害調整生命年）
※新生児関連：早産による合併症、死産・外傷、新生児敗血症・感染症、その他を含む
■主に感染性の疾患、■主に非感染性疾患（NCDs）
資料）WHO「Global health estimates」

に合わせた健康政策が求められる。世界全体の傾向として，**感染性疾患** communicable diseases; CDsは減少傾向にあるが，肥満が増加し，それに伴い生活習慣病，すなわちWHOの定義では**非感染性疾患** noncommunicable diseases; **NCDs**が先進国に限らず開発途上国でも増加している。NCDsによる死亡のリスク因子として，①喫煙，②運動不足，③アルコールの多量摂取，④不健康な食事，⑤大気汚染が挙げられている。栄養状態は，感染症の流行（パンデミック）や紛争により影響を受けやすく，適宜支援が必要となる。

１）先進諸国の健康・栄養問題

先進諸国では，肥満の増加とそれに伴う疾患が課題となっている国が多い。国際基準ではBMI 25以上を過体重 overweight，BMI 30以上を肥満 obesityとしている。成人の肥満割合は，すべての所得分類において増加傾向にあり（**図２－47**），それに伴い心疾患や脳血管疾患が増加している。

WHOは，単糖類や二糖類などの**遊離糖の摂取**を総エネルギー摂取量の10％未満に抑えることを強く推奨し，なるべく５％以内にすることを勧めている。

またWHOは，**成人のナトリウム摂取量**として１日あたり2,000mg未満を推奨しており，これは食塩換算で５g未満／日に相当する。実際には推奨量を超えて摂取している国が多くみられる。ナトリウムのとり過ぎは血圧の上昇，心血管疾患などのリスク因子になる。ナトリウム摂取量の削減は，健康状態を改善し，NCDsの軽減に最も費用対効果の高い対策の一つとされている。

世界195か国の主要な食品と栄養素の摂取状況を解析した研究では，非感染性疾患（NCDs）による死亡に対して，不健康な食事因子がどれぐらい関連しているか解析を行っており，世界全体では全粒穀類摂取の少なさの影響が大きいことを示している。一方，東アジアや高所得のアジア・パシフィックでは，ナトリウ

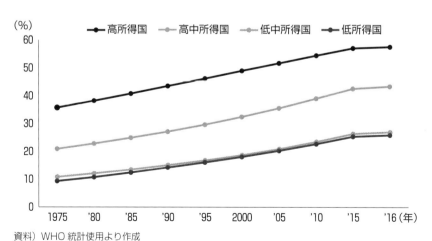

資料）WHO 統計使用より作成
https://www.who.int/data/gho/data/themes/topics/topic-details/GHO/body-mass-index?introPage=intro_3.html

図２－47　世界における所得分類別の過体重（BMI25以上）の割合の推移

ムのとり過ぎが死亡リスクやDALYsに大きく関連しており，次いで全粒穀類が少ないこと，果物が少ないこと，赤身肉の摂取が多いことと関連しているとしている[*1]。

*1　*Health effects of dietary risks in 195 countries, 1990-2017:a systematic analysis for the Global Burden of Disease Study 2017*, GBD 2017 Diet Collaborators, Lancet, 2019

　寿命の延伸とともに高齢者に特有な症状が課題となっている。身体的，精神心理的，社会的に虚弱な状態を**フレイル** frailtyと呼び，要介護状態の原因となっている。定義は定まっていないが，フリードらによると体重減少，握力低下，歩行速度の低下，易疲労感，身体活動の低下のうち1～2項目に該当する場合をプレフレイル，3つ以上でフレイルとしている。身体的フレイルのうち，握力，歩行速度の低下と筋肉量の減少がみられるものを**サルコペニア** sarcopeniaとよんでいる。肥満の多い国では肥満とサルコペニアを併発しているもの（sarcopenic obesity）が課題となっている。いずれも，食事や運動面からの支援が必要である。

２）開発途上国の健康・栄養問題と地域間格差

　開発途上国では，健康・栄養課題への取り組みが進みつつあり，**5歳未満児の死亡率** under five mortality rateは1980年に出生1,000人あたり118人であったが，1990年に93人，2000年に76人，2021年には38人まで低下した。しかし，依然として早産や感染症による乳児死亡率が高く，WHOによると2020年には5歳未満児の死亡が約500万人，そのうち新生児は約240万人と推定されている。死因では，新生児期においては未熟児・早産の合併症，出生時仮死／外傷，敗血症などの感染症，5歳未満においては急性下気道感染症，下痢性疾患，感染症と栄養不良，マラリアが多い。対策として，若齢での出産を避ける，清潔な水を飲む，石鹸を用いて手を洗う，栄養状態の改善，蚊帳や殺虫剤の使用，予防接種が重要である。

　WHOは，世界6か国の統計データからWHO Child Growth Standards 2006

Column　先進国と開発途上国

　先進国とは，明確な定義はないが，一つの目安としてOECD（経済開発協力機構）に加盟しており，1人当たりGDPが1万米ドル（約140万円）以下の国（チリ，トルコ，メキシコ）を除くとされている。上記以外を開発途上国とし，経済や産業が十分に進んでいない国であり，このうち，特に社会，経済，人間開発指数が最も低い国のことを「後発開発途上国」と呼んでいる。

　さらに世界銀行による分類では，開発途上国は「低所得国」「低中所得国」「高中所得国」の3つに分類され，2019年では低所得国は1人当たりの国民総所得（Gross National Income：GNI）が1,005米ドル（約11万円）以下の国，低中所得国は1,006米ドルから3,955米ドル（約43万5000円）までの国，高中所得国は3,996米ドルから1万2,235米ドル（約134万5000円）までの国としている。

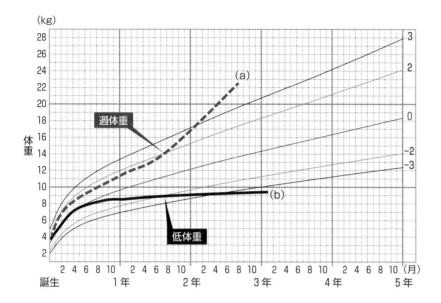

（a）過体重，（b）低体重の例を示す。
資料）WHO「Child Growth Standards」

図２−48　男児の満年齢に応じた体重のzスコア（WAZ）を示す成長曲線

を作成した[*1]。子どもの栄養状態は年齢，身長，体重から発育阻害，低体重，消耗症といった指標が用いられる。年齢に応じた身長の**zスコア**[*2] height-for-age z-score; HAZが−２未満の場合を**発育阻害** stuntingとし，年齢相応の身長に達していない状態であり，慢性的な栄養不足状態の指標として用いられる。脳の認知能力を十分に発達させることができず，学齢期の学びや大人になってからの労働生産性にも影響を及ぼすことが懸念されている。

身長に応じた体重のzスコア height-for-weight z-score; HWZが−２未満を**消耗症** wastingと言い，急性あるいは重度の栄養不足から生じる状態で，十分なエネルギーを摂取できていない状態である。

年齢に応じた体重のzスコア weight-for-age z-score；WAZが−２未満を**低体重** underweight，＋２以上を**過体重** overweightと言い，栄養状態の過不足を示す指標である（**図２−48**）。2000年から2020年にかけて５歳未満の発育阻害は33.1％から22.0％へと改善がみられている。2020年には消耗症が6.7％，過体重が5.7％と推計され，過体重が徐々に増加する傾向にある。

（1）たんぱく質・エネルギー欠乏症 protein energy malnutrition: PEM

①マラスムス marasmus

主としてエネルギー不足による低栄養状態である。体脂肪や筋たんぱく質の分解によりエネルギーを補うため，体重減少や骨格筋委縮が生じる。血清アルブミンは正常値を保ち，浮腫も起こらない。老人様顔貌を示す。

＊１　ブラジル，ガーナ，インド，ノルウェー，オマーン，アメリカの約8,000人のデータを用いている。HAZ, WAZ, HWZ を求めるためのソフトウェアが公開されている。

WHO「Child growth standards」

＊２　zスコア：母集団が正規分布している場合，xi（参加者の報告値）とμ（参加者の報告値の平均値）の差をσ（標準偏差）で除して求める。
$z = (xi - \mu)/\sigma$

②クワシオルコル kwashiorkor

　主としてたんぱく質不足による低栄養状態である。糖質の摂取が保たれていることから筋分解によるアミノ酸の供給および糖新生は生じない。肝臓のたんぱく質合成能が低下し，低アルブミン血症を生じる。毛髪の変色，皮膚疾患，浮腫，肝臓肥大，腹部のつき出し，成長遅延，知能障害などを示す。改善のためには，母乳栄養の推進，離乳食，幼児食によるたんぱく質の補給が必要である。

（2）微量栄養素欠乏症

　世界の三大微量栄養素欠乏症として，鉄，ビタミンA，ヨードの欠乏症があり，地域差がみられる。対策には，サプリメントによる補給，食材への栄養成分の添加，食事内容の改善などがある。

①鉄欠乏性貧血 iron deficiency anemia；IDA

　鉄欠乏性貧血は（以下，IDA）は，開発途上国のみならず先進国でも問題となっており，世界で最も多くみられる微量栄養素欠乏症である。鉄のサプリメントを利用するケースもあるが，過剰に体内に蓄積されると臓器障害を起こすことがあり注意が必要である。開発途上国では，不足しないように固形調味料（ブイヨン），しょうゆ，小麦粉，メイズ粉，米などに鉄を添加しているところもみられる。IDAは鉄不足だけでなくエネルギー摂取量の不足も同時にみられることがあり，持続可能な支援のためには血球合成に関わる他の栄養素を含めて食事を総合的に見直すことが必要である。

②ビタミンA欠乏症 vitamin A deficiency；VAD

　ビタミンA欠乏症は，特にアフリカや東南アジアの国々で問題となっている。ビタミンAが極度に不足すると，夜盲症，眼球乾燥症を引き起こし，失明の原因となる。免疫力の低下により麻疹やマラリアなどの感染症に罹患しやすくなり，死亡率が高くなる。長期のたんぱく質・エネルギー欠乏症でも生じやすく，これはビタミンAの貯蔵や運搬に障害が生じるためである。

　栄養改善の取り組みとして，ビタミンAカプセルの投与や母乳保育の推奨，食品への添加（小麦粉，メイズ粉，マーガリンなど）やβカロテンを多く含む食事をとるよう啓発活動が行われている。対策として，ビタミンAだけでなくたんぱく質を始め他の栄養素も補うことが重要である。

③ヨード（ヨウ素）欠乏症 iodine deficiency disorders；IDD

　ヨード欠乏症（以下，IDD）は，土壌中のヨード含量が少ないアルプス，ヒマラヤ，アンデスなどの山岳地帯やバングラディッシュのような大雨・洪水が多い地域，海産物を食べる習慣がない地域で多くみられる。したがって，開発途上国に限らず先進国でも欠乏症はみられる。ヨードの慢性的な欠乏は，妊産婦では死産の高リスクとなり，胎児の発育にも影響を及ぼす。幼児期では，発育障害，運動神経障害，知的障害などを引き起こし，成人では甲状腺腫の原因となる。IDD対策として，ヨード添加塩が普及され改善が進んでいる。

④そのほかの栄養欠乏

　上記のほかに，亜鉛，ビタミンB$_1$，ナイアシン，葉酸などの不足が課題となっている。小麦粉やメイズ粉を加工して主食にする国も多く，それぞれ鉄，ビタミンAだけでなくビタミンB$_1$，B$_2$，ナイアシン，葉酸を添加している所も多い。

（３）栄養不良の二重負荷　double burden of malnutrition

　開発途上国では，農山村部や都市部のスラムなどで「低栄養や微量栄養素欠乏についての課題」が発生している。一方，近年では糖質や脂質の過剰摂取による「肥満や過栄養」についての課題もみられる。「栄養不足」と「過栄養」な状態が混在する状況は「**栄養不良の二重負荷**」と呼ばれ，大きな課題となっている。

　栄養不良の二重負荷は，地域内だけでなく家庭内でもみられ，親が肥満で子が低体重のケースも存在する。さらに，微量栄養素欠乏症を含めた三重負荷もみられる。WHOでは，貧困層への対策では特に個人への教育だけでなく健康的な食糧へのアクセスを容易にし，不健康な食品（甘味飲料など）には税をかけるなどしてアクセスしにくい食環境を整えることも推奨している。また，肥満対策には食生活改善だけでなく運動も推奨している。食習慣は時代と共に変化することがあり，低栄養から過栄養に移行することを**栄養転換** nutrition transitionとよび，こちらも課題となっている。

　一方，先進国でも，肥満とフレイルが混在しており，栄養不良の二重負荷と言われている。各地域の特性に応じた対策が求められる。

【参考文献】

・国際連合広報センター「世界人口が80億人に達する中，すべての人のための持続可能な開発を進めるため国連が連帯を呼びかけ」（2022年11月15日付国連経済社会局プレスリリース・日本語訳）
　https://www.unic.or.jp/news_press/info/45545/（2023年10月10日取得）
・厚生労働省「世界人口の推移」
・WHO, Global Health Estimates; Leading causes of DALYs, DALY estimates, 2000-2019 data by World Bank income groups
　https://www.who.int/data/gho/data/themes/mortality-and-global-health-estimates/global-health-estimates-leading-causes-of-dalys（2023年10月10日取得）
・WHO, Global health estimates: Leading causes of death, Cause-specific mortality, 2000-2019, Global summary estimates.
　https://www.who.int/data/gho/data/themes/mortality-and-global-health-estimates/ghe-leading-causes-of-death（2023年10月10日取得）
・FriedLP, TangenCM, WalstonJ, NewmanAB, Hirsch C, GottdienerJ et al.: Frailty in older adults: evidence for a phenotype. J Gerontol A Biol Sci Med Sci, 2001; 56: M146—156.

・WHO, "Noncommunicable diseases" fact sheet（2023年9月16日版）

　　https://www.who.int/en/news-room/fact-sheets/detail/noncommunicable-

　　diseases（2023年10月10日取得）

・WHO, Guideline: Sugars intake for adults and children（2015）

　　https://www.who.int/publications/i/item/9789241549028

・WHO statistics, Deaths per 1000 lives births

　　https://www.who.int/data/gho/data/indicators/indicator-details/GHO/

　　deaths-per-1-000-live-births

　　https://www.who.int/data/gho/data/themes/mortality-and-global-health-

　　estimates

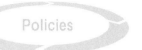

第 **3** 章

栄養政策

1. わが国の公衆栄養活動

1) 健康づくり施策と公衆栄養活動の役割

　公衆栄養活動は, 主に地域や職域などの社会集団を対象に, その栄養状態を改善することで生活の質 (quality of life ; QOL) の向上を図ることを最終目的とする。そのために, 栄養・食生活を中心に, 健康の保持・増進, 疾病予防を図る組織的活動であり, 実践科学であるといえる。

　あらゆる活動は次のPDCAサイクルに沿って進められる[*1]。

①**アセスメント** assessment：地域の健康・栄養に関する実態や特性を把握し, 地域住民のニーズや取り組むべき課題を分析し, 明確にする。

②**計画** plan：住民参加のもと, 抽出された課題を共有し, その改善やニーズの達成を目的とした具体的な目標を設定し, 公衆栄養計画を策定する。

③**実行** do：計画を実行する。

④**評価** check：行動の効果を定期的に評価する。

⑤**改善** act：評価をもとに改善点を見出し, 次の計画や実行にいかしていく。

　活動の対象は, 地域や職域等を構成している人 (集団) であるが, 食料を確保するために地球生態系などの環境保全も対象とされる。また, これらの活動では, 食事摂取基準[*2], 食生活指針[*3]などの各種指針・ガイドラインや食事バランスガイド[*4]といったツールを利活用する。

　わが国の公衆栄養活動は, 戦前・終戦直後は食料不足による栄養不足・栄養失調を改善するための活動が中心であった。高度経済成長期[*5]以降は, ライフスタイルの多様化による生活環境, 食生活の変化や身体活動量の減少などによって引き起こされる成人病 (現・生活習慣病, NCDs) に対する活動へと変化した。これらを背景に1978 (昭和53) 年から第1次国民健康づくり対策が始まり,「栄養・運動・休養」の健康づくりの3要素を取り入れた。その後, 1988 (昭和63) 年からの第2次国民健康づくり対策 (アクティブ80ヘルスプラン) においては, 健康づくりの3要素のうち遅れていた運動習慣の普及に重点を置いた健康増進事

＊1　PDCAサイクルの詳細は第5章p.148を参照のこと。

＊2　食事摂取基準の詳細は第4章p.130を参照。

＊3　食生活指針の詳細は本章p.99を参照。

＊4　食事バランスガイドの詳細は本章p.104を参照。

＊5　1955 (昭和30) 年から1973 (昭和48) 年にかけて, 経済成長率が年平均10%に達していた期間。

業を行政主導で推進した[*1]。

＊1　国民健康づくり対策の沿革は本章p.82を参照。

　かつての公衆栄養活動は行政主導型で推進，発展してきたが，2000（平成12）年から始まった第3次国民健康づくり対策である**21世紀における国民健康づくり運動（健康日本21）**では，世界保健機関（World Health Organization：WHO）が提唱する**ヘルスプロモーション**の概念に基づき，地域住民やコミュニティなどが主体となって活動ができるよう，行政は健康づくりに関する環境整備と健康や食に関する正しい情報を提供するなどの支援（サポート）をすることが必要とされている。2013（平成25）年度から始まった健康日本21（第二次），2023（令和6）年度より開始する健康日本21（第三次）でも引き続き，行政は住民や地域の主体的な組織活動に対して，活動の場，財政・技術面，制度面での整備や援助を行う。そして行政栄養士は，生活の質の向上を目的とした健康づくりの一環として，栄養・食生活分野を中心とする公衆栄養の専門的な立場から，助言・支援を行うことが求められている。また，近年の高齢化の進展により，生活習慣病・NCDsの予防とともに，低栄養予防・フレイル対策等の介護予防活動も重要視されている。

２）公衆栄養活動と組織・人材の育成
（1）公衆栄養行政の組織

　公衆栄養活動行政を主に担うのは，国レベルでは健康増進法を所管している**厚生労働省**であり，**都道府県**や**市町村**の地方自治体レベルでは厚生・保健・衛生等の各部局である。わが国の公衆栄養活動の流れを**図3－1**に示した。

　国は公衆栄養活動を円滑に進めるための法的な整備や，健康・栄養・食生活に関する施策の基本的な方向性を定めるといった指導的役割を担う。都道府県や政令指定都市等の衛生主管部局は，国からの施策や基本指針などに基づいて，都道府県や保健所が実施する事業を円滑に進めるために，保健所と連絡調整を図った

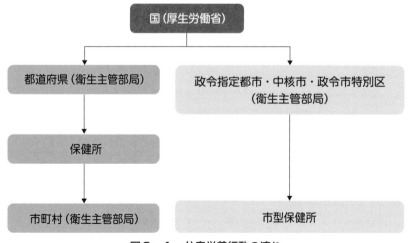

図3－1　公衆栄養行政の流れ

うえで，国の施策をよりきめ細かに地域の実態に合った業務を推進している。

　保健所は，公衆衛生活動の中心機関であり，地域保健の広域的・専門的・技術的拠点として，疾病の予防，健康増進，環境衛生等の業務を行っている。都道府県型保健所は，市町村の求めに応じて支援を実施する。政令指定都市・中核市等の保健所設置市は，市町村と都道府県保健所の両方の機能を担う市型保健所を設置している。市型保健所と市区町村の衛生主管部局では，国・都道府県の方針を受け，地域住民に対し，各市町村の実情や住民に密着した対人保健サービスとして展開する。

　現在の公衆栄養活動は，食品の生産・流通，環境，安全，教育，経済など広範囲にわたっており，多くの機関が関わっている。省庁では，内閣府消費者庁（食品安全対策，食品表示対策），農林水産省（食育推進，食料需給問題），文部科学省（学校給食運営，栄養教諭制度，食に関する指導，日本食品標準成分表作成）なども公衆栄養活動に関連が深い機関であり，行政栄養士の配置も多領域に及んでいる。

　このように広範囲にわたる公衆栄養活動を進めるにあたっては，国レベルだけでなく，地方自治体レベルにおいても，多部局への行政栄養士の配置が望まれる。

（2）行政栄養士業務指針

　行政栄養士とは，地方公共団体において，次節で述べる関連法規や国からの基本指針などにもとづき，地域の実態に合った健康づくりや栄養・食生活の改善に向けた業務に従事する管理栄養士などをいう。

　厚生労働省は2008（平成20）年に，地域における行政栄養士による健康づくりと，栄養・食生活の改善施策を推進するために，「**地域における行政栄養士による健康づくり及び栄養・食生活の改善の基本指針**」を通知した。本指針は2013（平成25）年に改正され，生活習慣病の発症・重症化予防を徹底するための施策などを盛り込み，「健康日本21（第二次）」の基本的方向性と連動した内容となった。指針では，限られた資源（行政栄養士数）で効果をあげるために，実態把握・分析を基本に健康・栄養課題を明確にして，施策の優先度を判断した上で，成果のみえる施策の実施に取り組めるよう組織体制の整備とPDCAサイクルに基づく施策の推進を重点にしている。

厚生労働省「地域における行政栄養士による健康づくり及び栄養・食生活の改善について」

　指針では行政栄養士が担うべき業務として，次の5つの項目が示されている。

Ⅰ．組織体制の整備
Ⅱ．健康・栄養課題の明確化とPDCAサイクルに基づく施策の推進
Ⅲ．生活習慣病の発症予防と重症化予防の徹底のための施策の推進
Ⅳ．社会生活を自立的に営むために必要な機能の維持及び向上のための施策の推進
Ⅴ．食を通じた社会環境の整備の促進

　各項目について，基本的な考え方と具体的な内容は，「都道府県」「保健所設置市および特別区（市型保健所）」「市町村」の3つの行政機関に区分して示されている（表3-1）。

表3-1　行政栄養士業務指針の構造

都道府県	保健所設置市及び特別区	市町村
Ⅰ. 組織体制の整備		
Ⅱ. 健康・栄養課題の明確化と PDCA サイクルに基づく施策の推進		
Ⅲ. 生活習慣病の発症予防と重症化予防の徹底のための施策の推進		
Ⅳ. 社会生活を自立的に営むために必要な機能の維持及び向上のための施策の推進		
市町村の状況の差に関する情報の収集・整理，還元する仕組みづくり	①次世代の健康 ②高齢者の健康	①次世代の健康 ②高齢者の健康
Ⅴ. 食を通じた社会環境の整備の促進		
①特定給食施設における栄養管理状況の把握及び評価に基づく指導・支援 ②飲食店によるヘルシーメニューの提供等の促進 ③地域の栄養ケア等の拠点の整備 ④保健，医療，福祉及び介護領域における管理栄養士・栄養士の育成 ⑤健康増進に資する食に関する多領域の施策の推進 ⑥健康危機管理への対応	①特定給食施設における栄養管理状況の把握及び評価に基づく指導・支援 ②飲食店によるヘルシーメニューの提供等の促進 ③保健，医療，福祉及び介護領域における管理栄養士・栄養士の育成 ④食育推進のネットワーク構築 ⑤健康危機管理への対応	①保健，医療，福祉及び介護領域における管理栄養士・栄養士の育成 ②食育推進のネットワーク構築 ③健康危機管理への対応

資料）厚生労働省「平成25年度都道府県等栄養施策担当者会議資料」2013

　Ⅰ～Ⅲは3つの行政機関に共通する業務である。Ⅳのうち①次世代の健康，②高齢者の健康などのライフステージに応じた生活習慣に関する取り組みのような直接的な対人サービスは，住民に身近な「市町村」「保健所設置市及び特別区（市型保健所）」が担当する。Ⅴは共通する業務と「都道府県」のみが担当する業務，「都道府県」「保健所設置市及び特別区（市型保健所）」が担当する業務が混在する。以下にそれぞれの業務内容を述べる。

Ⅰ. 組織体制の整備

　行政栄養士は，国の方針や方針をもとに各地域（都道府県・市区町村）に合わせて企画立案した公衆栄養施策について，所管課の関係部局や関係者，保健所，市区町村と協議の上，方向性や情報を共有し，最大限の成果が得られるような体制を確保する。

　また都道府県の行政栄養士は，市町村が保有する地域のデータや観察力を活用して，健康・栄養課題の明確化ができるように協働体制を確保する。

Ⅱ. 健康・栄養課題の明確化とPDCAサイクルに基づく施策の推進

保健所設置市および特別区と市町村：行政栄養士は市区町村の健診・調査などの結果や，食事内容や食習慣などの特徴，地域や暮らしの観察などから総合的に分析し，優先的な健康・栄養課題を明確にした施策をPDCAサイクルに基づいて推進する。

都道府県：行政栄養士は都道府県と市町村が保有する健診・調査結果などの各種データや観察結果を収集・整理して，区域内の市町村ごとの健康状態や生活

習慣の状況の差の把握なども含め総合的に分析する。そして健康・栄養状態が良好な地域や成果をあげている地域の取り組みを他地域に広げる仕組みづくりを進めると同時に，課題のある地域には，保健所が計画的に支援して課題解決を図る（市町村の取り組み支援）。

Ⅲ．生活習慣病の発症予防と重症化予防の徹底のための施策の推進

保健所設置市および特別区と市町村：行政栄養士は，特定健診の結果やレセプト・介護保険データなどの統計資料等に基づいて，地域集団全体の健康・栄養状態の特徴を分析する。その結果から健康・栄養課題を明確にして目標を設定し，効率的かつ効果的に栄養指導を実施する。

都道府県：行政栄養士は市町村や保険者などの協力を得て，特定健診・特定保健指導等の結果を共有して，施策に活かすための体制を整備する。共有された情報を集約・整理して，Ⅱ.と同様に市町村の成果や特徴ある取り組みを還元すると同時に，地域特性を踏まえた疾病構造と食事や食習慣の特徴を明らかにする。発症予防の効果的な取り組みを普及拡大する仕組みづくりも進める。

Ⅳ．社会生活を自立的に営むために必要な機能の維持及び向上のための施策の推進

保健所設置市および特別区と市町村：行政栄養士は①次世代の健康，②高齢者の健康など，ライフステージに応じた生活習慣に関する直接的対人サービスを担当する。

①次世代の健康：乳幼児健診のデータを分析して，優先課題の選定および個別支援が必要な子どもを特定する。また，低出生体重児の減少に向けた対策として，妊娠前の母親と児童・生徒に対して，他職種や教育委員会，家庭，学校などと連携して取り組む。

②高齢者の健康：健康増進，介護予防および介護保険などでの栄養・食生活支援を効果的に行う体制を確保する。同時に，低栄養など高齢者の実態を把握・分析して，改善に向けた計画を立案し，取り組む。地域包括ケア体制全体の中で，他職種と連携して栄養課題に取り組む体制を確保し，必要な支援を関係部局や関係機関と調整する。

Ⅴ.食を通じた社会環境の整備の促進

都道府県，保健所設置市および特別区：行政栄養士の取り組みは2つある。①特定給食施設の種別に栄養管理状況を把握し，指導計画の改善や管理栄養士・栄養士の配置促進，栄養管理の状況を的確に評価する仕組みの整備を行う。②飲食店によるヘルシーメニュー提供などの促進策として，栄養表示の活用，普及などに努める。

保健所設置市及び特別区と市町村：行政栄養士は住民が主体となる食育推進ネットワークの構築に向けて，食生活改善推進員等のボランティア組織の育成や活動の活性化が図られるよう，関係機関等との幅広いネットワークの構築を図る。

都道府県：行政栄養士は，③地域の栄養ケア等の拠点の整備として，在宅での栄養・食生活に関するニーズの実態把握の仕組みを検討し，地域の医師会や栄

養士会等の関係団体と連携して，ニーズに応じた栄養ケア等の拠点を整備する。また，大学等と連携し，地域の技術力を生かした栄養情報の拠点を整備する。

　⑤健康増進に資する食に関する多領域の施策の推進としては，健康増進が子育て支援，教育，福祉，産業振興，環境保全など多領域の施策と効果的に推進されるよう関係部局と調整を図る。

　すべての行政栄養士は，「保健,医療,福祉及び介護領域における管理栄養士・栄養士の育成」を担う（人材育成として後述）。また健康危機管理の対応として，災害の未然防止，発生時に備えた準備，発生時における対応，被害回復の対応等について，地域防災計画に栄養・食生活支援について関係部局との調整を行うことも求められる。

　医療費の削減や，地域で優先される健康課題の解決など，成果がみえる施策に取り組むためには，財源（社会保障給付費）や人的資源の限界とともに，地域社会，食，身体（健康）の構造を理解する必要がある。厚生労働省は基本指針の実践に向けて，上記を解説した資料集を公表している[1]。

（3）市町村（保健センター）と保健所における行政栄養士の業務

　市町村では地域保健法に基づき，**市町村保健センター**が健康・栄養に関する活動の拠点として整備され，地域住民に対して健康診査，健康相談，健康教室などを行っている。市町村の行政栄養士業務は「一般的な対住民サービス」であり，住民の生涯にわたる公衆栄養活動を担っている。

　1994（平成6）年に旧保健所法が**地域保健法**[2]へと改正され，ほとんどの対住民サービスが市町村に移行したため，**都道府県保健所**は「広域的，専門的かつ技術的拠点」として整備された。保健所には，**特定給食施設**等の栄養管理を指導・助言も実施するため，栄養指導員が配置されている。

　また，政令指定都市・中核市等の保健所設置市は，市町村と都道府県保健所の両方の機能を担う市型保健所を設置している。

（4）人材育成

　行政栄養士による公衆栄養活動の実施に向けた基盤整備においては，管理栄養士・栄養士などの専門職の人材を育成するだけでなく，地域のエンパワメントにつながる健康づくり支援者としての職能団体，NPO等の民間団体，ボランティアなどの人材育成と組織化が大変重要である。

　行政栄養士は，自身も含めた人材の育成に際して，施策の成果が最大に得られ，求められる能力が発揮できるような配置体制について人事担当者や関係部局と調整するとともに，関係職種の協力のもと求められる能力が獲得できる仕組みづくりを進める。

　保健，医療，福祉および介護領域における管理栄養士・栄養士の育成にあたっては，所管内の人事担当者や関係部局，関係者，日本栄養士会などの職能団体等と調整し，求められる能力が十分に発揮，獲得できるための育成や配置体制の整

＊1　厚生労働省「『地域における行政栄養士による健康づくり及び栄養・食生活の改善の基本指針』を実践するための資料集」

＊2　本章p.72参照。

備についての仕組みづくりを進める。また後進の育成として，管理栄養士養成施設等の学生実習の受け入れには，養成校と調整し，実習内容を計画的に提供する体制を確保する。

ボランティアの育成にあたっては，住民主体の活動やソーシャル・キャピタルを活用した健康づくり活動を推進するため，こども食堂・フードバンクといったNPO団体や，食生活改善推進員などに係るボランティア組織の育成や活動の活性化が図られるよう，関係機関等との幅広いネットワークの構築を図ることとなっている。

3）食料安全保障

食料安全保障（フードセキュリティ）とは，国連食糧農業機関（FAO）[*1]の定義では，「全ての人が，いかなる時にも，活動的で健康的な生活に必要な食生活上のニーズと嗜好を満たすために，十分で安全かつ栄養ある食料を，物理的，社会的及び経済的にも入手可能であるときに達成される状況」とされている。つまり，平時や緊急時に関係なく，いつでも十分な食料を手に入れられる状況を意味している。

わが国において食料の安定供給は，国内生産の増大を図ることを基本として，輸入および備蓄を適切に組み合わせることで，その確保を図ってきた。しかし最近の気候変動や，感染症の世界的まん延や戦争の勃発といった不測の事態により，食料供給が不安定な状態を経験している。そのため，食料安全保障の強化が喫緊かつ最重要課題となっていることから，2022（令和4）年12月に「**食料安全保障強化政策大綱**」（以下，大綱）が策定された。また，翌2023（令和5）年12月には，平時からの食料安全保障の抜本的強化を示す「食料・農業・農村基本法」の見直しとあわせて大綱が改訂され，川上から川下までサプライチェーン全体の強靭化につながる構造転換の推進に向けた施策などが拡充された。

大綱では，次の4つの柱が農林水産政策として示されている。

Ⅰ．食料安全保障の強化

Ⅱ．スマート農林水産業等による成長産業化

Ⅲ．農林水産物・食品の輸出促進

Ⅳ．農林水産業のグリーン化（みどりの食料システム戦略の実現）

このうち「Ⅰ．食料安全保障の強化」の重点対策としては，①過度な輸入依存からの脱却に向けた構造転換（食料安全保障構造転換対策）を筆頭に，②生産者の急減に備えた生産基盤の構造転換対策，③国民一人一人の食料安全保障の確立に向けた食料システムの構造転換対策，④生産資材等の価格高騰等による影響緩和対策の4点をあげている（**表3－2**）。

公衆栄養活動は，生態系の保全が重要な要素であり，安全で栄養のある食品がいつでも手に入る持続可能な食料安全保障（フードセキュリティ）のために，食品ロス対策，地産地消等を推進することが求められる。

＊1　**国連食糧農業機関**（FAO; Food and Agriculture Organization of the United Nations）：食糧・農産物の生産・分配の効率化や食糧・栄養の情報収集や技術の供与を行う国連の専門機関。国際的な食品の安全性を確保するために，動植物の検疫について基準を策定したり，人畜共通感染症の防疫を行っている。本章p.109も参照。

食料安定供給・農林水産業基盤強化本部「食料安全保障強化政策大綱（改訂版）」2023

食料・農業・農村基本法

表3−2　食料安全保障強化政策大綱の概要

Ⅰ　食料安全保障強化のための重点対策
1　食料安全保障構造転換対策（過度な輸入依存からの脱却に向けた構造転換的な課題への対応）
(1) 海外依存の高い麦・大豆・飼料作物等の生産拡大，輸入原材料の国産転換等 【目標】2030 年までに 2021 年比で生産面積を拡大 　　　　　小麦＋ 9%，大豆 +16%，飼料作物 +32%，米粉用米 +188%　等 (2) 生産資材の国内代替転換等 【目標】※ 2030 年までの到達目標 　　　・化学肥料の使用量の低減　▲ 20% 　　　・堆肥・下水汚泥資源の使用量を倍増し，肥料の使用量（リンベース）に占める国内資源の利用割合を，2021 年の 25% から 40% まで拡大 　　　・有機農業の取組面積を，2020 年の 2.5 万 ha から 6.3 万 ha に拡大 　　　・農林水産分野の温室効果ガスの排出削減・吸収量 ▲ 3.5% 　　　・飼料作物の生産面積拡大 +32%　等 (3) 国産への転換に向けた産地の育成強化
2　生産者の急減に備えた生産基盤の構造転換対策
(1) 将来の生産者の減少に備えた経営構造の確立 (2) スマート技術等の実用化，サービス事業体の育成・確保等 (3) スマート技術等に対応したほ場整備，省力化に対応した施設等の整備・保全
3　国民一人一人の食料安全保障の確立に向けた食料システムの構造転換対策
(1) 適正な価格形成と国民理解の醸成 (2) 円滑な食品アクセスの確保に向けた環境整備 (3) 食料・生産資材等の安定的な輸入の確保
4　生産資材等の価格高騰等による影響緩和対策
・配合飼料，燃料の価格高騰への対応 ・肥料価格高騰時の影響緩和対策の実施の明確化等
Ⅱ　スマート農林水産業等による成長産業化
Ⅲ　農林水産物・食品の輸出の促進
Ⅳ　農林水産業のグリーン化

資料）食料安定供給・農林水産業基盤強化本部「食料安全保障強化政策大綱（改訂版）」2023 より作成

2. 公衆栄養関連法規

　地域保健と関連する保健，医療，福祉の主な法律・施策は以下の**図3−2**となる。公衆栄養活動は，地域保健の一部として活動しており，その範囲は広く，関連する法律も多岐にわたる。また，法律には種類と段階があり，最も上位の法律は日本国憲法である。その下に図3−2で示したような法律があり，さらに各法律をもとに詳細を記したものとして政令および省令がある。政令は内閣が制定する命令であり，省令は各省庁の大臣が発令する規定である。さらに，省令で定めた規定を詳細に記したものが施行規則である。告示は，公的機関が定めた事項などを公式に知らせる行為である。

　また，地方公共団体の議会が，国の法規（法律，政令，省令，告示）の範囲内で制定する規定を条例という。地方公共団体の長（都道府県知事，市区町村長）がその権限に属する事務について制定したものが規則である（**図3−3**）。公衆栄養に関連する法律と省令，施行規則を**表3−3**に示す。法律の条文で規定されたもののうち，詳細の内容を省令や施行規則にて規定している。

保健

職域保健	医療保険者による保健	広域保健	学校保健	環境保健
労働安全衛生法 ・労働者の健康管理 など	高齢者医療確保法 ・特定健康診査の実施 その他：健康保険法 など	検疫法 医療従事者の身分法 （医師法, 歯科医師法, 歯科衛生士法等）	学校保健安全法 ・就学時の健康診断 など	廃掃法 大気汚染防止法 その他：水質汚濁防止法 など

地域保健

対人保健

健康増進法
感染症法
母子保健法
精神保健福祉法
その他：予防接種法, がん対策基本法,
　　　　肝炎対策基本法 など

地域保健法
・基本指針
・保健所等の設置
・人材確保・育成 など

対物保健

食品衛生法
興行場法等の各業法
水道法
墓地埋葬法
その他：狂犬病予防法, 薬事法,
　　　　ビル管法, 生衛法 など

医療

医療法
・医療計画の策定, 病院の開設許可 など
薬事法
その他：医療従事者の身分法,
　　　　精神保健福祉法, 高齢者医療確保法,
　　　　がん対策基本法, 医療観察法 など

福祉

身体障害者福祉法
知的障害者福祉法
児童福祉法
児童虐待防止法
介護保険法
その他：障害者総合支援法,
　　　　発達障害者支援法, 精神保健福祉法,
　　　　老人福祉法 など

図3-2　地域保健と社会福祉等の主な関連施策（イメージ図）

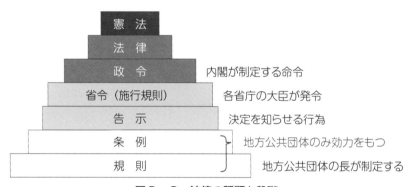

憲　法
法　律
政　令　　内閣が制定する命令
省令（施行規則）　　各省庁の大臣が発令
告　示　　決定を知らせる行為
条　例　　}
規　則　　}地方公共団体のみ効力をもつ
　　　　地方公共団体の長が制定する

図3-3　法律の種類と段階

表3-3　公衆栄養に関連する法規

法律	省令	施行規則
栄養士法		栄養士法施行規則
健康増進法	健康増進法施行令	健康増進法施行規則
食育基本法		
高齢者の医療の確保に関する法律（高齢者医療確保法）	高齢者の医療の確保に関する法律施行令	高齢者の医療の確保に関する法律施行規則
地域保健法	地域保健法施行令	地域保健法施行規則
母子保健法	母子保健法施行令	母子保健法施行規則
食品表示法	食品表示法施行令 ※食品表示法第15条の規定による権限の委任等に関する政令（政令）	食品表示法施行規則

１）地域保健法

地域保健法

　戦後の日本の公衆衛生活動は，1947（昭和22）年制定の保健所法に基づいて
行われてきたが，1994（平成６）年に全面改正となる**地域保健法**が制定された。
制度が改正された背景には，急激な人口の高齢化や出生率の低下，非感染性疾患
を中心とした疾病構造の変化，食品の安全性や環境問題など，地域保健対策をめ
ぐる状況の変化がある。改正の要点は，都道府県と市町村の地域保健サービスに
対する役割を見直し，住民に身近で頻度の高い母子保健サービスなどの実施主体
を都道府県から市町村へと変更することで，これまで市町村主体で実施してきた
老人保健サービスと一体となった健康づくりの体制を整備したことである。なお，
都道府県は市町村が行う保健サービスに対して，専門的・技術的な援助，協力を
行うとともに，広域的な広がりをもつ感染症や災害等の業務を担うこととなった。
地域保健法の概要ならびに関連する施行令等を**表３−４**に記す[*1]。

*1　巻末資料①（p.213）
も参照。

表３−４　地域保健法の概要と，関連する地域保健法施行令・地域保健法施行規則

第２条（基本理念） ・高齢化の急進，保健医療の環境変化等に即応し，地域における公衆衛生の向上・増進を図る。 ・地域の特性及び社会福祉等の関連施策との有機的な連携に配慮し，総合的に推進する。	
第３条（市町村，都道府県，国の責務） ・市町村：必要な施設の整備，人材の確保及び資質の向上等。 ・都道府県：必要な施設の整備，人材の確保及び資質の向上，調査及び研究等に努めるとともに，市町村に対し，求めに応じ，必要な技術的援助を行う。	
第４条（基本方針の策定） 　厚生労働大臣は，地域保健対策の推進に関する基本的な指針を定めなければならない。 【基本指針が定める事項】 ①地域保健対策の推進の基本的な方向 ②保健所・市町村保健センターの整備と運営に関する基本的事項 ③地域保健対策に係る人材の確保，資質の向上，人材確保支援計画の策定に関する基本的事項 ④地域保健に関する調査・研究並びに試験及び検査に関する基本的事項 ⑤社会福祉等の関連施策との連携に関する基本的事項 ⑥その他地域保健対策の推進に関する重要事項	
第５条（保健所の設置） 　保健所は，都道府県，地方自治法に規定する指定都市，中核市，その他の政令で定める市又は特別区が設置する。	
【地域保健法施行令】 **第１条（保健所を設置する市）** ①地方自治法第252条の19第１項の指定都市 ②地方自治法第252条の22第１項の中核市 ③小樽市，町田市，藤沢市，茅ヶ崎市，四日市市	
第３条（設置，廃止等の報告） 　地方公共団体の長は，保健所又はその支所を設置，変更，廃止したときは，速やかに厚生労働大臣に報告しなければならない。	**【地域保健法施行規則】** **第１条（設置の届出事項）** ①名称　②位置　③所管区域及びその区域内の人口　④建物の規模及び構造の概要並びに各室の用途　⑤設備の概要　⑥職員の職種別定数　⑦設置した年月日　⑧収支予算
第４条（所長） ・保健所の所長は，医師であって，次のいずれかに該当する地方公共団体の長の補助機関である職員でなければならな	

い。 ①３年以上公衆衛生の実務に従事した経験がある者 ②国立保健医療科学院の行う養成訓練の課程を経た者 ③厚生労働大臣が，①②に掲げる者と同等以上の技術又は経験を有すると認めた者 ・医師を所長に充てるのが著しく困難なときは，２年以内に限り，次の全てに該当する医師でない地方公共団体の長の補助機関である職員を充てることができる。 ①厚生労働大臣が，公衆衛生行政に必要な医学に関する専門的知識に関し医師と同等以上の知識を有すると認めた者 ②５年以上公衆衛生の実務に従事した経験がある者 ③養成訓練課程を経た者	
第５条（職員） 　保健所には，医師，歯科医師，薬剤師，獣医師，保健師，助産師，看護師，診療放射線技師，臨床検査技師，管理栄養士，栄養士，歯科衛生士，統計技術者その他保健所の業務を行うために必要な者のうち，当該保健所を設置する地方公共団体の長が必要と認める職員を置く。	

第６条（保健所の事業）
　保健所は，次に掲げる事項につき，企画，調整，指導及びこれらに必要な事業を行う。
①地域保健に関する思想の普及・向上に関する事項
②人口動態統計その他地域保健に係る統計に関する事項
③栄養の改善，食品衛生に関する事項
④住宅，水道，下水道，廃棄物の処理，清掃その他の環境の衛生に関する事項
⑤医事・薬事に関する事項
⑥保健師に関する事項
⑦公共医療事業の向上と増進に関する事項
⑧母性・乳幼児並びに老人の保健に関する事項
⑨歯科保健に関する事項
⑩精神保健に関する事項
⑪治療方法が確立していない疾病その他の特殊の疾病により長期に療養を必要とする者の保健に関する事項
⑫感染症その他の疾病の予防に関する事項
⑬衛生上の試験・検査に関する事項
⑭その他地域住民の健康の保持・増進に関する事項

第18条（市町村保健センター）
・市町村は，市町村保健センターを設置することができる。
・市町村保健センターは，住民に対し，健康相談，保健指導及び健康診査その他地域保健に関し必要な事業を行うことを目的とする施設とする。

２）健康増進法

　国民の栄養を改善し，健康および体力の維持向上を図ることを目的に1952（昭和27）年に制定された栄養改善法が，栄養を含めた生活習慣全般を対象とした国民の健康増進を総合的に推進する法律として，2002（平成14）年に**健康増進法**へ改正された。この改正により，健康日本21（2000年～2012年度）[*1]で展開する健康増進に関する国民や国，および地方公共団体，健康増進事業実施者（全国健康保険協会や共済組合，国民健康保険組合等の医療保険者など）の責務が規定された。また，都道府県および市町村の健康増進計画の策定が規定され，受動喫煙の防止が規定された。なお，2013年の食品表示法の制定に伴い，健康増進法に規定されていた食品の栄養成分表示基準に関する条文は，食品表示法に移行され，特別用途食品の表示と食品の誇大表示の禁止は健康増進法で規定されている[*2]。健康増進法の主要な法令と，関連する施行令・施行規則を**表３−５**に示す[*3]。

健康増進法

[*1]　**健康日本21**：詳しくは本章p.82参照。

[*2]　第6章p.189参照。

[*3]　巻末資料①（p.215）も参照。

表3−5　健康増進法の概要と関連する健康増進法施行令・健康増進法施行規則

第1条（目的）
　国民の健康の増進の総合的な推進に関する基本的な事項を定め，国民の栄養の改善その他の国民の健康の増進を図るための措置を講じ，国民保健の向上を図ることを目的とする。

第2条（国民の責務）
　国民は，健康な生活習慣の重要性に対する関心と理解を深め，生涯にわたって，自らの健康状態を自覚するとともに，健康の増進に努めなければならない。

第3条〜5条（国及び地方公共団体等の責務）
・国及び地方公共団体：健康の増進に関する正しい知識の普及，情報の収集・整理・分析・提供，研究の推進，人材の養成・資質の向上，健康増進事業実施者等に対する技術的援助。
・健康増進事業実施者：健康教育，健康相談，その他必要な事業の積極的な推進。

第7条（基本方針）
　厚生労働大臣は，国民の健康の増進の総合的な推進を図るための基本的な方針を定める。

第8条（都道府県・市町村健康増進計画）
・都道府県は，都道府県民の健康の増進の推進に関する施策についての基本的な計画を定める。
・市町村は，市町村民の健康の増進の推進に関する施策についての計画を定めるよう努める。

第10条〜15条（国民健康・栄養調査）
　厚生労働大臣は，国民の健康の増進の総合的な推進を図るための基礎資料として，国民の身体の状況，栄養摂取量及び生活習慣の状況を明らかにするため，国民健康・栄養調査を行う。

【健康増進法施行規則】 **第1条（調査事項）** 身体状況：身長，体重，血圧，その他 栄養摂取状況：世帯及び世帯員の状況，食事の状況，食事の料理名・食品の名称・摂取量，その他 生活習慣：食習慣，運動習慣，休養習慣，飲酒習慣，歯の健康保持習慣，その他
第2条（調査世帯の選定） 　対象の選定は，無作為抽出法とする。
第3条（国民健康・栄養調査員） 　国民健康・栄養調査員は，医師，管理栄養士，保健師その他の者のうちから，毎年，都道府県知事が任命する。

第16条の2（食事摂取基準）
　厚生労働大臣は，生涯にわたる国民の栄養摂取の改善に向けた自主的な努力を促進するため，食事摂取基準を定める。

第17条〜18条（保健指導）
・市町村：医師，歯科医師，薬剤師，保健師，助産師，看護師，准看護師，管理栄養士，栄養士，歯科衛生士その他の職員に，栄養の改善その他の生活習慣の改善に関する相談を行う。
・都道府県，保健所設置し，特別区：栄養指導その他の保健指導のうち，特に専門的な知識及び技術を必要とするものを行う。特定給食施設に対して栄養管理の実施について必要な指導及び助言を行う。
・都道府県：市町村相互間の連絡調整，市町村の求めに応じた保健所による技術協力，必要な援助を行う。

第19条（栄養指導員）
　都道府県知事は，特に専門的な知識・技術を必要とする栄養指導，特定給食施設に対する指導・助言を行う者として，医師または管理栄養士の資格を有する都道府県，保健所を設置する市又は特別区の職員のうちから，栄養指導員を命ずる。

第20条〜24条（特定給食施設における栄養管理）
・特定給食施設を設置した者は開始日1月以内に届け出なければならない。
・特別の栄養管理が必要なものとして都道府県理事が指定した施設の設置者は，管理栄養士を置かなければならない。
・指定以外の特定給食施設の設置者は，栄養士又は管理栄養士を置くよう努めなければならない。
・特定給食施設の設置者は，適切な栄養管理を行わなければならない。

・都道府県知事は，管理栄養士設置義務・栄養管理に関し，必要な指導・助言をすることができ，実施できない施設には勧告・命令することができる。
・都道府県知事は，必要があれば施設の設置者・管理者に対し，報告をさせる又は栄養指導員に立入検査等をさせることができる。

【健康増進法施行規則】
第5条（特定給食施設） 継続的に1回100食以上又は1日250食以上の食事を供給する施設
第6条（届出事項） ①施設の名称・所在地 ②施設の設置者の氏名・住所 ③施設の種類 ④給食の開始日又は開始予定日 ⑤1日の予定給食数・各食ごとの予定給食数 ⑥管理栄養士および栄養士の員数
第7条（特別の栄養管理が必要な施設の指定） ①医学的な管理を必要とする者に食事を供給する特定給食施設であって，継続的に1回300食以上又は1日750食以上の食事を供給するもの ②①以外で継続的に1回500食以上又は1日1,500食以上の食事を供給するもの
第9条（栄養管理の基準） ①利用者の身体状況，栄養状態，生活習慣等を定期的に把握し，適当な熱量・栄養素の量を満たす食事提供・品質管理・評価を行う。 ②献立は，身体状況の他，利用者の日常の食事摂取量，嗜好等に配慮して作成する。 ③献立表の掲示，熱量・たんぱく質，脂質，食塩等の主な栄養成分表示等による栄養情報の提供を行う。 ④献立表その他必要な帳簿等を適正に作成し，備え付ける。 ⑤食品衛生法に基づく衛生管理の実施。

第25条〜42条（受動喫煙の防止）
・多数の者が利用する施設及び旅客運送事業自動車等の管理権限者は，望まない受動喫煙を生じさせないよう配慮しなければならない。
・多数の者が利用する施設等の種類に応じ，利用者に対して一定の場所以外の喫煙を禁止する。

【健康増進法施行令】	【健康増進法施行規則】
第3条（第一種施設：多数の者が利用する施設） ①20歳未満の者が主に利用する学校 ②防衛大学校，防衛医科大学校 ③職業能力開発短期大学校，職業能力開発総合大学校 ④国立研究開発法人水産研究・教育機構 ⑤独立行政法人海技教育機構 ⑥高度専門医療に関する国立研究開発法人 ⑦陸上自衛隊高等工科学校 ⑧海上保安大学校，海上保安学校 ⑨その他学校 ⑩病院，助産所 ⑪薬局 ⑫介護老人保健施設，介護医療院 ⑬難病相談支援センター ⑭あん摩マッサージ指圧師・はり師，きゅう師，柔道整復師が従事する施術所 ⑮児童福祉施設	**第15条（特定屋外喫煙場所の掲示）** ・喫煙をすることができる場所である旨を記載した標識を掲示すること。 ・第一種施設を利用する者が通常立ち入らない場所に設置すること。

第43条～61条（特別用途表示）
・乳児用，幼児用，妊産婦用，病者用その他内閣府で定める特別の用途に適する旨の表示をしようとする者は，内閣総理大臣の許可が必要である。
・内閣総理談人または都道府県知事は，必要があると認めるときは食品衛生監視員に，特別用途食品の製造施設等への立ち入り検査又は試験のための食品を収去させることができる。

【健康増進法施行令】
第7条（手数料）
①国に納める手数料
②国立研究開発法人医薬基盤・健康・栄養研究所に納める手数料

第65条（誇大表示の禁止）
　何人も，食品として販売に供する物に関して広告その他の表示をするときは，健康の保持増進の効果について，著しく事実に相違する表示をし，又は著しく人を誤認させるような表示をしてはならない。

3）食育基本法

　食育は，生きる上での基本であって，知育，徳育および体育の基礎となるべきものと位置づけるとともに，さまざまな経験を通じて「食」に関する知識と「食」を選択する力を習得し，健全な食生活を実践することができる人間を育てる食育を推進することを目的に，2005（平成17）年，**食育基本法**が制定された。

　食育基本法の概要を**表3－6**に示す[*1]。

*1　**食育基本法**：巻末資料①（p.219）も参照。

表3－6　食育基本法の概要

第4条（食育推進運動の展開）
　食育推進活動は，国民，民間団体等の自発的意思を尊重し，地域の特性に配慮し，地域住民その他の多様な主体の参加と協力を得て，その連携を図りつつ，全国において展開されなければならない。

第9条～13条（国・地方公共団体等の責務）
・国：食育の推進に関する施策を総合的かつ計画的に策定し，実施する。
・地方公共団体：地域の特性を生かした自主的な施策を策定し，実施する。
・教育関係者及び農林漁業者等：あらゆる機会とあらゆる場所を利用して，積極的に食育を推進する。農林漁業に関する多様な体験の機会を積極的に提供する。

第16条～18条（食育推進基本計画）
・食育推進会議は，食育の推進に関する施策の総合的かつ計画的な推進を図るため，食育推進基本計画を作成する。
・都道府県は，都道府県食育推進計画を作成するよう努めなければならない。
・市町村は，市町村食育推進計画を作成するよう努めなければならない。

第19条～21条（基本的施策）
・家庭：国及び地方公共団体は，親子で参加する料理教室，食事についての望ましい習慣を学びながら食を楽しむ機会の提供，健康美に関する知識の啓発，適切な栄養管理に関する知識の普及・情報の提供，妊産婦に対する栄養指導，乳幼児をはじめとする子どもを対象とする発達段階に応じた栄養指導，家庭における食育の推進を支援するために必要な施策を講ずる。
・学校，保育所等：国及び地方公共団体は，学校，保育所等における食育の推進のための指針作成支援，教職員の意識啓発・指導体制の整備，地域の特色を生かした学校給食等の実施，体験活動を通じた子どもの食に関する理解の促進，過度の痩身・肥満の心身の健康に及ぼす影響等についての知識の啓発，その他必要な施策を講ずる。
・地域：国及び地方公共団体は，地域において，健全な食生活に関する指針の策定・普及啓発，専門的知識を有する者の養成・資質の向上・活用，保健所，市町村保健センター，医療機関等における食育に関する普及・啓発活動の推進，医学教育等における食育の充実，食品関連事業者等が行う食育の推進活動への支援等必要な施策を講ずる。

第26条～28条（食育推進会議等）
・農林水産省に，食育推進会議を置く。
・食育推進会議の会長は，農林水産大臣をもって充てる。

4）その他，公衆栄養活動に関連する主な法律

表3-7　公衆栄養活動に関連する主要な法律と概要

法律名	概要
栄養士法	栄養士免許，管理栄養士免許
食品表示法	栄養成分表示，栄養機能食品，強調表示，機能性表示食品
母子保健法	健康診査（1歳6か月児，3歳児），妊娠届出，母子健康手帳交付，低体重児届出[*1]，訪問指導（新生児，妊産婦，未熟児）
高齢者の医療の確保に関する法律	特定健康診査・特定保健指導，医療費適正化計画，後期高齢者医療制度
医療法	医療機関開設，医療提供体制，医療監視
学校保健安全法	児童生徒の健康診断，健康相談，学区医設置
学校給食法	栄養教諭・学校栄養職員の設置，学校給食の目的
児童福祉法	小児慢性特定疾病医療費，保育士，保育所監査
介護保険法	介護保険制度，地域包括支援センター，認知症対策
労働安全衛生法	従業員の健康診査，産業医選任
食品衛生法	表示（原材料，添加物，アレルギー食品），監視指導

*1　**低出生体重児**：出生時の体重が2,500g未満の乳児。出生に際して保護者は速やかに市町村に届け出なければならない。

3．栄養士・管理栄養士制度と職業倫理

　わが国の健康・栄養課題は，戦後の栄養不足から高度経済成長期をへて生活習慣病の増加に転じ，さらに超高齢社会化への対応など大きな変遷を遂げている。その中で栄養士・管理栄養士に求められる役割も，時代とともに変化している。本章では，栄養士・管理栄養士を法的に規定する栄養士法の内容とともに，制度の沿革や倫理規定を概説する。

1）栄養士法

　栄養士法とは，栄養士と管理栄養士の身分（免許の要件や試験，免許の取消しや停止，名称の使用制限など），制度（資格制度）を定めた法律である[*2]。1947（昭和22）年に制定され，大きく以下のような改正を経て現在に至っている。

*2　**栄養士法**：巻末資料①（p.212）も参照。

【栄養士法の主な改正とポイント】
1962（昭和37）年改正：管理栄養士の資格を創設（管理栄養士制度の始まり）。
1985（昭和60）年改正：管理栄養士国家試験制度の創設。
2000（平成12）年改正：管理栄養士の資格が「登録制」から「免許制」へと改正。傷病者に対する栄養指導等を行うことが明記された。

　栄養士法の主な内容を述べる。

（1）栄養士・管理栄養士の定義

①栄養士の定義

　栄養士とは，都道府県知事の免許を受けて，栄養士の名称を用いて栄養の指導

に従事することを業とする者をいう。(栄養士法第1条第1項　※以下同様)

②**管理栄養士の定義**

　管理栄養士とは，厚生労働大臣の免許を受けて，管理栄養士の名称を用いて，次の内容を業とする者をいう（第1条第2項)。

・傷病者に対する療養のため必要な栄養の指導。

・個人の身体の状況，栄養状態などに応じた高度の専門的知識および技術を要する健康の保持増進のための栄養の指導。

・特定多数人に対して継続的に食事を供給する施設における利用者の身体状況，栄養状態，利用状況などに応じた特別の配慮を必要とする給食管理。

・上記の施設に対する栄養改善上必要な指導など。

（2）栄養士・管理栄養士の免許

①**栄養士免許**

・厚生労働大臣の指定した栄養士の養成施設で2年以上栄養士として必要な知識・技能を修得した者に対して，都道府県知事が与える（第2条①)。

・都道府県に栄養士名簿を備え，栄養士の免許に関する事項を登録する（第3条の2)。

・都道府県知事が栄養士名簿に登録することで免許が与えられ，栄養士免許証が交付される（第4条①②)。

②**管理栄養士免許**

・管理栄養士国家試験に合格した者に対して，厚生労働大臣が与える(第2条③)。

・厚生労働省の管理栄養士名簿に，管理栄養士の免許に関する事項を登録する(第3条の2②)

・厚生労働大臣が管理栄養士名簿に登録することで免許が与えられ，管理栄養士免許証が交付される（第4条③④)。

（3）栄養士・管理栄養士の名称（名称独占）

　栄養士・管理栄養士でなければ，その名称を用いて，第1条に規定されている，それぞれの業務を行ってはならない（第6条①②)。なお本条は「名称独占[*1]」の規定であり，「業務独占」ではないことに留意が必要である。

（4）管理栄養士業務と主治医師の指導

　管理栄養士は，傷病者に対する療養のため必要な栄養の指導を行うに当たっては，主治医の指導を受けなければならない（第5条の5)。

（5）栄養士・管理栄養士免許の欠格条項と取り消し

①**欠格条項**

　罰金以上の刑に処せられた者，または栄養士等の業務に関し犯罪または不正の行為があった者には，免許を与えないことがある（第3条)。

②**取り消し**

　欠格条項のいずれかに該当する場合には，栄養士に対しては都道府県知事が，管理栄養士に対しては厚生労働大臣が，「免許の取り消し」または「1年以内の

*1　**名称独占**：「業務独占」が免許取得により特定の業を独占的に行う権利をもつのに対して，「名称独占」は名称のみ排他独占的に使用できる。栄養士・管理栄養士資格がなくても栄養指導を行えるが，資格なく肩書を用いた場合は30万円以下の罰金に処される。

期間を定めて栄養士・管理栄養士の名称の使用停止」を命じることができる（第5条）。

２）栄養士・管理栄養士の社会的役割

　生活習慣病，少子・高齢社会という健康・栄養課題に対しては，チーム医療や地域連携・支援が必要とされる。食環境の変化も著しく，栄養士・管理栄養士も新しい変化に対応して，さまざまな局面における役割が求められる。

①社会全体に対する役割

・食と栄養の専門職として，科学と技術に基づく「栄養の指導」を行い，人びとの健康を守り，向上させる。

・人びとの人権・人格を尊重し，信頼を得るように努めるとともに，他の関係者と協働してニーズに応える。

・高齢化社会や食品自給率・食品ロスなどの社会問題に対応し，健康づくりや食環境の整備に貢献する。

・生涯教育や倫理規範などにより，資質の向上や職能の発揮に努める。

・国際的な公衆衛生の課題解決に資するために，発展途上国への支援や国際交流を行う。

②一人ひとりの健康・栄養状態に応じた役割

・健診や健康相談などにより，個人の知り，食生活を知り，食事指導や食事療法をすすめる意欲をもち，疾病リスクや健康増進に寄与する

・企業や学校などの給食施設において，栄養バランスの良いメニューの作成や食材の選定，調理方法の指導などを行う。

③少子・高齢社会に求められる役割

・高齢者に対して，個別や集団で栄養指導や食事療法を行い，認知症やサルコペニア（筋肉量や筋力低下）などの予防や改善，介護予防や自立支援に寄与する。

・子どもに対して，学校給食や保育園給食などで成長発達に必要な栄養素の摂取や食育の推進に関わり，肥満や低体重などの解消・予防，健康的な食習慣の形成に寄与する。

・高齢者や子どもを含む栄養指導対象者の家族全体に対して，食事の状況などを把握して，支援・指導を行う。

・地域社会に対して，地域資源やネットワークを活用し，高齢者や子どもを含む住民の健康づくりや食環境の整備に関わり，この少子・高齢化時代の社会的責任を果たすことができ，健康的な食環境の提供に寄与している。

　上記のほか，食育を通じた望ましい食習慣・食行動の推進なども，栄養士・管理栄養士に求められる役割である。

３）栄養士・管理栄養士制度の沿革

　わが国における栄養指導者の養成は，1924（大正13）年に医学者の**佐伯 矩**^{さいきただす}[1]

*1　**佐伯矩**：1876～1959年。栄養研究所の設立（1914年），国立栄養研究所の初代所長就任（1920年）をへて，1924年に栄養専門職を養成する私立栄養研究所を設立。日本の栄養学の父と称される。第1章p.7参照。

が，私立の栄養学校を設立したことに始まる。当時の栄養士業務は，保健所等における栄養改善事業が主なものであったが，緊急食料対策を機に，終戦直前の1945（昭和20）年4月に**栄養士規則**が公布。栄養指導の専門家としての「栄養士」資格が制定された。これにより，栄養士の身分・業務が初めて法的に規定され，終戦後の1947（昭和22）年にその内容は**栄養士法**へと引き継がれたのである。

栄養士・管理栄養士制度に関連する法令等の変遷を**表3－8**に示す。

表3－8　栄養士・管理栄養士制度の関連法令等の変遷

1945（昭和20）年	栄養士規則制定：栄養士の身分・業務が初めて法的に規定される
1947（昭和22）年	栄養士法公布：栄養士の定義，業務などの法制化 保健所法公布：公衆栄養活動を行う栄養士を配置
1948（昭和23）年	医療法公布：100床以上の病院で1名以上の栄養士配置規定
1950（昭和25）年	栄養士法一部改正：栄養士試験受験資格として実務経験年数2年以上に延長
1952（昭和27）年	栄養改善法公布：栄養相談，集団給食施設への指導などの栄養改善活動を規定
1962（昭和37）年	栄養士法一部改正：管理栄養士制度の創設と定義の法文化 栄養改善法一部改正：集団給食施設の管理栄養士配置の努力規定化
1985（昭和60）年	栄養士法一部改正：管理栄養士国家試験制度の創設 管理栄養士養成施設卒業生も受験が必要となる（試験科目免除あり） 栄養改善法一部改正：給食施設への管理栄養士配置が義務化
1992（平成4）年	医療法改正：特定機能病院への管理栄養士配置義務化（1名以上）
2000（平成12）年	栄養士法一部改正：管理栄養士制度の見直し ・管理栄養士の定義の見直し：定義の明確化（第1条②） ・管理栄養士資格の変更：登録制→免許制へ（第2条③） ・管理栄養士養成施設卒業生の受験方法改正：試験科目免除廃止で全科目受験（第5条の3-四，第7条） ・栄養士養成施設卒業生の受験方法改正：実務経験の延長（第5条の3） ・医師の指導による管理栄養士の栄養指導の実施：医師の指導規定創設（第5条の5）
2002（平成14）年	健康増進法公布：栄養改善法の廃止にともなう条令の移行 ・栄養指導員は都道府県知事が医師または管理栄養士資格者から任命する（第19条） ・特定給食施設への管理栄養士配置義務（第21条）
2007（平成19）年	特定健康診査及び特定保健指導の実施に関する基準（厚生労働省令第157号）：保健指導を行う者は保健師または管理栄養士とする
2010（平成22）年	管理栄養士だけでは栄養管理が困難な傷病者に対する多職種協働による「栄養サポートチーム（NST）加算」が新設される

4）栄養士・管理栄養士養成制度

栄養士・管理栄養士制度は，前述のように，社会情勢の変化に応じて見直しがなされている。2000（平成12）年の栄養士法改正による現行の養成制度ならびに免許の取得要件を**図3－4**と以下に示す[*1]。

管理栄養士免許：毎年1回実施されている国家試験に合格することが要件となり，合格者に対して。厚生労働大臣が免許を与える。なお管理栄養士国家試験の受験資格は，養成施設ごとの修業年限の違いにより必要となる実務経験の年数が

*1　栄養士・管理栄養士施設の各教科課程（カリキュラム）は，改正された栄養士法の定義に基づいて栄養士法施行規則で規定されている。

栄養士法施行規則

異なっている。

栄養士免許：栄養士養成施設において必要な単位を取得すれば，無試験で都道府県知事が免許を与える。

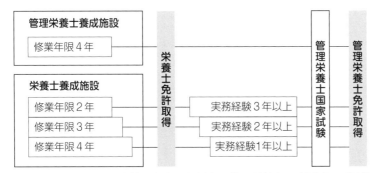

図3－4　栄養士・管理栄養士免許取得制度と管理栄養士国家試験の受験資格

なお，管理栄養士養成コースを含む栄養士養成施設の定員は，2023（令和5）年現在約25,000人であり，同年2月に実施された第37回管理栄養士国家試験の合格者は，約9,200人であった。

5）職業倫理（管理栄養士・栄養士倫理綱領）

倫理とは，「人間の行為や判断において，善悪や邪悪を区別する基準や原理のこと」をいう。つまり，何らかの行為をするときに「この行為が，善いことか，正しいことか」と判断する際の根拠を示すものとなる。一方，職業倫理とは，「特定の職業に携わっている人たちのモラルや道徳のことを指し，要請される倫理，または職業人に求められる倫理のこと」をいう。ある職業に就いている個人や集団，企業は，社会的な役割や責任を負っている。その役割や責任を果たすうえで，自身の行動を律するための基準や規範を示すものが職業倫理である。

栄養士・管理栄養士は栄養士法に規定された公的資格であり，公益社団法人日本栄養士会は2002（平成14）年に**管理栄養士・栄養士倫理綱領**を制定した（2013年改定）。以下にその要点を示す。

公益社団法人日本栄養士会
「管理栄養士・栄養士倫理綱領」

管理栄養士・栄養士倫理綱領のポイント

倫理綱領には,栄養士・管理栄養士は,「栄養の指導」を実践する専門職として,社会において，以下の点について努力することが明示されている。

①職業の尊厳と責任を自覚し，科学的根拠に裏づけられた「栄養の指導」を実践する。

②人々の人権・人格を尊重し，良心と愛情をもって接し，同僚や他の関係者とともに協働して人々のニーズに応える。

③法規範の遵守および法秩序の形成に努め，常に自らを律し，職能の発揮に努める。

なお,栄養士・管理栄養士は上記綱領を遵守するとともに,職務遂行にあたっ

ては，品位と信用を損なう行為，信義にもとる（反する）行為をしてはならない。

特に，職務上知り得た個人情報の保護に努め，守秘義務を遵守しなければならない。

4．国の健康増進基本方針と地方計画

1）国の基本方針策定の目的・内容

（1）わが国の国民健康づくり対策の沿革

わが国は，1950年代半ばから1970年代前半にかけて急速な経済成長を遂げ，国民の生活水準が向上するとともに，食生活やその他のライフスタイルが大きく変化した。また，日本人全体の疾病構造も大きく変化し，感染症が減少した反面，糖尿病や高血圧症，脂質異常症をはじめとする生活習慣病が増加した。このような背景を受けて，1978（昭和53）年度以降，厚生労働省によるヘルスプロモーションの施策として，おおむね10年間を単位とした国民健康づくり対策が累次的に進められている。

①第1次国民健康づくり対策

1978（昭和53）年度から，厚生省（現・厚生労働省）による**第1次国民健康づくり対策**が開始された。健康づくりは，国民一人ひとりが「自分の健康は自分で守る」という自覚を持つことを基本とし，行政はそれを支援するために，ⅰ.生涯を通じた健康づくり，ⅱ.健康づくりの基盤整備，ⅲ.健康づくりの啓発・普及を推進した。ⅱ.の一環として健康診査を充実させ，健康づくりの場として市町村保健センターの設置が進められた。

②第2次国民健康づくり対策：アクティブ80ヘルスプラン

1988（昭和63）年度より，健康づくりの3要素である栄養・運動・休養のうち，取り組みが遅れていた「運動」に重点を置いた**第2次国民健康づくり対策：アクティブ80ヘルスプラン**が開始された。栄養・運動・休養すべての面で均衡のとれた健康的な生活習慣の確立を目的として，運動所要量の普及とともに「健康づくりのための運動指針」（1993〈平成5〉年）や「健康づくりのための休養指針」（1994〈平成6〉年）の策定など多様な取り組みが展開された。

③21世紀における国民健康づくり運動（健康日本21）

2000（平成12）年度からは，第3次国民健康づくり対策として**21世紀における国民健康づくり運動（健康日本21）**が開始された。国や地方公共団体などの行政だけでなく，関係団体等の積極的な参加および協力を得ながら，生活習慣病の**一次予防**[*1]を重視した情報提供を行う取り組みが推進された。2003（平成15）年には健康日本21の法的基盤として**健康増進法**が施行され，以降は本法律に基づいて国，都道府県および市町村で健康増進計画が策定され，推進されていくこととなった。

*1　**一次予防**：健康増進対策や予防接種などによって，疾病の発症を予防し，健康を高めること。詳しくは第1章p.15参照。

④21世紀における第二次国民健康づくり運動：健康日本21（第二次）

　2013（平成25）年度より，第4次国民健康づくり対策となる21世紀における
第二次国民健康づくり運動：健康日本21（第二次）が開始された。「健康寿命の
延伸と健康格差の縮小」を最終目標とし，「生活習慣病の発症予防と重症化予防
の徹底」，「社会生活を営むために必要な機能の維持及び向上」，「健康を支え，守
るための社会環境の整備」，「栄養・食生活，身体活動・運動，休養，飲酒，喫煙，
歯・口腔の健康に関する生活習慣の改善及び社会環境の改善」の5つを基本方針
として，さまざまな取り組みが推進された。

（2）健康日本21（第二次）の最終評価

　健康日本21（第二次）の期間は，策定当初は2013 ～ 2022（令和4）年度ま
での10年間とされていたが，1年延長されて2023（令和5）年度までとなった。
そのため，最終評価は2022年10月に公表された。全53項目の評価状況をみると，
「A 目標値に達した」と「B 現時点で目標値に達していないが，改善傾向にある」
を合わせて28指標（52.8%）である。「健康寿命の延伸」は目標を達成しており，
一定の改善がみられたといえる。一方で「C 変わらない」が14指標（26.4%），「D
悪化している」は4指標（7.5%）である。特にDの4指標は，「メタボリックシ
ンドロームの該当者及び予備軍の減少」，「適正体重の子どもの増加」，「睡眠によ
る休養を十分にとれていない者の割合の減少」，「生活習慣病のリスクを高める量
を飲酒している者の割合の減少」で，いずれも生活習慣に関連するものである。
栄養・食生活に関する目標項目の最終評価を表3－9に示した。「適正体重を維
持している者の増加」や「適切な量と質の食事をとる者の増加」は改善がみられ
ていないことが分かる。

厚生労働省「健康日本21（第
二次）最終評価報告書」

表3－9　健康日本21（第二次）における栄養・食生活に関する目標値と最終評価

3．社会生活を営むために必要な機能の維持・向上に関する目標
（2）次世代の健康

項目	評価指標	策定時のベースライン値	中間評価	最終評価（最新値）	目標値	評価	項目評価
①健康な生活習慣（栄養・食生活，運動）を有する子どもの割合の増加							
ア　朝・昼・夕の三食を必ず食べることに気をつけて食事をしている子どもの割合の増加	朝・昼・夕の三食を必ず食べることに気をつけて食事をしている子どもの割合(小学5年生)	89.4%（2010年度）	89.5%（2014年度）	93.1%（2021年度）	100%に近づける（2022年度）	C	C
②適正体重の子どもの増加							
イ　肥満傾向にある子どもの割合の減少	小学5年生の肥満傾向児の割合	8.59%（2011年度）	8.89%（2017年度）	9.57%（2019年度）	7.0%（2024年度）	D	D

（3）高齢者の健康

項目	評価指標	策定時のベースライン値	中間評価	最終評価（最新値）	目標値	評価	項目評価
④低栄養傾向（BMI20以下）の高齢者の割合の増加の抑制	低栄養傾向（BMI20以下）の高齢者の割合	17.4%（2010年）	17.9%（2016年）	16.8%（2019年）	22%（2022年）	A	A

5．栄養・食生活，身体活動・運動，休養，飲酒，喫煙及び歯・口腔の健康に関する生活習慣及び社会環境の改善に関する目標
（1）栄養・食生活

項目	評価指標	策定時のベースライン値	中間評価	最終評価（最新値）	目標値	評価	項目評価
①適正体重を維持している者の増加（肥満（BMI25以上），やせ（BMI18.5未満）の減少）	20〜60歳代男性の肥満者の割合	31.2%（2010年）	32.4%（2016年）	35.1%（2019年）	28%（2022年度）	D	C
	40〜60歳代女性の肥満者の割合	22.2%（2010年）	21.6%（2016年）	22.5%（2019年）	19%（2022年度）	C	
	20歳代女性のやせの者の割合	29%（2010年）	20.7%（2016年）	20.7%（2019年）	20%（2022年度）	C	
②適切な量と質の食事をとる者の増加							
ア　主食・主菜・副菜を組み合わせた食事が1日2回以上の日がほぼ毎日の者の割合の増加	主食・主菜・副菜を組み合わせた食事が1日2回以上の日がほぼ毎日の者の割合	68.1%（2011年度）	59.7%（2016年度）	56.1%（2019年度）参考：36.4%（2020年度）	80%（2022年度）	D	C
イ　食塩摂取量の減少	食塩摂取量	10.6g（2010年）	9.9g（2016年）	10.1g（2019年）	8g（2022年度）	B*	
ウ　野菜と果物の摂取量の増加	野菜摂取量の平均値	282g（2010年）	277g（2016年）	281g（2019年）	350g（2022年度）	C	D
	果物摂取量100g未満の者の割合	61.4%（2010年）	62.4%（2016年）	63.3%（2019年）	30%（2022年度）	D	
③共食の増加（食事を1人で食べる子どもの割合の減少）	朝食　小学生	15.3%（2010年度）	11.3%（2014年度）	12.1%（2021年度）	減少傾向へ（2022年度）	A	A
	朝食　中学生	33.7%（2010年度）	31.9%（2014年度）	28.8%（2021年度）	減少傾向へ（2022年度）	A	
	夕食　小学生	2.2%（2010年度）	1.9%（2014年度）	1.6%（2021年度）	減少傾向へ（2022年度）	A	
	夕食　中学生	6%（2010年度）	7.1%（2014年度）	4.3%（2021年度）	減少傾向へ（2022年度）	A	
④食品中の食塩や脂肪の低減に取り組む食品企業及び飲食店の登録数の増加	食品企業登録数	14社（2012年度）	103社（2017年度）	117社以上（2021年度）	100社（2022年度）	A	B*
	飲食店登録数	17,284店舗（2012年度）	26,225店舗（2017年）	24,441店舗（2019年）	30,000店舗（2022年度）	B*	
⑤利用者に応じた食事の計画，調理及び栄養の評価，改善を実施している特定給食施設の割合の増加	（参考値）管理栄養士・栄養士を配置している施設の割合	70.5%（2010年度）	72.7%（2015年度）	74.7%（2019年度）	80%（2022年度）	B*	B*

※評価記号　A：目標値に達した，B：現時点で目標値に達していないが，改善傾向にある，C：変わらない，D：悪化している，
　E：評価困難。Bのうち設定した目標年度までに目標に達しそうなものはB，目標達成が危ぶまれるものはB*として評価。
資料）厚生労働省「健康日本21（第二次）最終評価報告書」2022

（3）健康日本21（第三次）の基本的な方向と具体的目標

　健康日本21（第二次）の最終評価および今後の社会変化を踏まえ，健康日本21（第三次）のビジョンには，「すべての国民が健やかで心豊かに生活できる持続可能な社会の実現」が掲げられた。その実現のために「誰一人として取り残さない健康づくりの展開（Inclusion）」と「より実効性をもつ取組の推進（Implementation）」が強調され，5つの新たな視点が盛り込まれた（表3−10）。

厚生労働省「健康日本21（第三次）」

　なお，健康日本21（第三次）の期間は，関連する計画（医療計画，医療費適正化計画等）に合わせ，2024（令和6）〜2035（令和17）年度の12年間とされた。

表3−10　健康日本21（第三次）の新たな視点

背景 ➡	新たな視点
①女性の健康については，これまで目だしされておらず，性差に着目した取り組みが少ない	女性の健康を明記
②健康に関心の薄い者など幅広い世代に対して，生活習慣を改めることができるようなアプローチが必要	自然に健康になれる環境づくり
③行政だけでなく，多様な主体を巻き込んだ健康づくりの取り組みをさらに進める必要	他計画や施策との連携も含む目標設定
④目標や施策の概要については記載があるが，具体的にどのように現場で取り組みを行えばよいかが示されていない	アクションプランの提示
⑤PHRなどICTを利用する取り組みは一定程度進めてきたが，さらなる推進が必要	個人の健康情報の見える化・利活用について記載を具体化

資料）厚生労働省「健康日本21（第三次）の概要」2023より作成

　健康日本21（第三次）のビジョン実現のために，次の4つの基本的な方向が示されている。

①健康寿命の延伸・健康格差の縮小

②個人の行動と健康状態の改善

③社会環境の質の向上

④ライフコースアプローチを踏まえた健康づくり

　健康日本21（第三次）では，この4つの基本的な方向に対応して51項目（再掲，一部再掲を除く）の目標が設定されている（巻末資料②，p.227参照）。目標値は計画開始からおおむね9年後（2032（令和14）年度まで）を目途として設定されており，2033（令和15）年に最終評価が行われる予定である。

　栄養・食生活に関連する目標の相互関係を図3−5に示した。基本的な方向性のうち『個人の行動と健康状態の改善』の中に，生活習慣の改善として「栄養・食生活」の目標が位置づけられている。健康・栄養状態の目標として「適正体重を維持している者の増加」と「児童・生徒における肥満傾向児の減少」，食事ベースの目標として「バランスの良い食事を摂っている者の増加」，食品ベースの目標として「野菜摂取量の増加」と「果物摂取量の改善」，栄養素ベースの目標として「食塩摂取量の減少」が含まれる。『社会環境の質の向上』の中には，「地域

等で共食している者の増加」，「利用者に応じた食事提供をしている特定給食施設の増加」，さらに，今回新しく追加された目標項目として「『健康的で持続可能な食環境づくりのための戦略的イニシアチブ』の推進」がある。

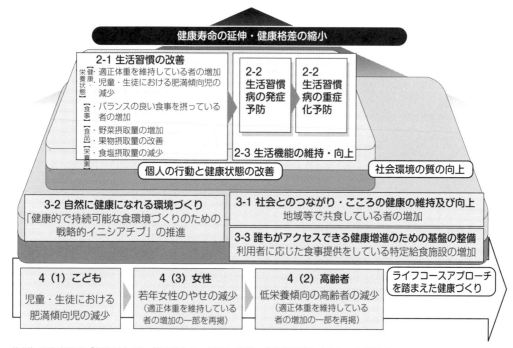

資料）厚生労働省「健康日本21（第三次）について～栄養・食生活関連を中心に～」2023

図3－5　健康日本21（第三次）の概念図と栄養・食生活に関連する目標

（4）自然に健康になれる持続可能な食環境づくり

「食環境づくり」とは，人々がより健康的な食生活を送れるように，食品（食材，料理，食事）へのアクセスと情報へのアクセスの両者を，相互に関連させて整備していくことをいう。健康日本21（第二次）においても，「食品中の食塩や脂肪の低減に取り組む食品企業および飲食店の登録数の増加」や「利用者に応じた食事の計画，調理及び栄養の評価，改善を実施している特定給食施設の割合の増加」といった目標項目を設定し，食環境づくりに取り組んできた。しかし，個々の業種，企業，団体だけの取り組みには限界があることから，厚生労働省は2022（令和4）年3月に**健康的で持続可能な食環境戦略イニシアチブ**（Strategic Initiative for a Healthy and Sustainable Food Environment；**HSFE**）を立ち上げた。健康日本21（第三次）の目標項目にも「『健康的で持続可能な食環境づくりのための戦略的イニシアチブ』の推進」が含まれている。HSFEは，産学官等の関係者で構成される組織体であり，参画を希望する事業者は，**食塩（ナトリウム）の過剰摂取**（必須項目），**若年女性のやせ**（任意項目），**経済格差に伴う栄養格差**（任意項目）に対する行動目標と評価指標を自ら設定し，本組織体に登録する。

図3－6にHSFEが推進する「自然に健康になれる持続可能な食環境づくり」

健康的で持続可能な食環境戦略イニシアチブ（ホームページ）

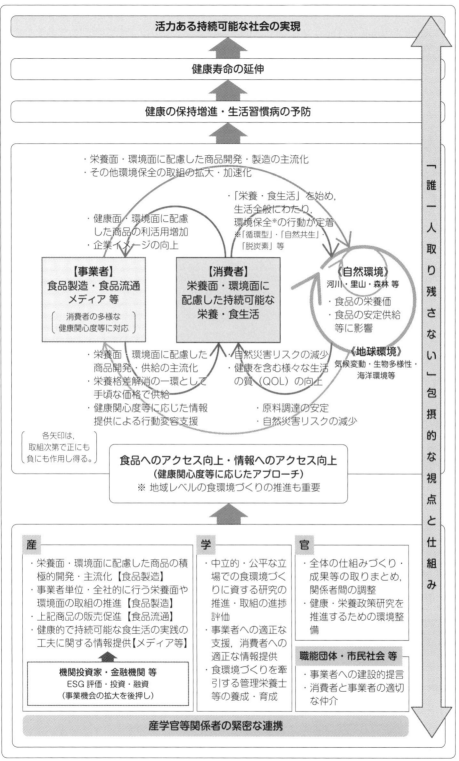

図３－６　「自然に健康になれる持続可能な食環境づくり」の枠組み

の枠組みを示した。国際的にも，栄養面と環境面に配慮した食環境づくりの重要
性が提起される中，産学官等関係者の緊密な連携により，誰一人として取り残さ
ない食環境づくりの日本モデルを世界に発信，提案し，日本，そして世界を，健
康寿命の延伸を通じて活力ある持続可能な社会にすることを目指している[*1]。

＊1　具体的な実践事例は
第6章p.186参照。

２）基本方針の推進と地方健康増進計画

（１）地方健康増進計画

　健康増進法第8条（都道府県健康増進計画等）では，「都道府県は，基本方針
を勘案して，当該都道府県の住民の健康増進の推進に関する施策についての基本
的な計画（以下，都道府県健康増進計画という）を定めるものとする」とされて
おり，都道府県は健康増進計画の策定が義務となっている。一方，市町村は努力
義務とされている。今後，各都道府県および市町村において，健康日本21（第
三次）を踏まえた地方健康増進計画の策定が進むと考えられる。

　都道府県健康増進計画および市町村健康増進計画の策定に当たっては，地方公
共団体は，人口動態，医療・介護をはじめとする各分野の統計やデータベース等
の地域住民に関する各種指標を活用しつつ，地域の社会資源等の実情を踏まえ，
独自に必要な課題を選択し，目標設定を行うとよい。また，定期的に分析・評価
を行った上で，計画を改定することが望まれる。その際には，レセプト情報・特
定健診等情報データベース（NDB）や国民健康保険データベース（KDB）を利
活用することが重要である（p.91参照）。

（２）スマート・ライフ・プロジェクト（SMART LIFE PROJECT: SLP）

　健康日本21（第三次）の最終目標「健康寿命の延伸」を達成するために，企業，
団体,地方公共団体が協力,連携した取り組みとして**スマート・ライフ・プロジェ
クト**が推進されている。「健康寿命をのばそう。」をスローガンに，国民全体が人
生の最後まで元気に健康で楽しく毎日を過ごすことを目標とした厚生労働省の国
民運動である。プロジェクトに参画する企業・団体・地方自治体と協力・連携し
ながら，運動，食生活，禁煙，健診・検診の受診について，具体的なアクション
の呼びかけを行い，国民自ら誘い合い，健康の輪を広げていくことで，更なる健
康寿命の延伸を達成しようとするものである。具体的アクションとしては，毎日
プラス10分の身体活動，1日プラス70gの野菜等である。なお，2024年1月31
日現在，9,804団体が参画している。

スマート・ライフ・プロジェ
クト

（３）特定健康診査・特定保健指導

　わが国の健康づくり対策のポピュレーションアプローチ[*1]として，先述の健康
日本21が2000（平成12）年度から開始された。また,健康診断や健康診査（以下，
健診）については，医療保険者が行う一般健診や事業者が行う健診，市町村が行
う健診等が実施されてきた。しかし，2005（平成17）年の厚生科学審議会（地
域保健健康増進栄養部会）がとりまとめた「今後の生活習慣病対策の推進につい
て」において，「生活習慣病予備軍の確実な抽出と保健指導の徹底が不十分」，「科

＊1　**ポピュレーションアプ
ローチ**：広く集団全体を対
象に，健康増進対策などで
リスクを低減させる手法。
詳しくは第1章p.15参照。

学的根拠に基づく健診・保健指導の徹底が必要」，「健診・保健指導の質の更なる向上が必要」等，生活習慣病対策を推進していく上での課題が多く挙げられた。これらの課題を解決するためには，これまでのポピュレーションアプローチに加え，ハイリスクアプローチ[*1]で生活習慣病対策を充実・強化することが必要であるとの新たな視点が共有され，2008（平成20）年4月より**特定健康診査・特定保健指導**（以下，特定健診・特定保健指導）が始まった。

健康日本21（第二次）の最終評価によると，特定健診・特定保健指導に関連する項目の中で「メタボリックシンドロームの該当者及び予備軍の減少」は「悪化している」と評価された。「特定健診・特定保健指導の実施率向上」については改善傾向にあったが，2019（令和元）年度の全医療保険者における平均実施率は，特定健診55.6％，特定保健指導23.2％と低い水準であった。そのため健康日本21（第三次）においても，特定健診・特定保健指導に関する項目が目標として設定され，健康日本21（第三次）と特定健診・特定保健指導を連動させて取り組みを進めていくことが重要であるといえる（図3−7）。

[*1] **ハイリスクアプロー チ**：高い危険因子を有する一部の者を対象に，危険因子を低減させて予防を図る手法。詳しくは第1章p.15参照。

厚生労働省「特定健診・特定保健指導について」

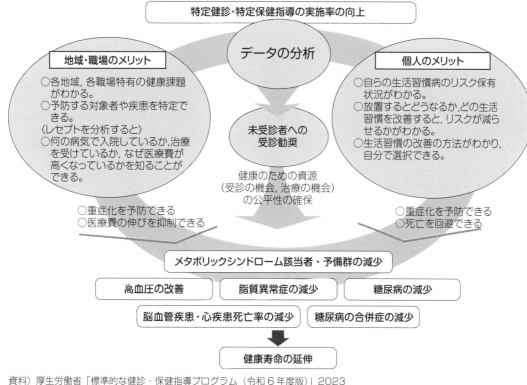

資料）厚生労働省「標準的な健診・保健指導プログラム（令和6年度版）」2023

図3−7　特定健診・特定保健指導と国民健康づくり運動

特定健診・特定保健指導の根拠となる法律は，**高齢者の医療の確保に関する法律（高齢者医療確保法）**[*2]であり，医療保険者に対して，40〜74歳の被保険者（企業等の従業員ら）と被扶養者（従業員らの家族）への特定健診・特定保健指導が

[*2] 巻末資料①（p.223）参照。

義務づけられている。特定健診・特定保健指導のプログラムは，メタボリックシンドロームの概念が取り入れられており，生活習慣病の発症，重症化の危険因子（リスクファクター）の数により対象者を階層化し，適切な保健指導（積極的支援，動機づけ支援，情報提供）を実施するものである。**表3−11**に対象者の階層化の方法を示した。積極的支援に該当した対象者に対し，医師，保健師，管理栄養士らが積極的に介入し，個別に行動目標の設定を行い，確実に行動変容がなされるよう継続的に支援を行う。動機付け支援に該当した対象者に対し，個別に行動目標の設定を行い，自助努力で行動変容が可能となるよう動機付けの支援を行う。リスクがない対象者に対しては，適切な生活習慣や健康増進につながる情報提供を行う。

表3−11　特定保健指導の対象者の選定と階層化の方法

腹囲	追加リスク				対象	
	①血糖　②脂質　③血圧		④喫煙歴		40〜64歳	65〜74歳
≧ 85cm（男性） ≧ 90cm（女性）	2つ以上該当				積極的支援	
	1つ該当		あり			
			なし		動機付け支援	
上記以外で BMI ≧ 25kg/m²	3つ以上該当				積極的支援	
	2つ該当		あり			
			なし		動機付け支援	
	1つ該当					

注）追加リスク（糖尿病，高血圧症または脂質異常症の治療に係る薬剤を服用している者を除く）
　　①血糖：空腹時血糖（やむを得ない場合は随時血糖）≧ 100mg/dL または HbA1c（NGSP 値）≧ 5.6%
　　②脂質：空腹時中性脂肪≧ 150mg/dL（やむを得ない場合は随時中性脂肪 175mg/dL）または HDL コレステロール＜ 40mg/dL
　　③血圧：収縮期血圧≧ 130mmHg または拡張期血圧≧ 85mmHg
資料）厚生労働省「標準的な健診・保健指導プログラム（令和6年度版）」2023 より作成

　図3−8に生活習慣病予防のための標準的な健診・保健指導計画の流れを示した。2024（令和6）年度から開始する第4期計画期間（2024〜2029〈令和11〉年度）では，特定保健指導の成果が重視され，評価方法の見直しが行われている[*1]。具体的には，アウトカム評価を基本とする評価方法が導入され，主要達成目標として「腹囲2cm，体重2kg減」が設定された。これを達成した場合は，保健指導の介入量を問わずに保健指導終了となる。未達成の場合は，対象者の行動変容等のアウトカム評価と介入方法等のプロセス評価[*2]を合わせて評価することとされている。
　また，健康診査や保健指導の結果は医療保険者が管理することになるため，特定健診・保健指導のデータと診療報酬明細書（レセプト）の突き合わせが可能である。このことから，保健指導対象者選定が適切であったか，対象者に必要な保健指導が実施されたかなどについて，ストラクチャー評価[*3]やプロセス評価を行い，保健指導の技術やシステムを向上させることや，健康課題を明確した戦略的な取り組みの実施も望まれる。

[*1]　特定健診・保健指導の実施項目や評価を定めた「標準的な健診・保健指導プログラム」は，新たな知見を基におよそ6年ごとにプログラムの見直しがなされている。

[*2]　**プロセス（経過）評価：**プログラムが計画どおりに実施されたかを評価する。詳しくは第5章 p.169参照。

[*3]　**ストラクチャー（構造）評価：**保健事業を実施するための仕組みや体制の評価。保健指導に従事する職員の体制や，予算，施設・設備の状況，他機関との連携体制，社会資源の活用状況などが評価指標となる。

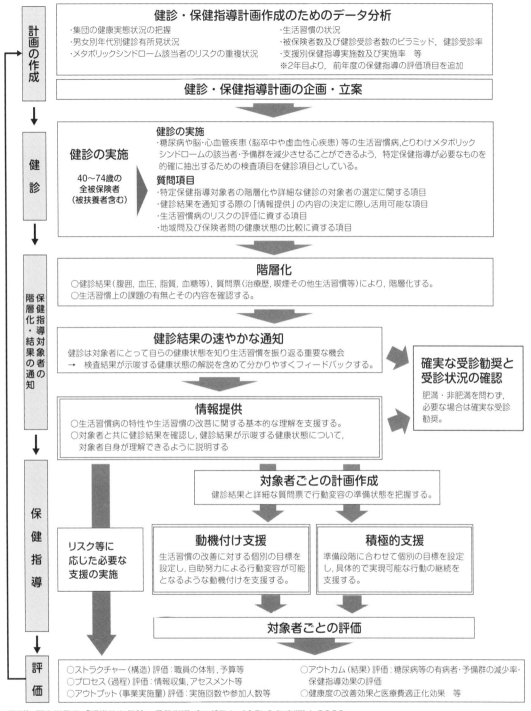

資料）厚生労働省「標準的な健診・保健指導プログラム（令和6年度版）」2023

図3-8　生活習慣病予防のための標準的な健診・保健指導計画の流れ（イメージ）

（4）NDB・KDBシステムの活用

　NDBとは，レセプト情報・特定健診等情報データベースであり，厚生労働省
が高齢者医療確保法に基づいて，レセプト情報や特定健診・特定保健指導の実施

状況，その他法令で規定する医療保険等の関連情報を，個人の特定ができない形で収集し，匿名化したデータベースをいう。一方KDBとは，**国民健康保険データベース**であり，国保連合会が各種業務を通じて管理する給付情報（健診・医療・介護）等から作成した統計データベースをいう（**表3－12**）。健診・保健指導計画の企画・立案に当たっては，NDBやKDBの情報から対象地域・集団の特性を抽出し，優先すべき健康課題を設定することが重要である。

　また，健康日本21（第三次）や地方健康増進計画の推進のためには，PDCAサイクルを意識した保健事業を展開していく必要がある。NDBやKDBシステムから提供されるデータを分析することにより，地域住民の健康課題を明確化し，事業計画を策定した上で，それに沿った効率的・効果的な保健事業を実施することができる。さらに，その評価を行い，次の課題解決に向けた計画の見直しが可能となる。NDBデータ利用に当たっては，「匿名医療保険等関連情報データベース（NDB）の利用に関するガイドライン第2版（令和5年10月）」に従って厚生労働省への申し出が必要である。また，KDBデータは国保連合会に利用申請を行う必要がある。

厚生労働省「【NDB】匿名医療保険等関連情報データベースの利用に関するホームページ」

表3－12　NDBとKDBの比較

	レセプト情報・特定健診等情報データベース（NDB）	国民健康保険データベース（KDB）
保有主体	国（厚生労働省）	保険者（国保連合会）
機能	国・都道府県が，主体的に医療費適正化計画に資する分析をしながら，施策立案に活かす。	利用する市町村・後期高齢者医療広域連合は，個人の保健・医療・介護に関する情報を閲覧できるようになり，保健指導等に活用する。市町村等が保健事業を効果的に実施できるように支援する。
保有情報	・医療保険レセプトデータ ・特定健診・特定保健指導データ ※匿名化処理	・医療保険レセプトデータ ・特定健診・特定保健指導データ ・介護保険レセプトデータ ・要介護認定データ ※国保と後期高齢のみ
利用者	・国・都道府県，医療保険者，研究者　等	・市町村・後期高齢者医療広域連合：個別の保健指導や保健事業の適正な運営に活用する。 ・国保連合会：統計情報の作成，保険者への提供

資料）厚生労働省「平成29年版　厚生労働白書―社会保障と経済成長―」2017より作成

3）食育推進基本計画策定の目的・内容

　国民が生涯にわたって健全な心身を培い，豊かな人間性を育むことを目的として，食育基本法が2005（平成17）年に制定された。本法律では，「食育推進会議（会長：農林水産大臣）において，**食育推進基本計画**を策定するものとする」と定められており，2006（平成18）年度から5年間を期間とする食育推進基本計画が策定された。その後，2011（平成23）〜2015（平成27）年度に第2次食育推進基本計画，2016（平成28）〜2020（令和2）年度に第3次食育推進基本計画，そして，第4次食育推進基本計画（2021〈令和3〉〜2025〈令和7〉年度）へ

農林水産省「食育基本法・食育推進基本計画等」

と引き継がれている。

　近年の生活習慣病予防や健康寿命の延伸といった日本人の健康・栄養課題，世界的に見て低水準の食料自給率や，莫大な量の食品ロスの現状，新型コロナウイルス感染症への対応等を踏まえ，第４次食育推進基本計画の基本的な方針（重点項目）として，次の３点を掲げている。

・生涯を通じた心身の健康を支える食育の推進（国民の健康の視点）

・持続可能な食を支える食育の推進（社会・環境・文化の視点）

・「新たな日常」やデジタル化に対応した食育の推進（横断的な視点）

　具体的な目標を表３−13に示した。16の目標と24の目標値が示されている。今回，追加・見直しがあった目標項目は，「学校給食における地場産物を活用した取組等を増やす」，「産地や生産者を意識して農林水産物・食品を選ぶ国民を増やす」，「環境に配慮した農林水産物・食品を選ぶ国民を増やす」である。また，１日当たりの食塩，野菜摂取量，１日当たりの果物摂取量100g未満の者の割合，郷土料理や伝統料理を月１回以上食べている国民の割合の目標値も見直しされた。

４）食育の推進と地方食育推進計画

　食育基本法第17条（都道府県食育推進計画）に，「都道府県は，食育推進基本計画を基本として，当該都道府県の区域内における食育の推進に関する施策についての計画（以下，都道府県食育推進計画）を作成するよう努めなければならない」とされており，策定は必須ではなく努力義務となっている。また，市町村の市町村食育推進計画の策定についても同様に努力義務となっている。

表3－13　第4次食育推進基本計画における食育の推進にあたっての目標

目標	現状値 （令和2年度）	目標値 （令和7年度）
1 食育に関心を持っている国民を増やす		
①食育に関心を持っている国民の割合	83.2%	90%以上
2 朝食又は夕食を家族と一緒に食べる「共食」の回数を増やす		
②朝食又は夕食を家族と一緒に食べる「共食」の回数	週9.6回	週11回以上
3 地域等で共食したいと思う人が共食する割合を増やす		
③地域等で共食したいと思う人が共食する割合	70.7%	75%以上
4 朝食を欠食する国民を減らす		
④朝食を欠食する子供の割合	4.6%※	0%
⑤朝食を欠食する若い世代の割合	21.5%	15%以下
5 学校給食における地場産物を活用した取組等を増やす		
⑥栄養教諭による地場産物に係る食に関する指導の平均取組回数	月9.1回※	月12回以上
⑦学校給食における地場産物を使用する割合（金額ベース）を 　現状値（令和元年度）から維持・向上した都道府県の割合	－	90%以上
⑧学校給食における国産食材を使用する割合（金額ベース）を 　現状値（令和元年度）から維持・向上した都道府県の割合	－	90%以上
6 栄養バランスに配慮した食生活を実践する国民を増やす		
⑨主食・主菜・副菜を組み合わせた食事を1日2回以上ほぼ毎日食べている 　国民の割合	36.4%	50%以上
⑩主食・主菜・副菜を組み合わせた食事を1日2回以上ほぼ毎日食べている 　若い世代の割合	27.4%	40%以上
⑪1日当たりの食塩摂取量の平均値	10.1g※	8g以下
⑫1日当たりの野菜摂取量の平均値	280.5g※	350g以上
⑬1日当たりの果物摂取量100g未満の者の割合	61.6%※	30%以下
7 生活習慣病の予防や改善のために，ふだんから適正体重の維持や減塩等に気をつけた食生活を実践する国民を増やす		
⑭生活習慣病の予防や改善のために，ふだんから適正体重の維持や減塩等に 　気をつけた食生活を実践する国民の割合	64.3%	75%以上
8 ゆっくりよく噛んで食べる国民を増やす		
⑮ゆっくりよく噛んで食べる国民の割合	47.3%	55%以上
9 食育の推進に関わるボランティアの数を増やす		
⑯食育の推進に関わるボランティア団体等において活動している国民の数	36.2万人※	37万人以上
10 農林漁業体験を経験した国民を増やす		
⑰農林漁業体験を経験した国民（世帯）の割合	65.7%	70%以上
11 産地や生産者を意識して農林水産物・食品を選ぶ国民を増やす		
⑱産地や生産者を意識して農林水産物・食品を選ぶ国民の割合	73.5%	80%以上
12 環境に配慮した農林水産物・食品を選ぶ国民を増やす		
⑲環境に配慮した農林水産物・食品を選ぶ国民の割合	67.1%	75%以上
13 食品ロス削減のために何らかの行動をしている国民を増やす		
⑳食品ロス削減のために何らかの行動をしている国民の割合	76.5%※	80%以上
14 地域や家庭で受け継がれてきた伝統的な料理や作法等を継承し，伝えている国民を増やす		
㉑地域や家庭で受け継がれてきた伝統的な料理や作法等を継承し， 　伝えている国民の割合	50.4%	55%以上
㉒郷土料理や伝統料理を月1回以上食べている国民の割合	44.6%	50%以上
15 食品の安全性について基礎的な知識を持ち，自ら判断する国民を増やす		
㉓食品の安全性について基礎的な知識を持ち，自ら判断する国民の割合	75.2%	80%以上
16 推進計画を作成・実施している市町村を増やす		
㉔推進計画を作成・実施している市町村の割合	87.5%※	100%

※は令和元年の数値

資料）農林水産省「第4次食育推進基本計画（令和3～7年度）の概要」2021

5．国民健康・栄養調査

1）調査の目的・沿革

国民健康・栄養調査は，2003（平成15）年より**健康増進法**に基づき，厚生労働省により実施されている。それ以前は栄養改善法に基づき，国民栄養調査として長年にわたり継続的に実施されており，改称後も国民の栄養状態や栄養素等摂取状況を把握して，国民の健康増進対策等の諸施策を推進する上でのより所として，重要な役割を果たしている。

（1）調査の目的

国民の身体の状況，栄養素等摂取量および生活習慣の状況を明らかにし，国民の健康の増進の総合的な推進を図るための基礎資料を得ることを目的として実施されている（**健康増進法第10条**）。

（2）調査の沿革

第二次世界大戦直後の極度の食料不足の状況下において，諸外国からの緊急食糧援助を受けるための基礎資料が必要となり，GHQの指令に基づいて，1945（昭和20）年12月に東京都民を対象に栄養調査が実施されたことが始まりとなる。1948（昭和23）年には無作為抽出による全国調査となり，1952（昭和27）年からは栄養改善法に基づく調査として，調査目的も従来の食料確保から国民の健康の確保，体力の向上に資することとなった。2003（平成15年）からは，健康増進法の制定に伴って，**国民健康・栄養調査**と名称変更され実施されている。「健康日本21」の評価など，健康増進施策や生活習慣病予防対策などに活用されている。調査は約70年余りにわたって毎年実施されてきたが，2020（令和2）年，2021（令和3）年は，新型コロナウィルス感染症の拡大により中止となった。

調査方法や項目は，時代のニーズや食品成分表の改定などにより，変更が行われてきた[*1]。1995（平成7）年からは，世帯単位で行われていた3日間秤量記録法が改められ，1日間調査になるとともに，個人単位での摂取量を推定するための**比例案分法**（案分比率）が導入された。これにより，性・年齢階級別に栄養素摂取量などのデータを得ることが可能となっている。

2）調査の内容・方法

（1）調査の内容

調査内容は，**身体状況調査**，**栄養摂取状況調査**，**生活習慣調査**からなる。調査項目は，上記3つの主な基本調査に加え，数年ごとに重点事項として把握される項目がある（**表3−14**）。

[*1] 国立健康・栄養研究所ホームページでは，国民健康・栄養調査の調査方法等の変遷をまとめた資料が公開されている。

表３−14　国民健康・栄養調査の内容（令和元年調査の概要）

調査種類	内容
身体状況調査	身体計測：身長・体重（1歳以上），腹囲（20歳以上） 血圧測定：収縮期（最高）血圧，拡張期（最低）血圧［2回測定］（20歳以上） 血液検査：血色素，ヘモグロビンA1c，総コレステロール等（20歳以上） 問診：服薬状況，運動習慣など（20歳以上） 身体活動量：歩数（20歳以上）
栄養摂取状況調査 （満1歳以上）	世帯状況：氏名，生年月日，性別，妊婦（週数）・授乳婦別，仕事の種類 食事状況：家庭食・調理済み食・外食・給食・その他の区分 食物摂取状況：料理名，食品名，使用量，廃棄量，世帯員ごとの案分比率
生活習慣調査 （満20歳以上）	食生活，身体活動，休養（睡眠），飲酒，喫煙，歯の健康等に関する生活習慣全般。 令和元年は重点項目として社会環境の整備について把握

（２）調査の方法

①調査の流れ

　厚生労働省が企画立案し，調査は都道府県，保健所設置市および特別区衛生主管部（局）統括のもと，調査地区を管轄する保健所が行う。保健所では，保健所長を班長とする国民健康・栄養調査班を編成し，調査員が調査の実施にあたる。調査後は国立研究開発法人**医薬基盤・健康・栄養研究所**が，厚生労働省に提出された調査票について，入力・集計・作表を行う。厚生労働省が調査結果を解析，公表，報告書を作成する（**図３−９**）。調査に要する費用は，国が負担する（**健康増進法第13条**）。

②調査対象

　国民生活基礎調査において設定された単位区から，層化無作為抽出[*1]した300単位区内の全ての世帯および満1歳以上の世帯員を対象とする。厚生労働大臣が調査地区を定め，その地区内において都道府県知事が調査世帯を指定する。指定された調査世帯に属する者は，調査の実施に協力しなければならない（**健康増進法第11条**）。

　全国の代表値に加えて，地域別の健康状態や生活習慣病の状況を把握するための拡大調査では，国勢調査地区から層化無作為抽出した475地区を対象として行われている（2014〈平成24〉年および2016〈平成28〉年）。

③調査員の構成

　医師，管理栄養士，保健師，臨床（衛生）検査技師および事務担当者等で構成され，都道府県知事が任命する（**健康増進法施行規則第３条**）。栄養摂取状況調査は，主として管理栄養士，栄養士があたり，身体状況調査は医師，保健師，臨床（衛生）検査技師等が担当する。

④調査時期および日数

身体状況調査：11月中の1日

栄養摂取状況調査：11月中の1日（日曜日および祝日は除く）

生活習慣調査票：調査期間中

*1　同じ年の国民生活基礎調査において，行政単位（都道府県・市町村）などから幾つかのブロックに分類（層化）された単位区が母集団となり，ブロック内からランダム（無作為）に単位区が抽出される。各単位区内の全世帯が調査対象となる。

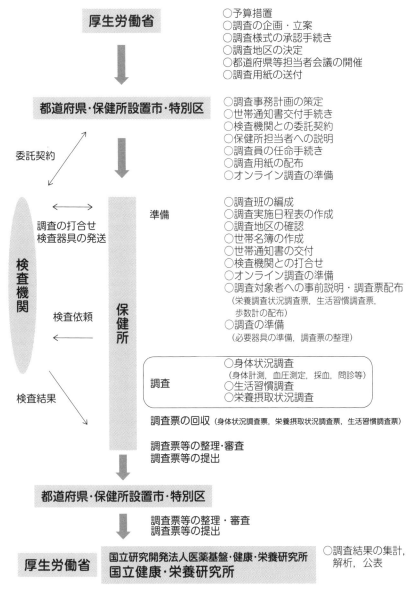

資料）厚生労働省「国民健康・栄養調査　調査必携」

図3-9　国民健康・栄養調査の流れ

⑤調査方法

身体状況調査：

　被調査者の集合に便利な場所を会場に設定し，身体計測，血圧測定，血液検査，問診（服薬の有無，糖尿病診断の有無や治療の状況，運動習慣など）を行う。腹囲は，立位でへその高さで計測する。1日の身体活動量（歩数）の測定は，栄養摂取状況調査実施日の起床から就寝まで歩数計を装着して測定してもらう。

栄養摂取状況調査：

　調査日は，日曜，祝祭日以外で普段の摂取状態にある日に実施する。調査員が栄養摂取状況調査票を各世帯に配付し，記入要領を十分説明したうえ，秤を用い

て秤量記入する（**秤量記録法**）。使用量が少なく秤量困難なものなどについては，目安量を記入する（**目安量記録法**）。調査員である管理栄養士等は，被調査世帯を直接訪問し，記入状況を点検するとともに不備な点の是正や記入の説明にあたる。個人の摂取量の推定は，比例案分法（案分比率）を用いて算出される（**図３－10**）。

食物摂取状況調査票の記入例
11月10日【夕食】

料理名	食品名	使用量（重量または目安量）	廃棄量	氏名1	氏名2	氏名3	氏名4	氏名5	氏名6	氏名7	残食分	料理・整理番号	食品番号	純使用量	案分1	2	3	4	5	6	7	残
ごはん	ごはん（中）	3杯（495g）		2	0	0	0	0	1			1	0005	0005	2	0	0	0	0	1		
ごはん	ごはん（小）	2杯（220g）		0	1.5	0	0.5	0	0			2	0005	902	0	3	0	1	0	0		
すき焼き	牛肉（もも）	300g		20%	10%	10%	20%	0%	10%		10%	3	0536	3000	2	1	1	2	0	2		2
	ねぎ	1本											0771	1000								
	豆腐	1丁											0257									
	しょうゆ	1/4カップ											1035	575								
	砂糖	大さじ2杯											0104	200								
りんご	りんご	300g	60g	0	2/4	1/4	0	0	1/4			4	0925	2400	0	2	1	0	0	1		
外 学校給食		1人前		0	0	0	0	1	0			5	3600	1	0	0	0	0	1	0		

家族が食べたものは全て記載してください　｜　その料理は，どのように家族で分けましたか　｜　調査員記入欄（ここには，記入しないでください）

被調査者が記入し，訪問，面接で点検・確認する。　　保健所で栄養士がコード化

資料）国立研究開発法人医薬基盤・健康・栄養研究所　国立健康・栄養研究所「栄養調査　情報のひろば『国民栄養調査』」nibiohn.go.jp

図３－10　食物状況調査票の記入例

生活習慣調査：

　留め置き法による質問紙調査とオンライン調査のいずれかの方法で実施する。質問紙調査では，生活習慣調査票を配付し，栄養摂取状況調査日と同日に記入する。オンライン調査では，インターネットを経由して，自宅や会社などのパソコン，スマートフォンから電子調査票に回答する。オンライン調査は，2019（令和元）年から導入されている。

6．実施に関する指針，ツール

1）食生活指針

（1）食生活指針

　1985（昭和60）年，厚生省（現・厚生労働省）は第1次国民健康づくり対策[*1]を推進する中で，適切な食生活の実践による成人病[*2]の予防に向けたガイドラインとして**健康づくりのための食生活指針**を策定した。日本人として望ましい食生活・食習慣が示される一方，「1日30品目」を目標に掲げるなど実践が難しい面もあり，その後1990（平成2）年に同省は，**健康づくりのための食生活指針（対象特性別）**を公表。指針の対象を「女性（母性を含む）」「成長期」「成人病（生活習慣病）予防」「高齢者」に4区分して，それぞれの特性に応じた具体的な食生活の目標が示された。

　2000（平成12）年には，厚生省，農林水産省，文部省（現・文部科学省）が連携して，新たな**食生活指針**を策定。「適切な運動と食事」「バランスの取れた食事内容」などを目的とする10項目が示された（**表3−15**）。

　21世紀にわが国は超高齢社会となり，健康寿命の延伸や生活習慣病対策，食行動における孤食や朝食欠食などがクローズアップされたことを背景に，食育基本法の制定（2005年），健康日本21（第二次）といった諸施策が多方面で展開され，本指針も2016（平成28）年に改定がなされた。その特徴として，食料生産・流通から食卓，健康へと幅広く食生活全体を視野に入れ，作成されていることがあげられる。その内容は，生活の質（QOL）の向上を重視し，バランスのとれた食事内容を中心に，食料の安定供給や食文化，環境にまで配慮したものになっている。項目の1番目でまず，健全な食生活の楽しみ方を考え，2〜9番目の内容を実践し，10番目で食生活を振り返り，改善するというPDCAサイクルを活用して，実践を積み重ねていくことをねらいとしている。

[*1]　国民健康づくり対策の沿革は，本章p.82参照。

[*2]　脳血管疾患やがん，心疾患などは，当時，加齢を原因とする「成人病」と呼ばれていた。1996（平成8）年の厚生省公衆衛生審議会において，現在の生活習慣病の概念に改められた。

表3－15　食生活指針

食生活指針

①食事を楽しみましょう。
・毎日の食事で，健康寿命をのばしましょう。
・おいしい食事を，味わいながらゆっくりよく噛んで食べましょう。
・家族の団らんや人との交流を大切に，また，食事づくりに参加しましょう。

②1日の食事のリズムから，健やかな生活リズムを。
・朝食で，いきいきした1日を始めましょう。
・夜食や間食はとりすぎないようにしましょう。
・飲酒はほどほどにしましょう。

③適度な運動とバランスのよい食事で，適正体重の維持を。
・普段から体重を量り，食事量に気をつけましょう。
・普段から意識して身体を動かすようにしましょう。
・無理な減量はやめましょう。
・特に若年女性のやせ，高齢者の低栄養にも気をつけましょう。

④主食，主菜，副菜を基本に，食事のバランスを。
・多様な食品を組み合わせましょう。
・調理方法が偏らないようにしましょう。
・手作りと外食や加工食品・調理食品を上手に組み合わせましょう。

⑤ごはんなどの穀類をしっかりと。
・穀類を毎食とって，糖質からのエネルギー摂取を適正に保ちましょう。
・日本の気候・風土に適している米などの穀類を利用しましょう。

⑥野菜・果物，牛乳・乳製品，豆類，魚なども組み合わせて。
・たっぷり野菜と毎日の果物で，ビタミン，ミネラル，食物繊維をとりましょう。
・牛乳・乳製品，緑黄色野菜，豆類，小魚などで，カルシウムを十分にとりましょう。

・自分たちの健康目標をつくり，よりよい食生活を目指しましょう。

⑦食塩は控えめに，脂肪は質と量を考えて。
・食塩の多い食品や料理を控えめにしましょう。食塩摂取量の目標値は，男性で1日8g未満，女性で7g未満とされています。
・動物，植物，魚由来の脂肪をバランスよくとりましょう。
・栄養成分表示を見て，食品や外食を選ぶ習慣を身につけましょう。

⑧日本の食文化や地域の産物を活かし，郷土の味の継承を。
・「和食」をはじめとした日本の食文化を大切にして，日々の食生活に活かしましょう。
・地域の産物や旬の素材を使うとともに，行事食を取り入れながら，自然の恵みや四季の変化を楽しみましょう。
・食材に関する知識や調理技術を身につけましょう。
・地域や家庭で受け継がれてきた料理や作法を伝えていきましょう。

⑨食料資源を大切に，無駄や廃棄の少ない食生活を。
・まだ食べられるのに廃棄されている食品ロスを減らしましょう。
・調理や保存を上手にして，食べ残しのない適量を心がけましょう。
・賞味期限や消費期限を考えて利用しましょう。

⑩「食」に関する理解を深め，食生活を見直してみましょう。
・子供のころから，食生活を大切にしましょう。
・家庭や学校，地域で，食生活や，食品の安全性を含めた「食」に関する知識や理解を深め，望ましい習慣を身につけましょう。
・家族や仲間と，食生活を考えたり，話し合ったりしてみましょう。

資料）文部科学省，厚生労働省，農林水産省「食生活指針」2000，2016年一部改定

（2）妊娠前からはじめる妊産婦のための食生活指針

　近年，若い女性の食事の偏りや低体重（やせ）の者の割合が増加するなど健康上の問題が指摘されており，特に妊娠期の適切な体重増加量については，低出生体重児の増加傾向との関連が示唆されている[*1]。これらを背景に，2005（平成17）年の「健やか親子21」推進検討会に「食を通じた妊産婦の健康支援方策研究会」が設置され，2006（平成18）年に**妊産婦のための食生活指針**が策定された。

　その後，妊娠，出産，授乳等に関しては妊娠前からの健康なからだづくりや適切な食習慣の形成が重要であること，そして健康や栄養・食生活に関する課題を含む妊産婦を取り巻く社会状況等が変化していることから，2020（令和2）年に指針の対象に妊娠前の女性も含めて，**妊娠前からはじめる妊産婦のための食生**

*1　低出生体重児の増加傾向は，第2章p.30参照。

活指針へと改題・改定がなされた（**表3－16**）。本指針とあわせ，「日本人の食事摂取基準（2020年版）」および「妊産婦のための食事バランスガイド」を活用することが示されている。

　また，妊娠期における望ましい体重増加量については，これまで「健やか親子21」と日本産科婦人科学会では異なる指標が出されていたが，本指針では「妊娠中の体重増加指導の目安」（2021〈令和3〉年日本産科婦人科学会）を提示している（**表3－17**）。

表3－16　妊娠前からはじめる妊産婦のための食生活指針

・妊娠前から，バランスのよい食事をしっかりとりましょう
・「主食」を中心に，エネルギーをしっかりと
・不足しがちなビタミン・ミネラルを，「副菜」でたっぷりと
・「主菜」を組み合わせてたんぱく質を十分に
・乳製品，緑黄色野菜，豆類，小魚などでカルシウムを十分に
・妊娠中の体重増加は，お母さんと赤ちゃんにとって望ましい量に
・母乳育児も，バランスのよい食生活のなかで
・無理なくからだを動かしましょう
・たばことお酒の害から赤ちゃんを守りましょう
・お母さんと赤ちゃんのからだと心のゆとりは，周囲のあたたかいサポートから

こども家庭庁「妊娠中と産後の食事について」

表3－17　妊娠中の体重増加指導の目安[*1]

妊娠前の体格[*2]（BMI）		体重増加量指導の目安
低体重（やせ）	18.5 未満	12 ～ 15 kg
普通体重	18.5 以上 25.0 未満	10 ～ 13 kg
肥満（1度）	25.0 以上 30.0 未満	7 ～ 10 kg
肥満（2度以上）	30.0 以上	個別対応 （上限 5 kgまでが目安）

＊1「増加量を厳格に指導する根拠は必ずしも十分ではないと認識し，個人差を考慮したゆるやかな指導を心がける」。産婦人科診療ガイドライン産科編 2020 CQ 010 より
＊2 日本肥満学会の肥満度分類に準じた。（編集注）BMI ＝妊娠前の体重(kg)／身長(m)^2
資料）厚生労働省「妊娠前からはじめる妊産婦のための食生活指針～妊娠前から，健康なからだづくりを～解説要領」2021

（4）健康づくりのための身体活動基準

　運動習慣の普及を目指した第2次国民健康づくり対策において，運動量の基準を示す「健康づくりのための運動所要量」（1989〈平成元〉年）と，運動を効果的に行うツールである「健康づくりのための運動指針」（1993〈平成5〉年）が厚生省（現・厚生労働省）によって初めて策定された。

　その後，2006（平成18）年には，生活習慣病予防を目的とした「健康づくりのための運動基準 2006 ～身体活動・運動・体力～」，および身体活動量や体力の評価，目標設定の方法，個人の身体特性および状況に応じた運動内容の選択等を具体的に示す「健康づくりのための運動指針 2006 ～生活習慣病予防のために～（エクササイズガイド 2006)」へと改定された。さらに健康日本21（第二次）

の開始を踏まえて，2013（平成25）年には「健康づくりのための身体活動基準2013」と，「健康づくりのための身体活動指針（アクティブガイド）」が発表された。本基準では，身体活動（生活活動および運動）全体に着目することの重要性が考慮され，「運動基準」から「身体活動基準」に名称を改め，18歳未満，18～64歳，65歳以上の3区分の基準が設定された。また，「健康づくりのための身体活動指針（アクティブガイド）」は，「今より10分多く体を動かす（＋10）」をメインメッセージとした。

　さらに，「健康日本21（第二次）最終評価」において，「日常生活における歩数」，「運動習慣者の割合」のいずれの指標についても横ばいから減少傾向であったことを踏まえ，2024（令和6）年1月に**「健康づくりのための身体活動・運動ガイド2023」**が策定された。全体の方向性として，「個人差等を踏まえ，強度や量を調整し，可能なものから取り組む」，「今よりも少しでも多く身体を動かす」ことを基本とし，ライフステージごと（成人，こども，高齢者）に身体活動・運動に関する推奨事項（**表3-18**），身体活動・運動を取り組むに当たっての参考情報がテーマごとにまとめられている。さらに身体活動・運動に関する取組を進める上では，座りすぎを避け，新たに座位行動という概念が取り入れられているが，立位困難な者においても，じっとしている時間が長くなりすぎないように少しでも身体を動かすことを推奨している。

厚生労働省「身体活動・運動の推進」

表3-18　健康づくりのための身体活動・運動ガイド2023の推奨事項一覧

対象者[1]	身体活動[2]（＝生活行動[3]＋運動[4]）		座位行動[7]
高齢者	<u>歩行またはそれと同等以上の</u>（3メッツ以上の強度の）身体活動を<u>1日40分以上</u>（1日約6,000歩以上）（＝週15メッツ・時以上）	**運動** 有酸素運動・筋力トレーニング・バランス運動・柔軟運動など多要素な運動を週3日以上 **【筋力トレーニング[5]を週2～3日】**	座りっぱなしの時間が長くなりすぎない<u>ように注意する</u>（立位困難な人も，じっとしている時間が長くなりすぎないように少しでも身体を動かす）
成人	歩行またはそれと同等以上の（3メッツ以上の強度の）身体活動を<u>1日60分以上</u>（1日約8,000歩以上）（＝週23メッツ・時以上）	**運動** <u>息が弾み汗をかく程度以上の</u>（3メッツ以上の強度の）<u>運動を週60分以上</u>（＝週4メッツ・時以上） **【筋力トレーニングを週2～3日】**	
こども （※身体を動かす時間が少ないこどもが対象）	（参考） ・中強度以上（3メッツ以上）の身体活動（主に<u>有酸素性身体活動</u>）を<u>1日60分以上行う</u> ・高強度の有酸素性身体活動や筋肉・骨を強化する身体活動を週3日以上行う ・身体を動かす時間の長短にかかわらず，座りっぱなしの時間を減らす。特に<u>余暇のスクリーンタイム[6]</u>を減らす。		

※1 生活習慣，生活様式，環境要因等の影響により，身体の状況等の個人差が大きいことから，「高齢者」「成人」「こども」について特定の年齢で区切ることは適当でなく，個人の状況に応じて取組を行うことが重要であると考えられる。
※2 安静にしている状態よりも多くのエネルギーを消費する骨格筋の収縮を伴う全ての活動。
※3 身体活動の一部で，日常生活における家事・労働・通勤・通学などに伴う活動。
※4 身体活動の一部で，スポーツやフィットネスなどの健康・体力の維持・増進を目的として，計画的・定期的に実施する活動。
※5 負荷をかけて筋力を向上させるための運動。筋トレマシンやダンベルなどを使用するウエイトトレーニングだけでなく，自重で行う腕立て伏せやスクワットなどの運動も含まれる。
※6 座位や臥位の状態で行われる，エネルギー消費が1.5メッツ以下の全ての覚醒中の行動で，例えば，デスクワークをすることや，座ったり寝ころんだ状態でテレビやスマートフォンを見ること。
※7 テレビやDVDを観ることや，テレビゲーム，スマートフォンの利用など，スクリーンの前で過ごす時間のこと。
資料）厚生労働省「健康づくりのための身体活動・運動ガイド2023（概要）」2024

（5）日本人の長寿を支える「健康な食事」の普及

　健康日本21（第二次）における最終目標である「健康寿命の延伸」を目指して「社会環境の整備」を進めるにあたり，2013（平成25）年に閣議決定された日本再興戦略の「戦略市場創造プラン」では，健康寿命延伸産業を育成するための主要施策として「健康な食事」の基準を策定することが位置づけられた。これらの背景を踏まえ，厚生労働省は，日本人の長寿を支える「健康な食事」について，国民や社会の理解を深め，取り組みやすい環境の整備が重要であることから，2013（平成25）年から「健康な食事」のあり方に関する検討を重ね，2015（平成27）年に「日本人の長寿を支える『健康な食事』の普及について」の通知とリーフレットなどが公表され，「健康な食事」を構成する要因例が示された（図3－11）。また，栄養バランスを確保する観点から，「主食・主菜・副菜を組み合わ

厚生労働省「日本人の長寿
を支える『健康な食事』」

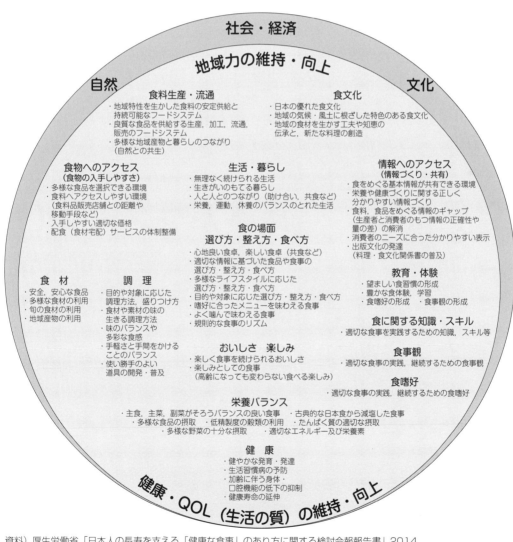

資料）厚生労働省「日本人の長寿を支える「健康な食事」のあり方に関する検討会報告書」2014

図3－11　日本人の長寿を支える「健康な食事」を構成している要因例

せた食事」を推奨するシンボルマークの活用も呼びかけられた[*1]。

　「日本人の長寿を支える『健康な食事』の普及について」の通知では，あわせて「生活習慣病予防その他の健康増進を目的として提供する食事の目安」も示された。これを踏まえた推進事業として，2018（平成30）年4月に日本栄養改善学会および日本給食経営管理学会を中心とした「一般社団法人 健康な食事・食環境コンソーシアム」が認証する「健康な食事・食環境（スマートミール）」制度が開始された[*2]。認証基準に適合した食事（スマートミール）を，継続的かつ健康的な環境（栄養情報の提供や受動喫煙防止等に取り組んでいる環境）で提供している外食，中食（持ち帰り弁当），給食部門の店舗等が対象である。認証を受けた施設は，「健康な食事・食環境」のマークを使ってメニューやPOP等で「スマートミール」を提供している店舗であることをアピールできることになる。

２）食事バランスガイド

（１）食事バランスガイド

　2000（平成12）年に策定された食生活指針を具体的な行動に結びつけるツールとして，厚生労働省と農林水産省は**食事バランスガイド**を2005（平成17）年に作成した。一般の人々が「何を」「どれだけ」食べたらよいかを自分で判断するためのガイドであり，外食や中食などで活用しやすいように代表的な料理がイラストで描かれている（図3-12）。また望ましい食事の摂取量も，重量やカロリーではなく「つ（SV）[*3]」という単位で示されている。

＊1　「主食・主菜・副菜を組み合わせた食事」のためのシンボルマーク

※本シンボルマークは企業などが個別の商品に貼付することは認められていない。

＊2　「スマートミール」の認証基準は第6章p.192参照。

＊3　「つ」は個数（1つ，2杯，3皿など）を表し，SVはサービング（食事提供量）を表す。

厚生労働省「食事バランスガイド」について

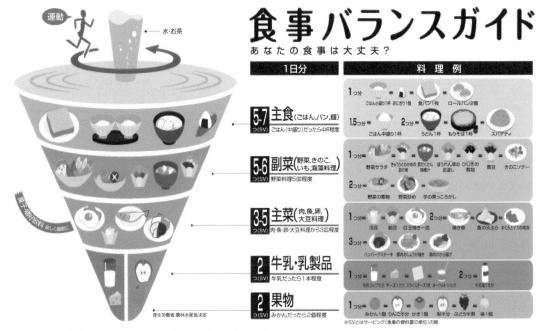

資料）厚生労働省，農林水産省「食事バランスガイド」2005

図3-12　食事バランスガイド

　料理の区分は十分な摂取が望ましい順に，上から「主食（ごはん，パン，麺）」「副菜（野菜，きのこ，いも，海藻料理）」「主菜（肉，魚，卵，大豆料理）」「牛乳・乳製品」「果物」の5つが並べられている。それぞれをどれだけ食べるのが適切か，各料理1回当たりの標準的な量が示されている。基本形として示される想定エネルギー量は1日2200±200kcalであり，その対象はほとんどの女性と，身体活動レベルの低い男性である。食事バランスガイドの活用にあたっては，年齢，性別，活動量を基に，自分にとって適切な1日の食事摂取量（エネルギー〈kcal〉と5区分の料理の適量）を確認した上で，1日の摂取量をコマのイラスト上に塗り，バランスをみる方法が示されている（図3－13）。

資料）厚生労働省「『食事バランスガイド』で実践　毎日の食生活チェックブック」

図3－13　食事バランスガイドを活用した食事チェック

（2）食育ガイド

　2012（平成24）年に内閣府は，乳幼児から高齢者に至るライフステージのつながりを大切にし，生涯にわたりそれぞれの世代に応じた食育の実践を促すことを目的として**食育ガイド**を作成した。本ガイドは第2期食育推進基本計画（2011〜2015年度）に基づくもので，その後，所管を農林水産省に移して2019（平成31）年に改訂されている[*1]。

　主な内容は，各ライフステージにおける身体的成長，食習慣と食事内容，食の生産・加工・流通の過程，食品表示，災害への備えなどについて学童期から使えるようにわかりやすい表現で示されている。

【参考文献】
・文部科学省，厚生労働省，農林水産省「食生活指針の解説要領」2016
・厚生労働省「妊娠前からはじめる妊産婦のための食生活指針〜妊娠前から，健康なからだづくりを〜解説要領」2020

*1　食育ガイド（農林水産省，2019年改訂版）

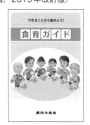

・厚生労働省「健康づくりのための身体活動・運動ガイド2023」2024

・厚生労働省「日本人の長寿を支える「健康な食事」のあり方に関する検討会報告書」2014

・厚生労働省「令和2年版 厚生労働白書」2020

・厚生労働省「自然に健康になれる持続可能な食環境づくりの推進に向けた検討会報告書」2021

・厚生労働省・農林水産省「フードガイド（仮称）検討会報告書」2005

・厚生労働省「『日本人の食事摂取基準』活用検討会報告書」2010

・農林水産省「食育ガイド」2019

7. 諸外国の健康・栄養政策

1）公衆栄養活動に関係する国際的な行政組織と活動

　グローバリゼーションが進展した現在は，ヒト・物・経済の国際間交流がかつてないほど増えており，新型コロナウイルス感染症のパンデミックのように，一国の課題が瞬く間に世界全体へと波及していく状況となっている。健康・栄養の領域では，第2章第5節（p.54～）でみたようにさまざまな課題が存在し，中でも**栄養不良の二重負荷** double burden of malnutrition や**非感染性疾患** non-communicable diseases; NCDsは，先進国・開発途上国を問わず，多くの国の主要課題となっている。国際的に共通するこれらの健康・栄養課題に対しては，**国際連合**（以下，国連）United Nations; UNに関連する組織によってさまざまな対策がとられている。

　国連は，第二次世界大戦直後の1945年に，世界の平和と社会の発展に協力することを誓った独立国家が集まり発足した機関である。ニューヨークに本部をおき，2021年現在，193か国が加盟している。

　国連には主要機関として総会，安全保障理事会，経済社会理事会，信託統治理

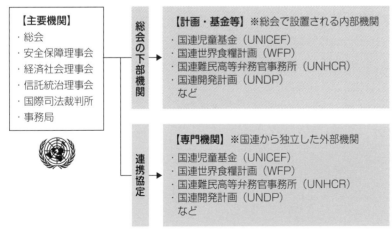

図3-14　国際連合と主な専門機関等の構成

事会，国際司法裁判所，事務局の6つの機関があり，さらに国連に関連する機関として15の専門機関と，24の計画・基金等がある（**図3－14**）。後述するように，各機関・計画・基金等は国連と調整を図りながらも，独立した機関としてさまざまな分野で活動が行われている。

（1）持続可能な開発目標（Sustainable Development Goals；SDGs）

　2015年9月の国連総会において，「地球上の誰一人取り残さない」という理念のもとに，貧困や不平等，気候変動，環境劣化，繁栄，平和と公正など，私たちが直面するグローバルな諸課題の解決を目指して採択されたのが「**持続可能な開発目標（SDGs）**」である。SDGsでは17の目標（**図3－15**）と169のターゲットが示されており，2030年までの達成を目指している。

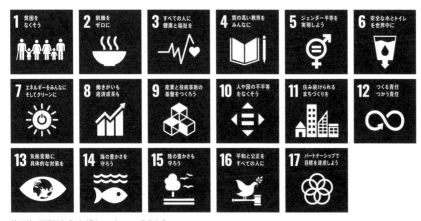

資料）国際連合広報センター，2019
図3－15　持続可能な開発目標（SDGs）ロゴ

　SDGsの内容は2000～2015年の国連ミレニアム開発目標（MDGs）[*1]を引き継ぐが，援助する側・される側を区別せず，すべての国が一緒になり課題を解決しようとするものである。SDGsの目標の多くが健康・栄養と直接的または間接的に関わるが，中でも栄養と関連が深い「目標2：飢餓をゼロに」と「目標3：すべての人に健康と福祉を」について述べる。

①目標2：飢餓をゼロに

　国連の5つの専門機関が共同で公開している資料によると，世界で飢餓に直面している人口は2022年時点で7億3,510万人に上ると推計されており（中央値），新型コロナウイルス感染症がパンデミック化する前の2019年から1億2,000人以上増加した[*2]。地域によって栄養不足率は大きく異なり，特に西アジア，カリブ諸国，アフリカが高騰している。食糧の需供のバランスの崩れが，感染症や戦争による政情不安定化によって加速化されていることなどが原因と考えられる。

　先進国による開発途上国への食糧援助は緊急的な課題解決にはなるが，持続可能な食糧確保の観点からは，農林水産分野において，それぞれの国・地域が安定的に生産性を向上させられる食糧生産システムを開発することも重要である。ま

＊1　**国連ミレニアム開発目標（MDG）**：世界の最貧層のニーズを満たすことを目的として，2000年の国連ミレニアムサミットで採択。次の8つの目標を掲げて推進された。
1　極度の貧困・飢餓の撲滅
2　初等教育の普及
3　女性の地位向上
4　乳幼児死亡率の削減
5　妊産婦の健康の改善
6　HIV/エイズ，マラリアその他の疾病のまん延防止
7　環境の持続可能性の確保
8　開発のためのグローバルパートナーシップの推進

＊2　**The State of Food Security and Nutrition in the World 2023**

※日本語要約版は国際農林業共同協会より公開されている。

た適切な経済的支援を通して，生産に従事する人材育成と人材確保も必要である。

②目標3：すべての人に健康と福祉を

　母子保健分野では，5歳未満児死亡率 under five mortality rate や妊産婦死亡率 maternal mortality rate は世界的に改善傾向にはあるが，開発途上国の貧困層では依然として高く，さらなる低下が目標となる。

　成人保健分野では，若年死亡率の低下が目標とされており，AIDSなどの感染症対策に加えて，非感染性疾患（NCDs）の予防・治療と精神保健 mental health の向上に対する対策が重要とされる。人々のライフコースを通じた栄養改善への取り組みは，健康増進のみでなく，世界全体の社会の発展へとつながると考えられる。

（2）公衆栄養活動に関わる国連の主な専門機関，計画・基金等

　SDGsの達成を目指し，国連は全世界に向けて保健・栄養プログラムの策定・実施における連携強化を促進し，国際的な食糧支援などの活動を推進している。公衆栄養活動に関わる主な国連の専門機関と計画・基金等を**表3−19**に示した。

表3−19　公衆栄養活動に関わる国連関連機関

	機関名		主な活動内容
専門機関	世界保健機関（WHO）		国際的な保健活動の指示と調整を行う。病気の予防に関する研究も促進，調整している。
	国連食糧農業機関（FAO）		貧困や栄養不良の根絶と，栄養水準の引き上げに努めている。農業部門の持続可能な開発を目指す加盟国を援助している。
	国連教育科学文化機関（UNESCO）		教育，科学，文化，通信の分野で国際協力と情報交換を促進している。平成25年には「和食」がユネスコ無形文化遺産に登録された。
計画と基金	国連世界食糧計画（WFP）		人災や自然災害の被害者に食糧を届け，弱い立場に置かれた人々の栄養と生活の質を改善し，人々や地域社会の自立を促進している。
	国連児童基金（UNICEF）		子どもの権利を擁護，推進，保護する中心的な役割を担っている。
	国連難民高等弁務官事務所（UNHCR）		難民を法的に保護する一方で，自国への自発的な帰還または他国への定住を援助することにより，難民問題の持続可能な解決を図っている。
	国連開発計画（UNDP）		国連の世界的な開発ネットワークとして，人々の生活向上を助けるために変革し，各国が必要とする知識や経験，資源を得られるようにする活動を行っている。166か国に現地事務所を置き，各国と協力しながら，世界的な開発課題に解決策を見出せるよう支援している。SDGsの推進においても中核的な役割を担う。

　専門機関等のうち，公衆栄養活動に関連の深い機関を以下に概説する。

①世界保健機関（World Health Organization；WHO）

　WHOはスイスのジュネーブに本部を置く，国際的な保健活動の指示と調整を

WHO

行う国連の専門機関である。従来は感染症対策に取り組んできたが，現在は
NCDs予防も重要課題としている。世界では毎年4,100万人がNCDsに起因して
死亡しており，その数は世界全体の死亡原因の71％にのぼるとされる[*1]。2004
年の世界保健総会では，NCDsの予防戦略として「**食事，運動，健康に関する世
界戦略**（Global Strategy on Diet, Physical Activity and Health；DPAS）」が
策定された。さらに2013年には国際的なNCDs対策の目標と指標を含む「**NCDs
の予防と管理に関するグローバル戦略　2013年〜2020年行動計画**（Global
action plan for the prevention and control of NCDs 2013–2030）」を策定した。
2025年までにNCDsによる30歳から70歳までの死亡率を25％削減する目標（25
by 25）などを掲げ，開発途上国を含めた対策を進めている。

　WHOでは，疾病の予防に関する研究も進められている。世界，地域，国レベ
ルで，年齢，性別，原因別に集計した健康関連指標（平均寿命，健康寿命，死亡
率，罹患率，疾病負担など）に関する比較可能な時系列データを，**世界保健統計**
（Global Health Estimates）として提供している。

WHO FACT SHEETS,
Noncommunicable
diseases

世界保健統計
WHO, Global Health
Estimates

②国連食糧農業機関（Food and Agriculture Organization of the United Nations；FAO）

　世界のすべての人々の**食料安全保障**[*1]に関わる活動を担う国連専門機関であ
り，各国・地域の農林水産業の発展と農村開発にも取り組む。FAOは食料生産
や農林水産業の状況を示すフードバランスシート（食料需給表）の作成手引きを
策定しており，データの集計方法を標準化することで，各国・地域によって作成
されるフードバランスシートの国際比較が可能となっている。

　1992年には，FAOとWHOが共同開催した第1回**国際栄養士会議**（International
Conference on Nutrition；ICN）において，**世界栄養宣言**および**行動計画**が採択
された。宣言には「安全で栄養的に望ましい食物へのアクセスは一人ひとりの権
利である」と示され，行動計画では各国政府に対して，公衆栄養上の課題と関連
する地域固有の食事パターンを明らかにし，その国の人々にふさわしい行動目標
かつ地域目標となる食物ベースの食生活指針を作成し，普及することを求めた。
さらに1995年のFAO/WHO合同専門家会議において，**食物ベースの食生活指針**
Food-Based Dietary Guidelines：FBDG[*2]の作成と活用に関するガイドライン
が開発された。現在，世界各国では，このガイドラインに従って物物ベースの食
生活指針が策定されている。

FAO

*1　**食料安全保障（フード
セキュリティ）**：すべての人
が活動的で健康的な生活に
必要な食生活上のニーズと
嗜好を満たすために，十分
で安全かつ栄養ある食料
を，物理的，社会的および
経済的に入手可能な状態。
本章p.69参照。

③コーデックス委員会（Codex Alimentarius Communication；CAC）

　コーデックス委員会は，1963年にWHOとFAOが設立した国際食品規格委員
会である。世界では現在188の国とEUが加盟しており，日本は1966年より加盟
した。消費者の健康を守り，食品の公正な貿易の促進を目的として，200を超え
る国際的な**食品規格**，**食品表示・栄養表示に関するガイドライン**，**衛生規範**など
を定めている。これらのコーデックス規格は，日本の食品表示規格にも活用され
ている。

*2　**食物ベースの食生活指
針**：従来は専門家主導で栄
養素の数値目標をベースに
した指針が用いられていた
が，本指針では，地域で入
手可能な食物をベースに，
人々に理解しやすい指針へ
と視点が変えられた。健康
をもたらす食パターンの選
択幅は広いという認識のも
とに作成するものである。

CAC

④国連世界食糧計画（World Food Program；WFP）

WFP

＊1　国連WFP協会「年次報告書2022」

　WFPは，主に開発途上国で戦争や自然災害などの緊急時に食料援助を行っている。そのほか，開発途上国における学校給食プログラムを実施し，2022年には59か国で，2,000万人に学校給食を提供した[*1]。支援を必要とする子どもが増える一方で，資金が不足している状況もある。このプログラムの最終的な目標は，各国が独自で学校給食を実施できるようにすることである。生産能力の向上によって災害への対応能力を高める目的から，農家の生産性向上といった自立支援にも力を入れている。

⑤国連児童基金（United Nations Children's Fund；UNICEF）

UNICEF

　UNICEFは，開発途上国や難民の子どもに対して，教育の機会の提供，予防接種，安全な飲料水の確保，栄養改善等の活動を行っている。栄養改善に関しては，乳幼児期の子どもや妊産婦を対象とし，ビタミンA欠乏症，ヨウ素欠乏症，貧血等の予防や母乳推進プログラムに取り組んでいる。

（3）国連　栄養に関する行動の10年

　2016年の国連総会において，2025年までを「United Nations　Decade of Action on Nutrition（国連　栄養に関する行動の10年）」とすることが宣言された。この宣言は，2014年にWHOとFAOがローマで開催した第2回国際栄養会議（ICN2）で採択された「栄養に関するローマ宣言」および「行動のための枠組み」を踏まえたものであり，同時にSDGsの達成には栄養の改善が深く関わっていることも示されている。

　「国連 栄養に関する行動の10年」の宣言では，目標達成に必要な6つの行動分野を挙げている。①健康な食事のための持続可能かつ回復力に富むフードシステム，②すべての人に行き渡る栄養活動のための保健システム，③社会的保護と栄養教育，④栄養改善のための通商と投資，⑤すべての年代の栄養のための安全で支援的な環境，⑥栄養に関するガバナンスおよびアカウンタビリティの強化。

　2021年開催の東京栄養サミットも宣言に沿った活動であり，世界の栄養不良で苦しむ人々を減らす取り組みが具体的なコミットメントとして公表された。

（4）国際栄養科学連合（IUNS）

　栄養科学およびその応用の研究における国際協力の推進と，国際会議・会合の開催，出版，その他適切な手段によって，栄養科学における研究ならびに学術情報の交換を促進するなどを目的とする。4年ごとに国際栄養学会議（IUNS-ICN）を開催している。2022（令和4）年12月には約50年ぶりに日本（東京）で開催された。

2）公衆栄養関連計画

　世界各国では，国内の健康・栄養課題や食料問題に対応した公衆栄養関連計画が策定され，さまざまな公衆栄養に関する取り組みが進められている。

　米国では肥満が年々増加しており，深刻な栄養課題となっている。2017 〜

2018年の全米健康栄養調査（National Health and Nutrition Examination Survey；NHANES）では，成人の42%以上が肥満（BMI≧30kg/m²），約10%が高度肥満（BMI≧35kg/m²）と報告されているが，人種や社会経済的背景の影響も大きく，健康格差が大きな課題となっている。

米国保健福祉省（略称HHS）は，国民の健康増進と疾病予防ための計画として「ヘルシーピープル（Healthy People）」を策定している。初版が発表された1979年から10年ごとに改定されており，現在は2020年に発表された「**ヘルシーピープル2030**」が推進されている。「ヘルシーピープル」は目標指向型の健康政策であり，10年後に達成すべき生活習慣や健康増進の数値目標を設定し，国民運動として目標達成を目指すものである。わが国の「健康日本21」も本計画を参考に策定されている。

前回の「ヘルシーピープル2020」の最終評価では，成人肥満に関する目標については「悪化」と報告された。それを踏まえ「ヘルシーピープル2030」では，身体的・精神的・社会的健康の各側面を連携させた取り組みが必要との前提に立って，「健康の社会的決定要因[*1]」へのアプローチや，コミュニティの役割強化が重要視されている。健康づくりにとってコミュニティが重要であることは知られているが，コミュニティを通じて行う健康づくりから，コミュニティが主導する健康づくりへと考え方が変化してきている。

Healthy People

＊1　健康の社会的決定要因（ Social Determinants of Health; SDH）：人々の健康状態を規定する経済的，社会的条件のこと。教育，職業，収入，ソーシャルキャピタル，物理的環境，文化，政策などが健康に多大な影響を与えているとの考えに立つ。

3）食事摂取基準

米国とカナダは，1997年に「**食事摂取基準**（Dietary Reference Intakes; DRIs)」を共同で作成した。集団に対する食料供給というそれまでの概念に立った基準から，特定の個人への適用を目的に確率の考え方を適用した新たな基準となり，わが国でもその概念を取り入れて，2004年に「日本人の食事摂取基準（2005年版)」が策定された。日本では5年に1度改定されるが，米国とカナダ版は栄養素ごとに不定期に改定がなされている。

米国，カナダ，イギリスなどの欧米諸国やアジアの富裕地域（中国，韓国，台湾などで）は独自の食事摂取基準を策定しているが，多くの開発途上国では策定されておらず，WHOとFAOによる食事摂取基準を採用している国が多いのが現状である。

4）食生活指針，フードガイド

FAOとWHOによる「食物ベースの食生活指針」の作成と活用に関するガイドラインに従って，世界100か国以上で食物ベースの食生活指針が策定されている[*2]。米国では1980年に「**アメリカ人のための食生活指針**（Dietary Guidelines for Americans)」が発表され，その後，5年ごとに改定されている。1990年版の食生活指針を実践するためのツールとして，「フードガイドピラミッド」が作成された。その後，2005年の食生活指針改定を受けて「**マイピラミッド**」（**図3－**

＊2　世界の主な食生活指針・フードガイドは以下サイトでも紹介されている。

国立健康・栄養研究所「食生活指針とフードガイド」

FAO「Food-based dietary guidelines」（英語版）

Dietary Guidelines for Americans

16）へ，さらに2010年の改定を受けて「マイプレート」（図3-17）へと置き換えられ，現在も活用されている。「マイプレート」は，大皿を４つに区分し，全体の1/2を果物と野菜（左半分），1/4を穀類（右上），1/4を肉や魚等のたんぱく質源となる食品（右下）とし，プレート右上の小さな皿は牛乳・乳製品を表している。「マイピラミッド」が１日に何をどれだけ食べるかを示していたのに対し，「マイプレート」は１回の食事で何をどれだけ食べるかを示すツールとなっている。

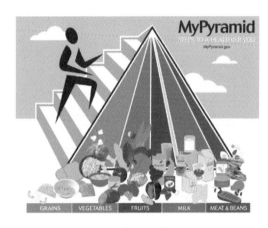

図3-16　マイピラミッド（2005年〜）

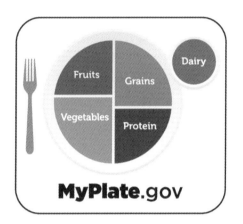

図3-17　マイプレート（2011年〜）

５）栄養士養成制度

　「栄養士」は世界のさまざまな国で養成されているが，国ごとに栄養士の職務内容や養成教育カリキュラムが異なっている。以下に米国の栄養士養成制度を概説する。

（１）米国の栄養士養成制度

　米国の栄養士の資格には**登録栄養士**（Registered Dietitian；RD）と**食事療法技術者**（Dietetic Technician, Registered；DTR）の２つがある。RDは食物と栄養の専門家であり，病院や医療施設においてヘルスケアチームの一員として栄養教育や栄養療法の指導を行う。DTRは，食物と栄養に関する訓練を受け，病院や医療施設においてRDの補助を行い，学校やデイケアセンター等でフードサービス管理を担う人材である。

　RDになるには，栄養士教育公認委員会が定める授業を修得し，学士以上の学位取得後，RD監督下において最低1,200時間のインターンシップを行う必要がある。終了後，栄養士登録委員会が実施する共通試験の受験資格が与えられ，試験に合格することで資格を得ることができる。そのほか，インターンシップ組込型の４年制大学学部教育を修了することで，共通試験の受験資格を得る方法もある。

　一方，DTRは，栄養士教育公認委員会が定める450時間以上のインターンシッ

プを含む教育プログラムを修了し，栄養士登録委員会が実施する共通試験に合格することで資格を得ることができる。

（2）国際栄養士連盟（International Confederation of Dietetic Association；ICDA）

ICDA

国際的な栄養士のネットワーク組織であり，現在40か国以上の栄養士会が加盟している。国や地域を越え，加盟国の栄養士を支援し，栄養士の地位を高めること，栄養士の教育実地訓練の水準を高めるためのインフラ整備の支援等を目的とし，1952年に発足した。4年ごとに**国際栄養士会議**（International Congress of Nutrition and Dietetics；ICND）を開催し，各国の栄養士会員が集まり議論をしている。

（3）アジア栄養士連盟（Asian Federation of Dietetic Association；AFDA）

AFDA

国際栄養士連盟のうち，アジア地域の栄養士会により組織された連盟である。アジア地域の人々の栄養の向上を推進することを目的とし1991年に設立された。加盟国は，台湾，香港，日本，マレーシア，パキスタン，インド，フィリピン，インドネシア，タイ，韓国，シンガポール，オーストラリアの12か国（2021年4月現在）である。4年ごとに，**アジア栄養士会議**（Asian Congress of Dietetics；ACD）を開催している。2022（令和4）年には日本（横浜）で開催された。

【参考文献】

・国際連合広報センター　ホームページ

　https://www.unic.or.jp/

・JICA－国際協力機構　ホームページ

　https://www.jica.go.jp/index.html

・国立健康・栄養研究所　ホームページ

　https://www.nibiohn.go.jp/eiken/

第 4 章

Epidemiology

栄養疫学

1. 栄養疫学の概要

1）栄養疫学の役割

（1）疫学の定義と目的

　疫学 epidemiology とは，地域や職域など特定の人間集団を対象として，その健康状態と関連する要因の分布を統計的に明らかにする学問である。そして，疾病の予防や寿命の延伸，生活の質（QOL）の向上を図ることが疫学の目的とされる。

　もともと疫学は感染症を対象とし，その流行の状況や類型を明らかにする学問として発展してきた。わが国では1960年頃より公害や大気汚染による呼吸器疾患も疫学の対象となり，さらに近年は，がんや脳卒中，心疾患，高血圧症，動脈硬化，糖尿病など，栄養状態や食生活，運動，喫煙，飲酒といった生活習慣や社会環境が深く関与する生活習慣病を中心に，多岐にわたる健康異常について原因を明らかにし，対策を打ち立てることを目指すようになっている。

（2）疫学の歴史

　1854年夏，ロンドンでコレラが流行した際，麻酔科医**ジョン・スノウ**[*1]は，これに対してコレラ患者の居住地を地図上にプロットし，感染地図を作成した。その後の観察により，ある共同井戸が流行の原因であると推定し，その井戸水の利用を禁止し，さらなる流行を未然に防いだのである。これは，細菌学者ロベルト・コッホによるコレラ菌の発見に30年も先立ち，コレラが細菌による伝染性疾患であることが知られていなかった時代のことである。

　わが国では脚気（かっけ），すなわちビタミンB$_1$欠乏症が江戸時代から江戸患（わずら）いとして知られていた。明治時代になり，脚気の流行は富国強兵を目指していた陸軍・海軍のいずれでも深刻となっていたが，その原因は特定されていなかった。明治に入り納税制度の変更や現金収入の増加，脱穀技術の進歩などにより米が食べられるようにはなったが，白米を腹いっぱい食べられる食事は，まだ多くの日本人にとって憧れであった。軍隊で特に脚気が問題となったのは，入隊すると白米が好きなだけ食べられると，勧誘の宣伝に使われたためである。この状況下でイギリ

＊1　**ジョン・スノウ**：John Snow（1813 ～ 1858）。麻酔科医として当時新進のクロロホルム等の研究に従事。コレラ禍が発生したソーホー地区では1か月で住民の10%が死亡したとされ，スノウはその予防活動により疫学の父と称される。現在，同地区にスノウにあやかった John Snow Pub が残されている。

ス留学経験のある海軍軍医の**高木兼寛**(たかき かねひろ)[*1]は，食事こそが脚気の原因だとした。そして，軍艦での食事を白米中心の食事から洋食へと変更し，脚気の発症を激減させた。これは，脚気の原因がビタミンB_1の欠乏によることが発見される約30年前の話である。

　ちなみに陸軍では，脚気の原因を病原菌とする説が有力だったため適切な対応がとられず，日清・日露戦争では脚気による死傷者の方が戦死者よりも多い結果となったという。

　スノウと高木の両エピソードとも，真の原因が不明な状態にあっても，対象や事象を細かに観察することから，対策を導き出している。つまり疫学研究は，疾病発症メカニズムが明らかになっていなくても，具体的な対策を提唱することができ，その効果を確かめることができるのである。

2）公衆栄養活動への応用

　上述の通り，疫学は対象とする人間集団の健康状態や疾病（＝アウトカムoutcome）と，それを規定する要因（＝曝露(ばくろ)[*2]exposure）との関連を実証することを目的とする。そして，栄養学は，栄養・食生活の改善により，健康の保持増進を図ることが目的である。これらを合わせた栄養疫学は，人の健康に影響を及ぼす栄養素や食生活について確認し，改善に向けた対策を検証し，結果へと導くための学問といえる。

　疫学における曝露要因は，大きく**宿主要因**[*3]（性別，年齢，遺伝など）と**環境要因**[*4]（生活習慣，病原体，気象，職業など）に分けることができる。曝露要因のうち，疾病発生の確率に影響を与えるものを**危険因子**risk factorという。栄養疫学における曝露要因は，栄養素や食物の摂取量だけでなく，「食べ方」などの食習慣も曝露要因となる。

　管理栄養士・栄養士にとって，その活動内容が人々の健康に対してどのような効果を及ぼすのかを評価・検証する疫学の方法論が実践の場で役立てられる。また，健康・栄養情報を理解するために，疫学の知識も必要となる。そのため，疫学は，保健所など公衆栄養活動の場（行政）だけでなく，臨床栄養の現場（医療）や給食施設などの活動においても不可欠である。

（1）疫学の手法

　疫学の手法は大きく，**観察研究** observational studyと**介入研究** intervention studyとに分けられる。観察研究は，曝露要因と疾病（アウトカム）との関連について，研究者が人為的な操作を加えずに観察のみによって，その頻度，分布，関連を明らかにする研究方法である。一方，介入研究では研究者が対象集団に積極的に介入して，曝露状態を変えることで，実際にアウトカムが変わるのかを検証する。疫学の手法の分類を**表4－1**に示し，それぞれについて解説する。

表4－1　主な疫学の手法

疫学手法			対象	時間的な視点	人為的な介入
観察研究		記述疫学（①）	集団	横断的	無
	分析疫学	生態学的研究（②）（地域相関研究）	集団	横断的	無
		横断研究（③）	個人	横断的（現在）	無
		コホート研究（④）	個人	前向き（将来）	無
		症例対照研究（⑤）	個人	後向き（過去）	無
介入研究		ランダム化比較試験（⑥）	個人	前向き	有
		ランダム化していない比較試験	個人	前向き	有
		前後比較試験	個人	前向き	有

①記述疫学

　記述疫学 descriptive epidemiologyは，集団中に発生する病気や健康障害の頻度と分布を，次の3つの要因から観察し，病気や健康障害の発生予防に関する対策を立てる方法である。

- **人**：だれが罹患しているのか
- **場所**：どこで発生しているのか
- **時間**：いつ起きているのか

　これらを詳細かつ正確に観察・記述し，そこから発生要因（疾病と関連すると疑うことができる要因）を仮説として設定する。ジョン・スノウが作成した感染地図がまさに記述疫学といえる。新型コロナウイルス感染症においても，年齢別の陽性者数（人），都道府県別の陽性者数（場所），陽性者数の推移（時間）などが調べられた。

②生態学的研究

　生態学的研究（地域相関研究 ecological study）では，分析の対象は地域または集団が単位となる。異なる地域や集団と比較することで，発生要因と疾病の関連を検討する方法である。

> 例）
> 脂肪の平均摂取量と大腸がん死亡率を国別に相関分析し，次の正の相関が観察された。
> ・脂肪の平均摂取量が高い国では大腸がん死亡率が高い
> ・脂肪の平均摂取量が低い国では大腸がん死亡率が低い
> →導かれる仮説：脂肪の摂取量が多いと大腸がんになりやすいのではないか。

③横断研究

　横断研究 cross-sectional studyは，調査の対象集団において，特定の時点の疾病（健康障害）の有無と曝露要因の保有状況を調査し，その関連を明らかにする

方法である。ある一時点のみを調査するため，罹患率[*1]ではなく有病率[*2]が用いられる。さらに，一時点であるために因果関係は調べることができない。

*1　**罹患率**：一定期間中に新たな疾病者の発生を示す指標。次の計算により1年単位で算出。観察期間中の新たな罹患者数／観察集団の人年の合計。

*2　**有病率**：一時点またはある期間における有病者の割合。対象集団のある一時点における有病者数／調査対象者数。

> 例）
> 個人レベルで食事調査と血圧測定を同時調査した結果，食塩の摂取量が多い人ほど収縮期血圧が高いことが明らかとなった。
> →導かれる仮説：食塩の過剰摂取が高血圧症の有病率上昇に関連すると考えられる。

このように，ある時点での曝露要因の観察から病気の原因の可能性を探る方法である。

④コホート研究

コホート研究 cohort study は，調査開始時点で調査する疾病に「罹患していない者」を対象として，特定の曝露要因がある群（曝露群）と，ない群（非曝露群）を一定期間追跡する。その疾病の発生率を比較することで，曝露要因と疾病発生との関連を調べる方法である。

曝露要因と疾病の関連の強さを示す指標として，**相対危険** relative risk や**寄与危険** attributable risk などが使われる。相対危険は，ある要因への曝露により，疾病の発生が曝露しなかった群に比べ何倍に増加したのかを示す指標である。一方，寄与危険は，要因の曝露により，疾病の発生がどの程度増減下を示す指標である[*3]。

*3　詳細は本章第4節（6）相対危険，寄与危険，オッズ比（p.142）を参照のこと。

> 例）
> 調査目的：胃がんの発症率の比較
> 対象：日本国内11地域の45歳から74歳までの男女7万7,500人を対象
> 期間：平均7.7年追跡
> 結果：漬け物の摂取量が最も少ない群に対する最も多い群の相対危険は2.24となった。（Takachi R, et al. Consumption of sodium and salted foods in relation to cancer and cardiovascular disease: the Japan Public Health Center-based Prospective Study. Am J Clin Nutr. 2010; 91: 456-64.）
> →導かれる仮説：漬け物を多く食べると胃がんに2.24倍なりやすい。

⑤症例対照研究

症例対照研究 case-control study は，調査対象とする疾病に罹患している者の群（症例群）と，その疾病に罹患していない者の群（対照群）を対象として，過去の曝露要因を調査し，曝露要因と疾病との関係を解明する。

曝露要因と疾病の関連の強さを示す指標として，**オッズ比** odds ratio が使われる。ある事象が起こる確率とそれが起こらない確率の比をオッズといい，2つのオッズの比をオッズ比という。

例）
調査目的：ある料理Aの喫食状況
対象：ある会食で食中毒が発生した際，食中毒を発生した25人／食中毒を
　発症しなかった26人
結果：食中毒を発症した人で料理Aを食べた人（a）18人
　　　　食べかなった人（b）7人
　　　　食中毒を発症しなかった人で料理Aを食べた人（c）7人
　　　　食べなかった人（d）19人
→導かれる仮説：オッズ比を計算すると7.0となり，料理Aが食中毒の原
　因と考えられた。

　時間の流れと研究の流れから，コホート研究と症例対照研究を整理すると**図4－1**のようになる。コホート兼研究は，時間の流れと同じであり，前向きprospectiveとよばれるである。それに対し。症例対照研究は，時間の流れと逆であり，後向きretrospectiveとよばれる。また，コホート研究と症例対照研究のそれぞれの長所と短所を**表4－2**にまとめた。コホート研究と症例対照研究のどちらの研究方法を選ぶかは，対象疾患の頻度や緊急性などの特徴や研究者の事情などによる。

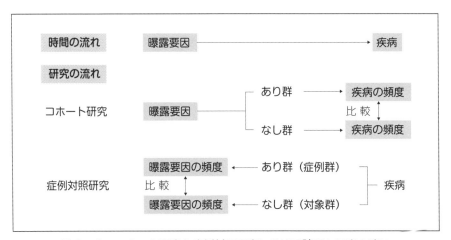

図4－1　コホート研究と症例対照研究における時間と研究の流れ

表4－2　コホート研究と症例対照研究の長所と短所

	コホート研究	症例対照研究
長所	・時間的前後関係を正しく評価できる ・思い出しバイアスの影響を受けない ・罹患率や寄与危険を直接計算できる	・調査対象が少なく，調査期間も短くて済む（時間や費用があまりかからない） ・稀な疾患の研究に適している
短所	・相当数の対象者を長期間追跡しなければならない（時間や費用が比較的かかる） ・まれな疾患の研究には向いていない	・記憶に頼るため正確性に欠ける ・思い出しバイアスの影響を受けやすい ・罹患率や寄与危険が計算できない

⑥ランダム化比較試験

　介入研究は，曝露要因に対する介入が，疾病の予防や予後改善に有効であるかどうかを確認する目的で実施される。その中で**ランダム化比較試験** randomized controlled trial; RCTは，臨床試験などにおいて，データの偏り（バイアス）を減らす目的で，対象者を無作為（ランダム）に介入群と比較対照群に分け，介入した群としない群それぞれの効果を比較する方法である。参加者が介入群と比較対照群のどちらの群に入ったかわからないようにする盲検法が取られることもあるが，栄養疫学の研究では，実施が難しいことも多い。

　介入研究は，ランダム化比較試験のほかに，ランダム化していない比較試験や前後比較試験がある。ランダム化していない比較試験は，被験者の割りつけが無作為でなされていない比較試験である。公衆衛生や公衆栄養領域では，倫理的，時間的，金銭的な理由から，無作為化対照試験を実施することは難しいため，対象者の希望などにより割りつけを行うことも多い。そのため，結果（介入群と対照群との相違）が，介入だけによる効果なのかわからない可能性もある。前後比較試験は，同一集団において介入前後の状態の比較を行う試験で，対照群は設定されない。

（2）レビューとメタ解析

①レビューの種類

　同じテーマについて報告された研究報告を集めて，そのテーマについて総合的に整理・評価した論文を**レビュー**（総説）という。レビューは，大きく**叙述的レビュー** narrative reviewと**系統的レビュー** systematic reviewとに分けられる。叙述的レビューでは，結論があらかじめ設定され，いくつかの異なる手法を用いた研究からそれを支持する研究結果を抽出し，紹介するという形式が一般的である。一方，系統的レビューでは，あるテーマに関する研究報告を系統的・網羅的に複数のデータベースから収集し，批判的評価を加えて要約し，そこから実践的な提案を行う研究である。系統的レビューは公衆栄養の政策や実践的な栄養指導の重要な参考資料となる。

②メタ解析

　メタ解析 meta-analysisは，系統的レビューのうち，研究の質的・量的評価を行い，結果を統計学的に統合して定量的に要約する方法である。「日本人の食事摂取基準（2020年版）」においても，100以上の系統的レビュー・メタ解析が参考資料とされている。

　疫学研究から生み出される結果の質は，すべて等しく信頼できるというわけではない。いろいろなバイアス（真実からの偏り）が起きにくい研究方法によって導き出された結果ほど，研究の質が高く，結果が信頼できると考えられる。疫学研究は各研究方法のバイアスの起こりにくさによって結果の**エビデンスのレベル**（科学的根拠の質・強さ evidence level）が評価されている。「日本人の食事摂取基準（2020年版）」では，目標量の算定に限り，エビデンスレベルが付されている。

エビデンスレベルが示されている治療ガイドラインも多い。

　観察研究に比べて，実験的に計画できる介入研究の方がいろいろなバイアスが排除できるため，エビデンスのレベルは高い。中でも，ランダム化比較試験は要因への曝露の有無を無作為に割りつけて曝露の効果を比較するため，バイアスが入る余地が少なく，質の高い結果が得られる方法である。そのため，ランダム化比較試験やランダム化比較試験のメタ分析のエビデンスのレベルが最も高いと考えられている。

2．曝露情報としての食事摂取量

1）食物と栄養素

　食品衛生法などによると，食品とは，すべての飲食物（医薬品および医薬部外品等を除く）をいう。ヒトは生命維持のために食品（食物）を摂取するが，その過程では，調理・加工を経て食事となり，その食事をだれかと一緒に楽しむことがQOLの向上にもつながる。そこが動物とは異なる点である。

　疫学研究における曝露情報のひとつに食事情報があり，次の3つに分類される。

①**栄養素等摂取量**：エネルギー，たんぱく質，脂質，炭水化物，ビタミン，ミネラルなどの摂取量。食事調査で得た食品摂取量から，日本食品標準成分表を基にして，各栄養素等の摂取量を算出する。

②**食品摂取量**：食事を成分表に掲載される「食品」に分類して，それぞれの重量を記録表へ記入し，各食品の合計量を算出する。

③**食行動**：食パターンや，朝食・間食・夜食の摂取，大食や小食，早食いなどを質問票で把握する。

　質問票や食事調査から直接測定できるのは食品摂取量と食行動であるが，栄養素等摂取量は食品摂取量と摂取頻度をもとに間接的に算出された値である。食事は複数の食品や調味料等で構成され，ある特定の食品を摂取するわけではないこと，さらにそれぞれの食品に含まれる各栄養素量は異なることなどから，健康事象との関連を検討した食品および栄養素等摂取量の結果の解釈には留意が必要である。

2）食物摂取量の変動と測定誤差

　ヒトは，毎日毎食のメニューが異なるため，摂取する食品や栄養素等も変動するが，その変動は個人内変動と個人間変動にわけることができる。

（1）個人内変動と日間変動，個人間変動

　ヒトは日によって食べ物や食べ方が異なるため，算出される栄養素も変化（摂取量のゆれ）が生じる。これを**個人内変動** intra-individual variationという。同一個人内における摂取量のゆれの最も代表的なものは**日間変動** day-to-day variationであるが，季節変動や平日と休日，日常食と行事食（例：祝祭日）など

の差も知られている。日間変動の程度は高齢者より若年者の方が大きいが，これは日によってライフスタイルの変化が高齢者よりも大きく，それに伴って外食や欠食などの食事内容も変わるためである。臨床等の現場において，個人の食事摂取量を測定し，個別指導に利用する場合は，個人内変動の考慮が大切である。

　また，食事摂取量が人によって異なることを**個人間変動** between-person variationという。いわゆる個人差のことである。

（2）測定誤差

　集団を対象とした調査には，全数調査(悉皆調査)と標本調査がある(**図4－2**)。全数調査は対象者全員（母集団）を調査して母平均（真の値）を算出するのに対し，標本調査は母集団から標本を抽出し，標本平均（集団平均値）から母平均を推測する。母平均と標本平均とのずれには次の2つがある。

　偶然誤差：標本平均が偶然ずれたものであり，母平均から正と負の両方にばら

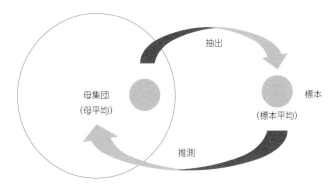

図4－2　集団を対象とした調査の概念

つく。統計学で，ある程度の制御が可能である。偶然誤差における標準偏差[*1]は調査日数を増やすこと，丁寧に測定すること，標準誤差は調査人数を増やすこと，回収率をあげることで，測定誤差は小さくなり，標本平均を母平均に近づけることができる。

　系統誤差：標本平均が母平均から特定の方向（正または負）に偏ったずれをいい，統計学では制御が不可能である。ずれの原因は，非日常の食事，申告誤差，測定者（例：後述する24時間食事思い出し法を熟練でない者が行う場合など），測定器（例：食品成分表では，成分表作成時の食品と献立表の使用食品との栄養素量の差や，調理損失に伴う栄養素量の変化）等がある。これらは，調査日数や調査人数を増やしても真の値に近づけることはできないため，標本を無作為抽出法にする，測定の標準化等により測定精度をあげるなど，主に研究計画をたてる段階での対策となる。

　季節変動においては，特定の季節（例えば夏限定）の食事調査は系統誤差となるが，1年間を通して調査した場合は偶然誤差となる。

　食事調査の測定誤差において，上述の**日間変動**と**申告誤差**（過小申告・過大申告）は，特に留意を要する。**表4－3**は日本人の成人男女において，習慣的な摂

*1　**標準偏差**：平均値からのズレを数値化して，データ分布のばらつき具合を表す指標。標準偏差が大きいほど，ばらつきが大きい。英 Standard Deviatation の略SDも使用される。

取量の±5％の範囲に入る摂取量を個人レベルで得るために必要な調査日数をあらわしたものである。日間変動の程度は，集団，性，年齢，エネルギー・栄養素によっても異なることから，食事調査期間が短いと，調査日の摂取量がたまたま少ない，または，たまたま多い人たちが存在するため，実際よりも多くの過不足者が抽出される可能性がある。日本人におけるエネルギー摂取量の過小申告の程度は，男性11％，女性15％程度と報告されている。

表4－3　日本人の習慣的な摂取量の±5％の範囲に入る摂取量を個人レベルで得るために必要な調査日数

許容する誤差範囲	± 5%			
性別	女性		男性	
年齢範囲（歳）	30 ～ 49	50 ～ 69	30 ～ 49	50 ～ 76
対象者数（人）	58	63	54	67
エネルギー（kcal/ 日）	16	13	17	13
たんぱく質（g/ 日）	25	21	25	22
脂質（g/ 日）	47	47	53	49
β - カロテン（μ g/ 日）	273	148	246	167
ビタミン C（mg/ 日）	104	72	108	97
カルシウム（mg/ 日）	58	45	61	46
ナトリウム（mg/ 日）	44	45	49	45
鉄（mg/ 日）	47	42	47	38

食事調査は 16 日間秤量食事記録法による。
資料）厚生労働省「日本人の食事摂取基準（2020 年版）策定検討会報告書」2019 より抜粋

（3）変動係数

食事調査における**変動係数** coefficient of variation は，個人内変動と個人間変動の異なる2つのデータのバラつきを相対的に比較する指標として用いられる。どちらも標準偏差/平均(%)で算出され，値が小さいほど測定誤差は小さい。また，最低でも2日の食事記録（食事記録法や24時間食事思い出し法）のデータがあると，統計学的に，個人内／個人間分散比に基づいて，習慣的な摂取量の分布を推定することが可能とされる。

3）日常的な食事摂取量

疫学研究において，生活習慣病などの健康事象との関連を検討する場合，短期間ではなく，長期間における「日常的（正確には，平均的）な食事摂取量」の把握が重要となるが，次節で解説する食事記録法や24時間食事思い出し法を長期間にわたって大規模に実施するのは非現実的である。そのため，食物摂取頻度調査法による「習慣的な食事摂取量」がリスク解析に用いられる。コホート調査専用に開発された食物摂取頻度調査法は，摂取した食品のうち各栄養素への寄与度の高い食品がリスト化され，低い食品は除外されることにより作成されるため，習慣的な摂取量を測定する調査法とされる。食物摂取頻度調査を用いて栄養調査

や食品摂取量を調べる場合は，それが開発された時の対象集団の特性（性，年齢，地域差など）と同程度かの確認が必要である。

3．食事摂取量の測定方法

　食事調査は，人の食事摂取状況や栄養状態を把握するために行われる。代表的な食事調査方法として，食事記録法，24時間思い出し法，食物摂取頻度調査法などがある。いずれの調査方法にも，長所と短所があり，調査対象の特性や調査規模，評価したい内容やその制度，調査にかけることができる資源（人・時間・予算など）などを考慮して，より適した方法を選択することが求められる（**表4 -4**）。

1）24時間食事思い出し法と食事記録法；秤量法，目安量法
（1）24時間食事思い出し法
　24時間食事思い出し法 24-hour dietary recallは，調査日の前日（24時間以内）の食事内容や摂取目安量について，面接などで調査員が対象者から聞き取り，記録する方法である。調査者は，面接後，聞き取った料理名などから食品を同定し，目安量から摂取重量に換算し，集計する。調査結果の妥当性を高めるためには，面接の手順や面接を担当する調査員の訓練，目安量とそれに対応する重量をあらかじめ決めておくことなどの調査の標準化が必要である。対象者が聞き取る目安量の精度を高めるために，聞き取る際に，フードモデルや実物大の料理や食品の写真やイラスト，食器などが活用される（**図4-3**）。
　24時間思い出し法の長所として次のことがある。まず，30分間程度の聞き取りに応えるだけでよいため，対象者の負担は比較的少なく，食事記録法に比べて協力が得やすい。次に，調査員が面接し聞き取り，記録するため，読み書きができない対象者であっても適用することができる。最後に，すでに摂取した食事について調べるため，食事記録法とは異なり，調査を実施することにより習慣的な食事を変更されてしまう可能性は低い。24時間食事思い出し法の短所は，調査から得られる結果の精度は，対象者の記憶に依存する。そのため，子どもや高齢者への適応は困難である。また，調査者の面談技術によって，得られる結果の精度に差が生じる可能性がある。

（2）食事記録法
　食事記録法 dietary recording methodは，ある調査期間内に対象者が飲食したすべての食事について，料理名，使用食材，摂取量などを記録してもらう方法である。対象者自身が記録する自記式が一般的であるが，自分が記録できない場合などは代理人が記録したり，調査員が対象者の食事を観察して記録したりする場合もある。食事記録法では，調査精度を高めるため，調査者と対象者と面談を行うなど，記録内容を確認し，必要に応じて追加・修正が行われる。食事記録法は，

表4－4　食事摂取状況に関する調査法のまとめ

	概　要	長　所	短　所	習慣的な摂取量を評価できるか	利用に当たって特に留意すべき点
食事記録法	・摂取した食物を調査対象者が自分で調査票に記入する。重量を測定する場合（秤量法）と，目安量を記入する場合がある（目安量法）。食品成分表を用いて栄養素摂取量を計算する。	・対象者の記憶に依存しない。・ていねいに実施できれば精度が高い。	・対象者の負担が大きい。・対象者のやる気や能力に結果が依存しやすい。・調査期間中の食事が，通常と異なる可能性がある。・データ整理に手間がかかり，技術を要する。・食品成分表の精度に依存する。	・多くの栄養素で長期間の調査を行わないと不可能。	・データ整理能力に結果が依存する。・習慣的な摂取量を把握するには適さない。・対象者の負担が大きい。
24時間食事思い出し法	・前日の食事，又は調査時点からさかのぼって24時間分の食物摂取を，調査員が対象者に問診する。フードモデルや写真を使って，目安量を尋ねる。食品成分表を用いて，栄養素摂取量を計算する。	・対象者の負担は，比較的小さい。・比較的高い参加率を得られる。	・熟練した調査員が必要。・対象者の記憶に依存する。・データ整理に時間がかかり，技術を要する。・食品成分表の精度に依存する。	・多くの栄養素で複数回の調査を行わないと不可能。	・聞き取り者に特別の訓練を要する。・データ整理能力に結果が依存する。・習慣的な摂取量を把握するには適さない。
陰膳法	・摂取した食物の実物と同じものを，同量集める。食物試料を化学分析して，栄養素摂取量を計算する。	・対象者の記憶に依存しない。・食品成分表の精度に依存しない。	・対象者の負担が大きい。・調査期間中の食事が通常と異なる可能性がある。・実際に摂取した食品のサンプルを，全部集められない可能性がある。・試料の分析に，手間と費用がかかる。		・習慣的な摂取量を把握する能力は乏しい。
食物摂取頻度調査法	・数十～百数十項目の食品の摂取頻度を，質問票を用いて尋ねる。その回答を基に，食品成分表を用いて栄養素摂取量を計算する。	・対象者1人当たりのコストが安い。・データ処理に要する時間と労力が少ない。・標準化に長けている。	・対象者の漠然とした記憶に依存する。・得られる結果は質問項目や選択肢に依存する。・食品成分表の精度に依存する。・質問票の精度を評価するための，妥当性研究を行う必要がある。	・可能。	・妥当性を検証した論文が必須。また，その結果に応じた利用に留めるべき。（注）ごく簡易な食物摂取頻度調査票でも妥当性を検証した論文はほぼ必須。
食事歴法	・上記（食物摂取頻度調査法）に加え，食行動，調理や調味などに関する質問も行い，栄養素摂取量を計算に用いる。				
生体指標	・血液，尿，毛髪，皮下脂肪などの生体試料を採取して，化学分析する。	・対象者の記憶に依存しない。・食品成分表の精度に依存しない。	・試料の分析に，手間と費用がかかる。・試料採取時の条件（空腹か否かなど）の影響を受ける場合がある。摂取量以外の要因（代謝・吸収，喫煙・飲酒など）の影響を受ける場合がある。	・栄養素によって異なる。	・利用可能な栄養素の種類が限られている。

資料）厚生労働省「日本人の食事摂取基準（2020年版）策定検討会報告書」2019を一部改変

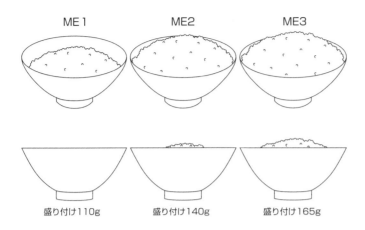

資料）独立行政法人 国立健康・栄養研究所「栄養摂取状況調査のための標準的図版ツール
　　（2009年版）」2009

図4－3　栄養摂取状況調査で使用されるイラストの例（めし盛りつけ110～165g）

摂取した食品の重量を測定して記録してもらう秤量法と，摂取した食品の目安量
を記録してもらう目安量法とがある。

（3）秤量法

　秤量法 weighting methodは秤や計量カップ，計量スプーンなどを使って，実
際に摂取する食品の重量や容量を測定し，記録する方法である（**表4－5**）。秤
量法の長所とは，摂取した食品を秤などで計量し，即時に記録するため，記録漏
れが少なく，最も正確に摂取量を把握できる方法である。そのため，他の食事調
査法の制度を評価するための基準（ゴールドスタンダード）として用いられる。
秤量法の短所としては，まず，摂取するすべての食品を計量して記録するという
煩雑な調査であるため，対象者は食品を正しく計量する技術や，食品や料理につ
いてある程度の知識が求められる。また，繰り返し複数日にわたって実施する際
には，対象者に高い動機づけが必要となる。一般に，子どもや高齢者には不向き
の方法であり，対象者となり得るものが限定的になりやすく，結果の集団代表性
が低くなってしまう場合もある。さらに，食事の前に計量して記録するという非
日常的な作業のため，食事内容を変更されてしまう可能性がある。

（4）目安量法

　目安量法 portion size methodは，摂取する食品の重量測定は行わず，食物を
数える通常の単位を用いて目安量（魚切り身1切，卵1個，みかん1個など）を
記録してもらう方法である（**表4－6**）。秤量法と比較すると。対象者にとって
簡便な方法であり，負担は小さい。各食物の目安量から重量に換算する際の重量
をあらかじめ決めておくこと（目安量の標準化）が必要であるが，実際には摂取
される食品の種類が多く，重量にもバラツキがあるため，目安量から重量への換
算には誤差が大きく，秤量法よりも得られる結果の精度は劣る。

　24時間食事思い出し法と食事記録法，いずれにおいても調査実施後のデータ

表４−５　秤量法による記録の例

料理名	食品名	摂取量	廃棄量	備考
トースト	食パン	60g	0	
	いちごジャム	大さじ1杯	0	
サラダ	トマト	50g	0	
	キャベツ	50g	0	
	和風ドレッシング	大さじ1杯	0	
果物	バナナ	120g	80g	皮付き200g
飲み物	牛乳	200mL	0	

表４−６　目安量法による記録の例

料理名	食品名	摂取量	廃棄量	備考
トースト	食パン	6枚切り1枚	0	
	いちごジャム	1塗り	0	
サラダ	トマト	2切れ	0	
	キャベツ	葉1枚	0	
	和風ドレッシング	1かけ	0	
果物	バナナ	1本	皮(80g)	
飲み物	牛乳	コップ1杯	0	

の精査や栄養価計算のためのコードづけなど調査者の作業も煩雑であり，調査対象者が多いとかなりの手間と人的費用がかかる方法である。

２）食物摂取頻度調査法とその妥当性・再現性

（１）食物摂取頻度調査法

　食物摂取頻度調査法 food frequency questionnaire は，過去の習慣的な栄養素や食物の摂取量を把握することを目的として開発された調査票を用いた食事調査法である。特定の期間（過去１か月間または１年間など）における，ある食物の習慣的な摂取頻度と１回に摂取するおおよその量（目安量 portion size，※食事摂取基準の「目安量adequate intake」ではない）について尋ね，食物摂取量を推定したり，専用の食品成分表を用いたりして，栄養素摂取量を推定する。食物摂取頻度調査法は，（食品，食品群，料理などの）食品リスト food listと，摂取頻度 frequency，１回当たりの平均的な摂取量 portion sizeの３つの要素で構成されていて，個人の習慣的な摂取量を推測する（**表４−７**）。

　推定される摂取量の結果は，個人の摂取量の絶対値というよりは，個人の集団における相対的な値として用いることが適当である。すなわち，個人の摂取量が集団の中で多いグループ，中程度のグループ，少ないグループのように，個人の摂取量の集団におけるランクづけに適している。

　食品リストは，調査対象集団に対して事前に食事記録法や24時間思い出し法などの食事調査を行い，その調査によって得られたデータを重回帰分析法や累

表４-７　食物摂取頻度調査票と記入例

食品の種類	どれくらいの頻度で食べますか？								
	まったくまたは月に１回未満	月に１回	月に２～３回	週に１回	週に２回	週に３～４回	週に５～６回	日に１回	日に２回以上
【果物およびジュース】									
例―みかんなど	○	○	○	○	●	○	○	○	○
りんご，りんごソース，西洋なし，	○	○	○	○	○	○	○	○	○
バナナ	○	○	○	○	○	●	○	○	○
桃，アプリコット（生あるいは缶詰）	○	○	○	○	○	○	○	○	○
マスクメロン（旬の時期）	○	○	○	○	○	○	○	○	○
マスクメロン（他の時期）	○	○	○	○	○	○	○	○	○

食品の種類	どれくらいの量を食べますか？			
	１人前（中等量）	あなたの１人前		
		S	M	L
例―みかんなど	１個または半カップ	○	○	●
りんご，りんごソース，西洋なし，	１個または半カップ	○	○	○
バナナ	中１本	○	●	○
桃，アプリコット（生あるいは缶詰）	１個または半カップ	○	○	○
マスクメロン（旬の時期）	中１/４個	○	○	○
マスクメロン（他の時期）	中１/４個	○	○	○

資料）橋本加代ほか『現場で役立つ公衆栄養学実習―学内編― 第二版』同文書院，2023

積寄与率法などで解析することで作成される。通常，食品数は，数10種類から200種類程度までの食品について調査する。

　食物摂取頻度調査法の長所としては，自記式質問表を用いることで，大規模な集団を対象とした調査が可能である。またデータ入力や集計，栄養価計算などはコンピュータと連動されたものが多く開発されていて，調査者の努力や経費が比較的少ない。対象者の負担も比較的少ないため，高い調査協力率を得られやすい。食物摂取頻度調査法の短所としては，過去の食事について尋ねるため，対象者の記憶に依存する。そのため，幼児や高齢者には向いていない。また，食物摂取頻度調査では対象者が摂取したすべての食品をリストアップすることができないこと，目安量が個人差に十分に対応できないことから，推定された摂取量の結果は，食事記録法や24時間食事思い出し法より精度が劣る。調査の目的や対象集団の特性に応じて，調査票の開発や妥当性などの検討が必要である。

　前述の通り，食物摂取頻度調査法では，24時間食事思い出し法や食事記録法のように実際に食べたものをデータ化する方法ではない。そのため，得られる結果の信頼度（妥当性と再現性）をあらかじめ評価しておく必要がある。

（２）妥当性と再現性

　妥当性 validityとは，食物摂取頻度調査法で推定された摂取量と真の摂取量の一致の程度のことである。栄養素や食物の真の摂取量を把握することは困難であ

るが，食物摂取頻度の妥当性を確認する際の基準（ゴールドスタンダード）としては，複数日の食事記録法による調査結果や生体指標（バイオマーカー）が用いられる。

再現性 reproducibility とは，同じ対象者に同じ調査票を用いて繰り返し調査した際，得られる結果が一致する程度のことである。日本人の食生活はある程度の季節変動が存在することが認められているため，再現性の研究を行う際には，1回目と2回目の調査は同じ季節に実施することが好ましい。

真の摂取量に対し妥当性も再現性も高いのが理想的であるが，再現性が低く妥当性が高い場合，仮に何度も調査を繰り返すことができれば，それらの平均値は真の摂取量に近くなる。また，再現性は高くても妥当性が低いと，常に的外れになりやすい。

一般的な食品に含まれる栄養素は日本食品標準成分表に掲載されていて，これを用いて食事内容と照合し，個々の栄養素の摂取量を推測することができる。しかし日本食品標準成分表にない栄養成分や化学物質の摂取量（曝露量）を推定する場合には，食品の化学分析を行うことで推測される。こうした調査には，陰膳法やマーケットバスケット法が用いられることが多い。

陰膳法 duplicated method は，対象者に摂取する食事を1人分余分に用意してもらい，買い上げる方法である。対象者が食べたものと同一の食事を化学分析し，栄養成分などを推定する。分析法ともいう。陰膳法の長所としては，日本食品標準成分表に掲載されていない成分（食品添加物など）でも分析可能であり，精度は高い。一方，経費や手間がかかること，対象者に調理を依頼する場合，食事内容や分量が普段と変更される可能性があることが短所である。

マーケットバスケット法 market basket method は，トータルダイエットスタディ total diet study ともよばれ，食品からの化学物質（食品添加物や残留農薬，環境汚染物質など）の曝露量を推定するために，国民健康・栄養調査などの摂取量データをもとに1日分の食品を購入し，対象物質の化学分析を行う。

3）食事摂取量を反映する身体計測値・生化学的指標

食事摂取量を反映する主な身体計測値として，身長，体重，上腕筋囲，皮下脂肪厚，腹囲，体脂肪，骨密度などの体組成がある。長期間にわたる食事摂取などにより，身体に蓄積された体脂肪量，筋肉量などから栄養状態，体格などについて評価する。成長期では，胸囲や座高なども，身体の発育状況の客観的な評価や判定に用いられる。身体計測値は食事摂取以外の要因（食物の消化吸収，代謝効率，身体活動量など）も反映されていることに留意する必要がある。

（1）生化学的指標

生体指標 とは，血液や尿など，生体から得られる試料中に存在し，何らかの食事摂取量の指標として用いることができる物質のことを指す（**表4-8**）。生体指標には，摂取された栄養素がそのまま用いられる指標（例：24時間尿中ナト

リウム排泄量，24時間尿中カリウム排泄量，血清カロテン濃度，赤血球膜中・血清リン脂質中・血清コレステロールエステル中n-3系脂肪酸）と，ある栄養素の代謝産物が血液や尿中に存在し，その代謝産物のもとのなった栄養素の摂取量を反映する指標（例：24時間尿中窒素排泄量）とがある。生体指標は，対象者の記憶や日本食品標準成分表の精度には依存しないが，生体試料の採取に手間や経費がかかること，生体試料採取時の条件（空腹時かどうかなど）に影響を受けることが短所である。また，喫煙など食事摂取量以外の要因にも影響を受ける可能性がある点も注意が必要である。

表４－８　栄養素・エネルギー摂取量の代表的な生体指標

試料		栄養素（生体指標となる物質）
尿	尿中排泄量（蓄尿）	ナトリウム，カリウム，たんぱく質（窒素）など
	二重標識水を摂取させた後の尿中排泄量（随時尿）	エネルギー
血液	血清・血漿	カロテノイド類，ビタミンD（25OHビタミンD），ビタミンE，ビタミンCなど
	血清・血漿リン脂質，血清・血漿コレステロールエステル，赤血球膜	n-3系脂肪酸，パルミチン酸，オレイン酸，リノレン酸，トランス脂肪酸
皮下脂肪	皮下脂肪	
糞便	糞便	食物繊維（ヘミセルロース）

4. 食事摂取量の評価方法

1）食事調査と食事摂取基準

　日本人の食事摂取基準は，健康な個人および集団を対象として，国民の健康の保持・増進，生活習慣病の発症予防・重症化予防のために参照するエネルギーおよび栄養素の摂取量の基準を示すものである。食事摂取基準を活用する場合には，**PDCAサイクル**に基づく活用を基本とする。まず，食事調査により把握される食事摂取状況のアセスメント（食事調査）を行い，エネルギーや栄養素の摂取量が適切かどうか評価する。食事評価に基づき，食事改善計画の立案，食事改善を実施し，それらの検証を行う。検証を行う際には，再度，食事調査を行う。検証結果を踏まえ，計画や実施の内容を改善する。その概要は，**図４－４**のようになる。

　食事摂取基準を使う場合には，必ず，何らかの食事調査を行うことになる。その食事調査によって得られる摂取量には必ず**測定誤差**が伴う。食事調査の測定誤差で特に留意を要するのは，日間変動と申告誤差の２つである[*1]。

＊1　本章p.121, 123参照。

　エネルギーの摂取量の評価方法と栄養素の摂取量の評価方法は異なる。また，エネルギーと栄養素では，不足と充足，過剰の状態が異なる。エネルギーでは充足という状態はなく，不足でなければ過剰で，過剰でなければ不足になる。一方，栄養素が不足しているとは，健康を保つ上でその栄養素の摂取量が足りない状態のことであり，栄養が充足しているとは，健康を保つうえで栄養素の摂取量が足

りている状態のことを指す。したがって，不足していなければ充足していて，充足でなければ不足している。そして，過剰とは，健康を保つ上でその摂取量が多すぎる状態のことを指し，過剰と充足は異なる。

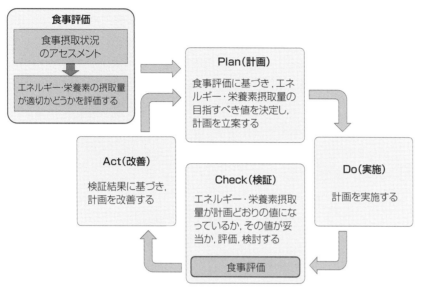

資料）厚生労働省「日本人の食事摂取基準（2020 年版）策定検討会報告書」2019
図4－4　食事摂取基準の活用と PDCA サイクル

（1）エネルギー摂取量の評価

エネルギーの過不足は，原則として体重の変化を用い，食事アセスメント（食事調査）で得られるエネルギー摂取量を用いない。食事調査からは，その人（または集団）の真のエネルギー摂取量を測定することは難しく，エネルギー必要量を求めるのが難しいためである。そして，どのくらいの体重（体格）が望ましいかについて，日本人の食事摂取基準（2020年版）では，「目標とするBMI[*1]」として定めている。これは，BMIとその後の総死亡率との関連を検討した多数の疫学研究を中心に，現在の日本人の体格，そして肥満が関連する生活習慣病のリスクを総合的に考慮して定められたものである。

基礎代謝量 basal metabolic rate と**身体活動レベル** physical activity level: PAL から，**エネルギー必要量** energy requirement を算出する推定式が提案されている。たとえば，日本人の食事摂取基準において，妊婦，授乳婦を除く成人では，**推定エネルギー必要量** estimated energy requirement: EERは，以下の方法で算出される。

推定エネルギー必要量 ＝ 基礎代謝基準値 × 参照体重 × 身体活動レベル

また，小児，乳児および妊婦，授乳婦では，これに成長や妊娠継続，授乳に必要なエネルギー量を負荷量として加える。

基礎代謝基準値は，1980年代以降，わが国で測定された50研究における基礎

*1 **BMI(Body Mass Index)**: ボディマス指数や体格指数とも呼ばれ，成人の肥満度を表す国際的な体格指数。以下の式で算出する。
体重（kg）÷（身長〈m〉）^{2}

代謝測定値を踏まえ，性，年齢区分別に，体重1kgあたりの基礎代謝量を示したものである。参照体重は，性および年齢区分に応じ，日本人として平均的な体重である者を想定した体重である。乳児と小児については，日本小児内分泌学会・日本成長学会合同標準値委員会による小児の体格評価に用いる体重の標準値を参照体重としている。成人と高齢者においては，現時点では，性別および年齢区分ごとの標準値となり得る理想の体重が不明であることから，原則として利用可能な直近のデータを現況値として用いている。基礎代謝基準値に参照体重をかけることで，性別および年齢区分別の基礎代謝量が算出される。基礎代謝量は，性別や年齢，身長，体重などを指揮に代入して求める方法もあり，ハリス・ベネディクト（Harris-Benedict）の式，国立健康・栄養研究所が提案した式などが知られている。これらの式は，誤差はあるもののある程度の精度は保証されている。

（2）食事調査による栄養素の過不足の評価

エネルギーとは異なり，栄養素の過不足には，食事アセスメント（食事調査）を用いる。栄養素の過不足に食事調査を用いる理由は，ほとんどの栄養素において，食事調査以外に栄養素の摂取状況を調べる方法がないためである。エネルギーの過不足には，体重の変化という代理指標があったことと対照的である。ただし，

Column　食事摂取基準の沿革

わが国における栄養摂取基準の歴史は古く，明治期には兵力増強を目的として，軍部を対象に栄養素の基準量が定められていた。戦後になると国民全体の健康維持を目的に基準が作られるようになり，科学技術庁（当時）が「日本人の栄養所要量」を策定する。この基準は1969（昭和44）年から厚生省（現・厚生労働省）へと所管が移り，おおむね5年に一度改定が進められた。

「栄養所要量」とは栄養素がどれくらい必要であるかを示す指標であり，戦後の栄養不足を背景としたが，その後，社会が豊かになると，栄養素の過剰摂取やバランスの悪い食事などを主な原因とする生活習慣病が優先課題となった。世界的にも，栄養学の発展にともなって個々人の状態に応じた摂取基準へと見直しが進み，これらの動きを受けて，1999（平成11）年の「日本人の栄養所要量」第6次改定では，「従来は欠乏症の予防を主眼としてきたが，今回は過剰摂取への対応もできる限り考慮して策定」されたのである。2004（平成16）年の改定からは，生活習慣病の発症予防に特化した日本独自の「目標量」を組み入れ，現在の「日本人の食事摂取基準」へと名称を改めている。

2024年には「食事摂取基準（2025年版）報告書」が公表予定で，2025（令和7）年度から適用される。

参考）福場博保「栄養所要量の策定について」調理科学，2巻3号，pp.185-190，1969
　　　吉池信男「日本人の食事摂取基準：『栄養所要量』から『食事摂取基準』への変遷」
　　　日本栄養士会雑誌，第62集第10号，pp.29-35，2019

厚生労働省
「日本人の食事摂取基準」

評価を行う場合には，食事アセスメント（食事調査）で得られた結果のみだけでなく，生活習慣や生活環境，臨床症状，臨床検査値なども留意する必要がある（図4−5）。

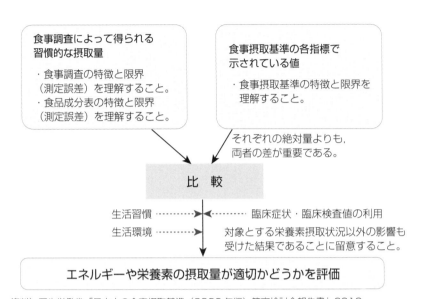

資料）厚生労働省「日本人の食事摂取基準（2020 年版）策定検討会報告書」2019

図4−5　食事摂取基準を用いた食事摂取状況のアセスメントの概要

（3）日間変動と申告誤差[*1]

食事摂取基準は，習慣的な摂取量に関する基準である。先述の通り，摂取量は，日々変動する**日間変動** day-to-day variation があり，そのため，１日間だけの摂取量調べて，その摂取量が食事摂取基準と比べて多い・少ないと評価することの意味は乏しい。また，ほぼ全ての食事アセスメント法（食事調査法）において，摂取量は過小申告されやすい。その申告誤差は，人によって異なり，場合によっては過大に申告する場合もあり，目の前の対象者の**申告誤差**を正確に知る方法はない。

＊1　日間変動と申告誤差の内容はp.121, 122参照。

（4）集団の食事改善を目的とした食事摂取基準の活用

集団の食事改善を目的として，食事摂取基準を適用した食事摂取基準の基本的事項を**表4−9**および**図4−6**に示す。

エネルギー摂取の過不足の評価にはBMIの分布を用い，BMIが目標とする範囲内にある者または，目標とする範囲外にある者の割合を算出する。栄養素の摂取不足には，食事調査により得られた摂取量の分布を用いる。**推定平均必要量** estimated average requirement: **EAR** が算定されている栄養素は，推定平均必要量を下回る者の割合を算出する。栄養素の摂取量が不足している者の割合を正しく求めるには，確率法を用いるが，簡便法として，カットポイント法を用いることが多い[*2]。推定平均必要量が設定されていない栄養素は**目安量** adequate intake: **AI** を用いる。集団の摂取量の中央値が目安量以上かどうかで不足して

＊2　確率法とカットポイント法は第5章p.157参照。

表4－9　集団の食事改善を目的として食事摂取基準を活用する場合の基本的事項

目的	用いる指標	食事摂取状況のアセスメント	食事改善の計画と実施
エネルギー摂取量の過不足の評価	体重変化量 BMI (EER は用いない)	○体重変化量を測定 ○測定された BMI の分布から，目標とする BMI の範囲を下回っている，あるいは上回っている者の割合を算出	○ BMI が目標とする範囲内にとどまっている者の割合を増やすことを目的として計画を立案
栄養素の摂取不足の評価	EAR (RDA は用いない)	○測定された摂取量の分布と EAR から，EAR を下回る者の割合を算出	○ EAR では，推定平均必要量を下回って摂取している者の集団内における割合をできるだけ少なくするための計画を立案
	AI	○ AI を用いる場合は，摂取量の中央値と AI を比較し，不足していないことを確認	○集団の摂取量の中央値が AI 付近かそれ以上であれば，その量を維持するための計画を立案
栄養素の過剰摂取の評価	UL	○測定された摂取量の分布と UL から，過剰摂取の可能性を有する者の割合を算出	○集団全員の摂取量が UL 未満になるための計画を立案
生活習慣病の発症予防を目的とした評価	DG	○測定された摂取量の分布と DG から，DG の範囲を逸脱する者の割合を算出する。他の関連因子の存在と程度も測定し，これらを総合的に考慮した上で評価	○摂取量が DG の範囲に入る者または近づく者の割合を増やすことを目的として計画を立案

EER：推定エネルギー必要量，EAR：推定平均必要量，RDA：推奨量，AI：目安量，UL：耐容上限量，DG：目標量
資料）厚生労働省：「日本人の食事摂取基準（2020 年版）策定検討会報告書」2019，p45 の表 17 を一部改変

〔食事摂取状況のアセスメント〕　　　　　　　　　　〔食事改善の計画と実施〕

集団の摂取量や BMI の分布と食事摂取基準の指標から，摂取不足や過剰摂取の可能性がある者の割合等を推定

摂取不足の者の割合をできるだけ少なくし，過剰摂取の者の割合をなくし，生活習慣病の発症予防につながる適切なエネルギーや栄養素の摂取量について目標とする値を提案

公衆栄養計画の企画と実施，検証
（目標とする値に近づけるための食行動・食生活に関する改善目標の設定やそのモニタリング，改善のための効果的な各種事業の企画・実施等）

資料）厚生労働省「日本人の食事摂取基準（2020 年版）策定検討会報告書」2019

図4－6　集団の食事改善を目的とした食事摂取基準の活用の基本的概念

いないことを確認する。ただし，摂取量の中央値が目安量未満である場合には，不足状態にあるかどうか判断できない。栄養素の過剰摂取の評価は，摂取量の分布から**耐容上限量** tolerable upper intake level: **UL** を上回る者の割合を算出する。生活習慣病の発症予防を目的とした評価には，摂取量の分布から**目標量** tentative dietary goal for preventing life-style related diseases: **DG** の範囲を逸脱する者の割合を算出する。

２）総エネルギー調整栄養素摂取量

　比較的多くの食物を摂取する人は，エネルギーの摂取量が多くなり，それに伴いビタミンやミネラルなどのエネルギーを産生しない栄養素の摂取量も多くなる傾向にある。つまり，エネルギーの摂取量は，エネルギーを産生するたんぱく質や脂質，炭水化物，アルコールの摂取量と強い相関を示すだけでなく，エネルギーを産生しないビタミンやミネラルの摂取量もエネルギーの摂取量と相関を示すことがある。

　たとえば，エネルギーの摂取量が多いと罹患率が高くなる疾病Xについて，栄養素Aの摂取量との関係を新たに調べてみることを考えてみよう。栄養素Aの摂取量は，実際には疾病Xの発症などに関係がなくても，栄養素Aの摂取量が多いとエネルギーの摂取量も多くなるという関係によって，見かけ上，栄養素Aの摂取量が多いと疾病Xの罹患率が高いという誤った結果が導かれる可能性がある。つまり，栄養素の摂取量についてエネルギーの摂取量の影響を考慮しないと，栄養素の摂取量と疾病との関係を誤って評価してしまうおそれがある。

　栄養疫学では，栄養素の摂取量と疾病との関係を調べる場合，各栄養素の摂取量をエネルギー摂取量に対しての相対量（**エネルギー調整栄養素摂取量** energy-adjusted intake）として表現する。これを**エネルギー調整** energy adjustmentといい，その方法として栄養素密度法や残差法などがある。

（１）栄養素密度法

　栄養素密度法 nutrient density methodでは，総エネルギー摂取量を分母に，注目している栄養素摂取量を分子とした値で表す。たんぱく質，脂質，炭水化物，アルコール（エタノール）では，それぞれ１gが産生する熱量（エネルギー換算係数）を用いて，総エネルギーに占める割合（エネルギー比率，単位は％エネルギーまたは%E, E%と表記）を算出する。エネルギーを産生しない栄養素は，総エネルギー1,000kcalあたりの摂取量を算出することが多い（単位はg/1,000kcalなどのように表記する）。

（２）残差法

　残差法 residual methodは，着目している栄養素Qの摂取量を目的変数y，エネルギー摂取量を説明変数xとして一次回帰式（$y = cx + d$）を求め，それぞれの対象者の残差を計算する方法である。この一次回帰式を用いると，個人の総エネルギー摂取量から栄養素の摂取量が予測でき，この予測される栄養素摂取量と，実際に調査により測定された栄養素摂取量との差が残差（a）である（**図４－７**）。予想される摂取量より実査の摂取量が少ないとき残差は負の値になるので，便宜的に，総エネルギー摂取量の平均値において予測される栄養素摂取量（b）に残差を足した値を，エネルギー調整栄養素摂取量（a+b）とする。エネルギー調整栄養素摂取量とエネルギー摂取量は，相関係数が0，つまり無相関となる。そのため，エネルギー摂取量の影響を取り除いて，集団内での個人の特徴を把握することが可能となるため，栄養疫学研究ではよく用いられる方法である。しかし，

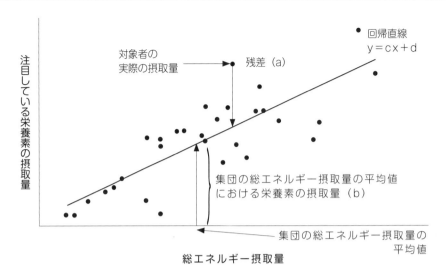

図4－7 残差法によるエネルギー調整

例）ある集団のエネルギーの摂取量（x）とたんぱく質の摂取量（y）の間に，y=0.03x+20 の回帰式が成り立ち，エネルギーの摂取量の平均値が 2,000kcal であったとする。この集団に属する A さんのエネルギーの摂取量が 2,500kcal で，たんぱく質の摂取量が 115g であったとき，残差法による A さんのエネルギー調整たんぱく質摂取量を求めてみよう（図4－8）。

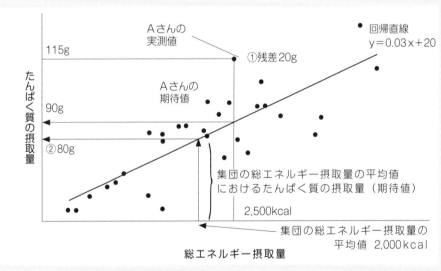

図4－8 残差法によるAさんのエネルギー調整たんぱく質摂取量

エネルギー調整栄養素摂取量は，集団全体の摂取量に左右されるため，個人の摂取量が同じでも，所属する集団によって値が変わってしまうこともあるため，対象者への結果説明の際には注意が必要である。

　Aさんのたんぱく質の摂取量の実測値と期待値との差（残差）①は，次のように求められる。

　Aさんのエネルギーの摂取量は2,500kcalであるため，たんぱく質の摂取量の期待値は回帰式 $y = 0.03x + 20$ の x に2,500を代入して，$0.03 \times 2,500 + 20 = 95g$ と求められる。そこで，残差①は，実測値と期待値の差 $115 - 95 = 20g$ となる。

　また，この集団のエネルギーの摂取量の平均値は2,000kcalであるので，回帰式 $y = 0.03x + 20$ の x に2,000を代入すると，$y = 80$ となり，集団平均のエネルギーの摂取量のときのたんぱく質の摂取量の期待値②は80gである。残差法によるAさんのエネルギー調整たんぱく質摂取量は，①＋②により求められ，$20 + 80 = 100g$ と計算できる。

（3）多変量解析モデル

　ある特定の栄養素の摂取量と疾病Yとの関連性を統計学的に解析する場合には，上述の残差法によるエネルギー調整栄養素摂取量，総エネルギー摂取量，さらに調整したい他の変数（性別や年齢はほぼ必須）をすべて考慮した次式のような**多変量解析モデル** multivariate analysis model がよく用いられる。

疾病Yのリスク＝β_1×エネルギー調整栄養素摂取量＋β_2×エネルギー摂取量
＋×β_3×性別＋β_4×年齢＋…＋定数＋誤差

　ここで，β_i $(i = 1, 2, \cdots)$ は偏回帰係数とよばれ，その要因と疾病Yのリスクとの関連の強さを示す指標である。このモデルでは，①注目している栄養素の摂取量が疾病と統計学的関連性を持つか，②エネルギーの摂取量は疾病と統計学的関連性を持つかという2つの問題に，性別や年齢などの交絡因子の影響を調整しつつ，明確に答えてくれるので，疾病と特定の栄養素の摂取量との統計学的関連性を解析する方法として優れていると考えられる。

　交絡因子の解析段階の制御方法としては他に，**層化**（stratification）がある。層化は，交絡因子の層ごとに解析を行う方法である。たとえば，喫煙群と非喫煙群に分けて解析する方法が，層化に相当する。全体が少なくて済むことや，直接的で理論的な方法であるが，標本サイズの制限から制御できる交絡因子の数が限られるなどの欠点もある。

3）データの処理と解析

　事実を正しく理解したり，伝えたりするために，数字という文字と数学（統計学）という文法を使う。統計学では，数式を覚えることよりも，統計用語が意味することを感じる感覚（センス）を養うことが大切である。

（1）検定

　分析疫学研究では，「栄養素Xの摂取量は疾患Yの発症率と相関する」，「栄養素Xの摂取量は，集団Aと集団Bで異なる」のような仮説を立て，検証する。その検証のこと，そのために行う統計計算のことを（統計学的）**検定** statistical test とよぶ。保健医療分野では，5％を偶然性の有無を判断する基準と考えることが多く，有意水準 significance level とよぶ。つまり，偶然に起こる確率が5

%未満であれば，何らかの必然性がある結果と考え，これを有意 significant という。偶然に起こる確率が5％以上の場合は偶然であると考え，有意でない not significantとよぶ。なお，偶然に起こる確率のことをp値（p-value）とよぶ。詳しくは統計学の専門書を読んでいただきたい。

　ある集団の中から，ある一定数の人たちを選び出して何かを測定した場合，測定値の平均値と元の集団の平均値とは微妙に異なるだろう。これが一致するのは，元の集団全員を測定した場合である。統計学では，元の集団のことを母集団 population，測定ができた集団のことを標本 sampleという。実際には，標本から平均値は得るしかなく，標本の値から母集団の平均値を推定するしかない。母集団からランダム（無作為）に標本を選んで測定することを繰り返したとき，標本の平均値＝母集団の平均値となることが期待できる。そこで，母集団の平均値がどの範囲にあるかを標本から推定することが必要となる。そのための統計量が（平均値の）**標準誤差**（mean of）standard errorであり，**標準偏差÷√人数**で得られる。

　そして，標本の平均値±1.96×標準誤差の範囲に母集団の平均値が95%の確率で入ると期待でき，その範囲を（平均値の）**95%信頼区間**（95% confidence interval）とよぶ。信頼区間は，平均値だけでなく，相対危険やオッズ比など，観察された測定値から得られたあらゆる値について算出される。一般に，調査対象者数が増えると，標準誤差が小さくなり，信頼区間の幅は小さくなる。つまり，高い精度で真の値を推定することができる。

（2）正規分布と対数正規分布

　統計学の基本には**分布** distributionという概念がある。そして分布を成り立たせる根本が，「人はいろいろであるが，そのいろいろさには，一定の特徴がある」という考え方である。分布の特徴は言葉や数字にしないと他の人に伝えることが難しいため，平均値 mean，標準偏差 standard deviation，中央値 median，最小値 minimum，最大値 maximum，範囲 range，四分位 quartileといった数字（統計量）が用いられる。

　分布にはさまざまな形があるが，基本となる分布を**正規分布** normal distributionという。多くの統計計算は，分布が正規分布であると仮定して行う。正規分布と仮定すると，いろいろな統計計算がしやすく，結果の解釈もしやすいためである。正規分布の場合，平均値±標準偏差の範囲に全体の66.3%の者が，平均値±2×標準偏差の範囲に全体の95.4%の者が入る（**図4－9**）。同様に，平均値±1.96×標準偏差の範囲には全体の95%の者が入る。標準偏差は分布の広がりを示す基準となる統計量である。

　しかし，ビタミンAの摂取量や血清中性脂肪など，測定値の対数をとる（対数変換 log-transformationと呼ぶ）と正規分布になるような分布を**対数正規分布**（log-normal distribution）という。分布の広がりを表す統計量として，正規分布する場合は平均値と標準偏差，それ以外の場合は中央値と四分位範囲（第1四分

正規分布

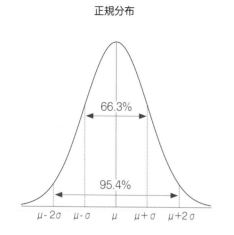

対数正規分布

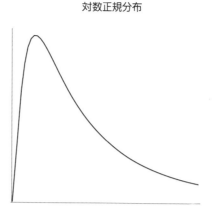

図4－9　正規分布と対数正規分布の例

位点（25パーセンタイル値）と第3四分位点（75パーセンタイル値））を用いることが多い。

（3）回帰分析と相関分析

　体重と血圧に関連があるかなどのように，原因と考えている因子と結果と考えている因子がともに連続変数の場合には，両者の関連は**相関** correlationとして表現できる。相関があるとは，変数Xが増えると変数Yが増えたり，変数Xが増えると変数Yが減るなどの関係にある場合をいう。前者を**正の相関** positive correlation，後者を**負の相関** negative correlationあるいはinverse correlationとよぶ。そして，相関の強さは**相関係数** correlation coefficientという統計量で表現される。変数Xと変数Yの間が完全な直線関係にある場合，相関係数は＋1または－1となり，それ以外の場合は－1から＋1の間の数値をとる（**図4－10**）。

　結果と考えている変数を，原因と考えている変数でどの程度予測できるか調べる方法が**回帰分析** regression analysisである。結果と考えている変数が量的変数で，原因と考えている変数が1つのとき，**単回帰分析** single regression analysisといい，結果は回帰直線として表現される。回帰直線とは，y＝bx＋aという1次直線である。数学の1次直線では，bを傾き slope，aをy切片 interceptとよぶが，回帰分析では，bを**回帰係数** regression coefficient，aを**定数** constantとよぶ。

　すなわち，xが1だけ増えると，yはbだけ増える関係にある。さらに，aがわかれば，あるxについて，b×x＋aとして，yを推定することができる。このように，xからyを予測する式を作るために，変数（x）と変数（y）のばらつきからbとaを探し出すのが回帰分析である。

　xからyを推定するため，回帰分析ではxを**説明変数（独立変数）**（explanatory variableあるいはindependent variable），yを**目的変数（従属変数）**（response variableあるいはdependent variable）とよぶ。たとえば，体重1kg増えると血圧が何mmHg上がるだろうかといった疑問に答えてくれるため，回帰分析は利用

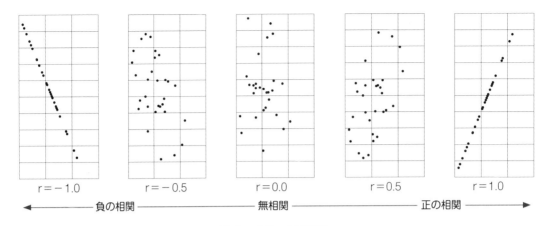

r＝－1.0　　　r＝－0.5　　　r＝0.0　　　r＝0.5　　　r＝1.0

◀──── 負の相関 ────　──── 無相関 ────　──── 正の相関 ────▶

図4－10　相関係数

価値の高い統計手法である。（有意水準5％で）回帰直線のbが有意であるとは，bの95％信頼区間がゼロ（0）をまたいでいないこと，すなわち，傾きが0ではないことを意味している。

（4）群間比較

　変数 variableには種類があり，量的変数と質的変数とに大別される。**量的変数** quantitative variableとは，量として測定される変数のことで，連続した数字として表現される。体重や血圧は量的変数である。量的変数は，絶対的なゼロ（0）の有無により，**比尺度** ratio scale（＝ゼロを原点とする）と，**間隔尺度** interval scaleに分けることができるが，統計方法を選択する際にはあまり重要ではない。**質的変数** qualitative variableとは，不連続な数字として表現される変数や文字で表現される変数である。脂っこいものの嗜好として「大嫌い」「嫌い」「どちらでもない」「好き」「大好き」のように5つのカテゴリーで表現した場合や，料理の種類を「和食」「洋食」「中華」と表現した場合などがある。質的変数は，さらに順序がつけられる場合と，つけられない場合に細分される。先ほどの脂っこいものの嗜好は前者で，料理の種類は後者である。順序がつけられる質的変数を**順序尺度** ordinal scale，順序がつけられない質的変数を**名義尺度** nominal scaleという。

　統計手法には，数多くの手法が存在する。しかし，その目的の一つとして，群間の比較をすることがある。比較する変数の種類や変数の分布，比較する群の数，群間での対応の有無から使用する検定方法が決まる（**表4－10，表4－11**）。

　群間での対応とは，群Aの中のデータAiと群Bの中のデータBiが1つずつ対応するかどうかである。この対応がある場合は，「対応あり」となる。たとえば，1つの集団で，何らかの測定を2回行い，2回の測定値の平均値に差があるかどうか調べるような場合である（ダイエット教室の前後で，体重測定をすることをイメージしよう）。それに対して，対応がない場合は，2つの集団に対してある測定を1回ずつ行い，集団間で平均値に差があるかどうかを調べる場合である。

表4−10　比較する変数が順序尺度，比尺度，間隔尺度の場合

対応の有無	比較する変数の分布型	群の数	検定方法
なし	正規分布	2群	（対応のない）t 検定
		3群以上	1元配置分散分析
	非正規分布	2群	Mann-Whitney の U 検定
		3群以上	Kruskal-Wallis 検定
あり	正規分布	2群	対応のある t 検定
		3群以上	反復測定分散分析
	非正規分布	2群	Wilcoxon 符号付き順位和検定
		3群以上	Friedman 順位検定

表4−11　比較する変数が名義尺度の場合

対応の有無	群の数	検定方法
なし	2×2群	Fisher の正確な検定，カイ二乗検定
	2×3群以上	Fisher の正確な検定，カイ二乗検定
あり	2×2群	McNemar 検定
	2×3群以上	Bowker の対称性検定 Cochran-Mantel-Haenszel 検定など

表4−10や表4−11には，さまざまな検定方法が書かれているが，詳しくは統計学の専門書を読んでいただきたい。

（5）t検定

　群間の比較として，（対応のない）**t検定**（unpaired）t-testを取り上げる。たとえば，飲酒習慣の有無が収縮期血圧に影響しているかどうかを検討するために，飲酒習慣の有無によって対象者を2つの群に分け，それぞれの平均値を比較したとする。このとき，飲酒習慣のある群の方がない群よりも平均値が高かったとする。しかし，この結果だけで，「飲酒習慣のある群とない群の平均値が異なる」とは結論できない。ひょっとしたら偶然の結果かもしれないと考えられるからである。これが偶然の結果なのか，偶然とはいえない（必然的な）結果なのかを調べるのがt検定である。この場合は，飲酒習慣ある群のデータと飲酒習慣のない群のデータとの間に対応関係はなく，比較する群は2群であり，収縮期血圧は正規分布すると考えられることから，用いる検定手法は対応のないt検定となる。

　（対応のない）t検定は理論的には，次のように考える。まず，2つの群は1つの仮想的な母集団から無作為に抽出されたものであると仮定する。もし，この仮定が正しいならば，2つの群から母集団の平均値を推定すれば，それらは等しいはずである。しかし，標本から母集団の平均値をぴったりと推定することはできず，ありえそうな範囲として推定される。そこで，例えば，それぞれの群から推定される母集団の平均値（母平均）の95％信頼区間に重なっていれば，（2つの

別々の集団から抽出されたと考えるより）2つの群は1つの母集団から抽出されたと考える方が，統計学的には合理的である。

逆に，それぞれの群から推定される母平均の95％信頼区間が重なっていない場合，2つの群は別々の平均値を持った2つの母集団からそれぞれ抽出されたものと考える。そして，95％の確率で母平均が含まれる範囲を考えて比較したため，母平均の95％信頼区間に重なりがない場合に，それらが異なる平均値を持った母集団から抽出されたものであると結論した場合に，それが誤りである確率は5％未満である。このような場合，有意水準（危険率）5％で，2つの平均値は異なると結論できる。また，統計ソフトを用いれば，データを入力するだけで，p値が計算される。p値が5％より小さい値であるとき，同様に，有意水準（危険率）5％で，2つの平均値は異なると結論できる。

しかし，系統的な測定誤差や交絡因子の影響を考慮できていないため，この結果からだけでは,飲酒習慣が収縮期血圧に影響しているとはいえない。なぜなら，この2群の平均値の差は，偶然ではないといえるだけであり，平均値の差が飲酒習慣の有無であり，他の何物ではないということを検証していないからである。そのため，この検定からいえるのは，飲酒習慣の有無は収縮期血圧に影響しているかもしれないという程度であろう。

（6）相対危険，寄与危険，オッズ比

栄養疫学の曝露要因は食事であり,何も食べないということはありえないため，喫煙者（曝露群）と非喫煙者（非曝露群）のような明確区分はできない。そこで，相対的に多い，少ないとすることで評価する。その際，例えば1日の食塩の摂取量が8g以上の者（曝露群）と8g未満の者（非曝露群）のようにわかりやすい数値で区切り，胃がんの罹患率を比較する方法や，食塩の摂取量を多い順に並べ対象者の人数が25％ずつになるよう4群に分け，最も食塩の少ない群を基準にして胃がんの罹患率を比較する方法もある。曝露群の罹患率と非曝露群の罹患率を比べる方法には，割り算（相対危険）と引き算（寄与危険）とがある（**表4－12**）。

相対危険は以下のように計算される。

$$相対危険＝\frac{曝露群の罹患率}{非曝露群の罹患率}$$

ある因子の曝露がある場合とない場合とで，ある疾病にかかるリスクが何倍であるかを示す。コホート研究のように，罹患率が計算できる場合に用いられる。

寄与危険は以下のように計算される。

寄与危険＝曝露群の罹患率－非曝露群の罹患率

ある因子の曝露によってある疾患にかかるリスクがどれだけ増加するか，逆に曝露の除去した場合に罹患リスクがどれだけ減少するのか評価できる。また，寄

表４−12　相対危険・寄与危険・寄与危険割合の例

※ 40 歳代の男性を対象とした研究で，がんの罹患率を観察した。飲酒群では 20.3，非飲酒群で 11.6（いずれも 10 万人年対）であった。

項目	計算	解釈
相対危険	20.3 / 11.6 = 1.75	飲酒群では非飲酒群と比較して 1.75 倍がんの罹患率が高い。
寄与危険	20.3 − 11.6 = 8.7（10 万人年対）	飲酒群では飲酒のために 10 万人年対 8.7 人余分にがんに罹患している。飲酒群で飲酒がなければ 10 万人年対 8.7 人のがんの罹患を防ぐことができた。
寄与危険割合	(20.3 − 11.6) / 20.3 =0.43,43%	飲酒群のがんの罹患の 43% は飲酒によるものである。

与危険（曝露群の罹患率−非曝露群の罹患率）を曝露群の罹患率で割った値は，**寄与危険割合** percent attributable risk である。これは，曝露群の疾病のなかで，曝露要因によって罹患した割合を示す。

　オッズとは，ある事象が起こらない確率に対するその事象が起こる確率の比で，ある事象の起こりやすさを表す。オッズ比は，症例群と対照群におけるオッズを比較したもので，非曝露群における事象の起こりやすさに対する曝露群における事象の起こりやすさを表し，以下のように計算される。

オッズ比＝症例群のオッズ / 対照群のオッズ

　症例群と対照群の起こりやすさが等しい場合は，オッズ比は１となる。オッズ比が１より大きいと，症例群の方が対照群より事象が起こりやすいことを示す。オッズ比は症例対照研究などで利用され，相対危険の代理値として利用される。

例）心疾患に罹患した 100 人（症例群）と心疾患に罹患していない 200 人（対照群）を対象に，これまでの飲酒状況を調べた結果，表４−13 のようになった。

表４−13　心疾患の罹患者と非罹患者の飲酒状況

	心疾患の罹患あり群（症例群）	心疾患の罹患なし群（対照群）	合計
飲酒あり	80	40	120
飲酒なし	20	60	80
合計	100	100	200

　心疾患の罹患あり群（症例群）における飲酒者のオッズは 80/20 であり，心疾患の罹患なし群（対照群）における飲酒者のオッズは 40/60 であるから，オッズ比は

$$80 / 20 \div 40 / 60 = (80 \times 60) \div (40 \times 20) = 6$$

となり，飲酒の出現割合は心疾患群で高かった。（飲酒は心疾患と強く関連している）

　曝露群と非曝露群とで罹患リスクが同じであるとすると，相対危険やオッズ比は1となり，1より大きいと曝露群の方が非曝露群より罹患リスクが大きく，1より小さいと曝露群の方が非曝露群より罹患リスクは小さい。相対危険やオッズ比の95％信頼区間に1を含むとき，着目している曝露要因と罹患とには有意な関連があるとはいえない。

（7）倫理指針

　疫学研究は，人を対象として調査研究を実施する。人を対象とした研究を実施する際には，その研究が倫理的，科学的な観点から適切な方法であり，実施する価値があるかどうかについて，審査（倫理審査）を受けることが必要である。1964年にフィンランドのヘルシンキで開催された世界医師会総会において，人間を対象とする医学研究の倫理的原則として**ヘルシンキ宣言**が採択された。2008年に修正が加えられ，医学研究における倫理的原則の世界的規範となっている。

　わが国では，文部科学省・厚生労働省が2002（平成14）年から「疫学研究に関する倫理指針」を施行し，倫理審査にかかる手続き，インフォームド・コンセント，個人情報保護，資料の保管方法などについて規定された。また，臨床研究に関する倫理指針との適用関係が不明確になってきたことや研究を巡る不適正事案が発生したことなどから，2015（平成27）年には，「疫学研究に関する倫理指針」と「臨床研究に関する倫理指針」を統合した「人を対象とする医学系研究に関する倫理指針」が施行された。さらに，個人情報保護の改正を踏まえて見直した指針の一部を改正し，2022（令和4）年からヒトゲノム・遺伝子解析研究に関する倫理指針と人を対象とする医学系研究に関する倫理指針を統合した「**人を対象とする生命科学・医学系研究に関する倫理指針**」が施行されている。

文部科学省「人を対象とする生命科学・医学系研究に関する倫理指針」

（8）個人情報の保護と利益相反

　健康・栄養情報の収集と管理に当たっては，倫理的配慮，個人情報保護が重要である。**個人情報保護**では，個人が特定できないようにデータを管理すること，データが目的以外に使用されることがないように留意する。管理栄養士・栄養士は，日本栄養士会が制定した「管理栄養士・栄養士倫理綱領[*1]」を遵守するとともに，職務遂行に当たっては，品位と信用を損なう行為，信義に反する行為をしてはならない。特に，職務上知り得た個人情報の保護に努め，守秘義務を順守しなければならない。

　学術研究を行う中で，**利益相反** conflict of interest；**COI**に関する配慮も重要である。学術研究を行う個人や組織では，科学的で中立・客観的な立場から研究発表を行うことが重要である。しかし，その研究結果が，企業等の経済的な利害

*1　第3章p.81参照。

に絡む場合は，公平で適正な判断がなされていないのではないかという懸念も生じる。産業と学術間の連携，産学連携が進む中で，このような利益相反状態が生じることはやむを得ない。そこで，大学や学会，研究費助成団体などの学術団体では，学会や論文発表に際し利益相反の開示をするなど，利益相反状況を開示し管理する制度を作っている。

第 5 章
地域診断と公衆栄養マネジメント

Diagnosis & Management

1. 公衆栄養マネジメント

公衆栄養マネジメントは，保健・医療・福祉・介護などの社会システムの中で，地域住民や集団・組織といったコミュニティを対象に，健康・栄養水準の向上を目的とする具体的な目標の達成に向けたプロセスを管理するものである。

本章では，マネジメントの考え方について理解を深め，活動を展開するためのモデルや目標設定，計画の策定，実施，評価に至る方法を学ぶ。

1）地域診断の意義と目的

（1）公衆栄養活動の対象と実施者

公衆栄養活動の対象を「ヒト」という視点で考えると，個人や家族，さまざまな集団・組織，学校や職場，同じ問題や関心を持つグループ，町内や地区，市町村，都道府県，国などがあげられる。また，ヒトの「食行動」やヒトを取り巻く「食環境」という視点では，食料生産の場，食品の開発や販売，飲食店など食事提供の場，マスメディアのような食情報の発信の場などが対象となる。さらに環境への配慮や持続可能な社会の形成という視点に立てば，世界の国・地域や地球もその対象としなければならない。

公衆栄養活動の実施者は，主に行政機関（国際機関，国，地方自治体，保健所，保健センターなど）があげられるが，企業，学校，保健・医療機関，NPO（非営利団体），ボランティア組織なども実施者であり，さまざまな組織が連携して活動が進められている。そして公衆栄養活動の中心的な担い手は，管理栄養士・栄養士である。

（2）地域診断の意義

地域の行政栄養士が公衆栄養活動の対象とするのは，地域住民やその管轄内の組織，企業，学校などである。近年，地域や集団・組織を構成している人々の生活背景やライフスタイルの多様化から，健康・栄養課題は複雑化しており，全国一律の政策・施策・事業では十分な対応が難しく，地域の特性に応じた取り組み

が求められている。そのためには，対象となる集団の健康・栄養課題を把握し，早急に取り組むべき課題を選定し，問題のある集団やターゲット層を絞り込むなど，効率的な活動に向けた**地域診断**が必要となる。

　地域診断は，公衆衛生を担う専門家が地区活動を通して地域課題を明らかにしたうえで，個人のケアに留まらず，集団あるいは地域を対象にケアを行って，地域課題を軽減・解消していく一連のプロセスである。地域診断を行うには，人口動態統計や各種保健統計等の量的データのみでなく，健康教育や地区組織活動などを通して得られる住民や対象者の質的な情報も加えて総合的に把握（**アセスメント**）することが必要である。

２）公衆栄養マネジメントの考え方・重要性

　限られた資源や予算を活用しながら，公衆栄養活動が目的に向かって円滑に効率的に実施され，目標を達成するためには，適切な公衆栄養マネジメントの実施が重要となる。公衆栄養マネジメントは，公衆栄養アセスメントと公衆栄養プログラムから構成されている。**公衆栄養アセスメント**は，地域や対象集団・組織等の健康や栄養に関する科学的根拠に基づいたアセスメントを行った上で，課題の抽出，優先的に取り組むべき課題を選択する。**公衆栄養プログラム**は，優先課題を改善するための目標項目や目標値を設定し，PDCAサイクルを繰り返しながら目標達成に向かって取り組みを進めていくプロセスである。

　なお公衆栄養プログラムを効果的に進めるには，当事者である地域住民が計画の策定段階から参加するなど，主体的に関わることが大切である（第３節で詳述）。

　計画の策定には課題解決型アプローチと，目的設定型アプローチの２つがある。**課題解決型アプローチ**は，まず専門家が現状分析と課題の抽出を行った後に，住民が参加して解決策を探り，計画を進めていく。一方の**目的設定型アプローチ**では，住民と行政が一体となって目指す方向性を検討し，目的を共有したうえで計画を策定するものである。前者は実現性の高い計画を効率良く作れるが，住民の当事者意識が薄くなる欠点がある。後者は，住民の当事者意識は高まるが，意見の集約に時間がかかり関係者間の調整も困難などの欠点が指摘される。各地域に合ったアプローチを見極め，適切なマネジメントを進めることが重要である。

３）公衆栄養マネジメントの過程
（１）PDCAサイクルに基づくマネジメント

　公衆栄養マネジメントは，①アセスメント→②計画（Plan）→③実施（Do）→④評価（Check）→⑤改善（Act）という一連の過程（PDCAサイクル）を経て進められ，これを繰り返すことで一層の改善が図られる（図５－１）。

　公衆栄養マネジメントの各過程におけるポイントは以下となる。

①アセスメント：対象集団の健康や栄養に関するニーズや課題を把握し，ニーズや課題が生じている背景，改善を阻害している原因や改善のための条件を明確

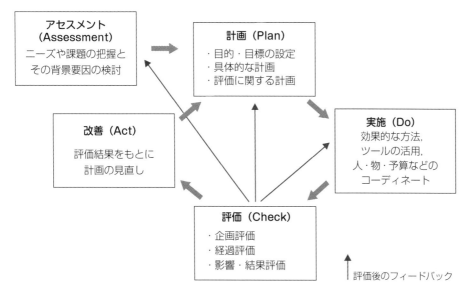

図5－1　公衆栄養マネジメントのPDCAサイクル

にする。

②**計画（Plan）**：活動の目的，目標を明確にし，対策や事業を選定して評価項目や実施方法を決定する。また計画に必要な社会資源（人，物，場所等）や予算の確保も行う。

③**実施（Do）**：活動の対象に応じた方法やツールを活用し，人的・物的資源をコーディネートした上で計画を実施する。

④**評価（Check）**：目的や具体的な目標の達成度をもとに，アセスメントから計画までの企画が適切であったか，計画どおり実施されたか，効果的なプログラムが実施されたかどうかを評価する。評価は各過程にフィードバックされなければならない

⑤**改善（Act）**：評価結果は，次のプログラムの改善にフィードバックされて活用される。

（2）プリシードモデル・プロシードモデルを用いたマネジメントの展開

　ヘルスプロモーション[*1]活動の展開モデルの1つである**プリシード・プロシードモデル**（PRECEDE-PROCEED model）は，公衆栄養マネジメントの過程に沿って公衆栄養活動を展開していく際に広く活用されている。1991年にグリーン（L.W.Green）らによって提唱され，ヘルスプロモーション戦略が，健康に資する諸行為や生活状態に対する教育的支援と環境的支援との組み合わせであることを前提として構成されている（**図5－2**）。

*1　ヘルスプロモーション：人々が主体的に健康づくりに取り組むこと。WHOの第1回健康増進会議で策定されたオタワ憲章によって本概念が提唱された。詳しくは第1章p.6, 16参照。

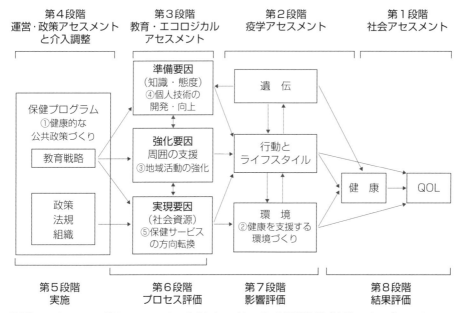

資料）ローレンス W. グリーン，マーシャル W. クロイター著／神馬征峰訳『実践 ヘルスプロモーション PRECEDE-PROCEED モデルによる企画と評価』医学書院，2005 に一部追記

図5−2　プリシード・プロシードモデルとヘルスプロモーションの5つの戦略

　プリシード・プロシードモデルは，事前のアセスメントと計画策定のプロセスである**プリシード**（PRECEDE; Predisposing Reinforcing and Enabling Constructs in Educational/Environmental Diagnosis and Evaluation）の第1〜第4段階と，実施と評価に関わる**プロシード**（PROCEED; Policy, Regulatory, and Organizational Constructs in Educational and Environmental Development の第5〜第8段階から構成されている（**図5−3**）。

　図5−2に①〜⑤で示した通り，プリシード・プロシードモデルには，ヘルスプロモーションの5つの戦略が組み込まれている（**表5−1**）。

　プリシード・プロシードモデルの特徴は，論理的で，個人のライフスタイル以外の広い視点を考えながら計画策定に結びつけられる点があげられる。また段階を追って評価ができる点が利点である。一方，本モデルを活用する際の注意点として，モデルの流れには対象者の主体的な参加が含まれていないため，目標設定等で対象者も関われるように工夫すべきである。

【参考文献】

・一般社団法人日本公衆衛生協会（平成22年地域保健推進事業）「地域診断から始まる見える保健活動実践推進事業報告書　2.地域診断ガイドライン」2011

```
┌──────────────────────────────────────────────────────────────────┐
│ プリシード                                                          │
│ ┌─────────────────────────────┐                                     │
│ │ 第１段階：社会アセスメント     │                                     │
│ 　対象となる集団の改善すべき QOL，あるいは社会目標やニーズを把握する。  │
│ ┌─────────────────────────────┐                                     │
│ │ 第２段階：疫学アセスメント     │                                     │
│ 　QOL に影響している健康目標や健康課題を確定する。                     │
│ ┌─────────────────────────────────────┐                             │
│ │ 第３段階：教育・エコロジカルアセスメント │                             │
│ 　第２段階で把握した健康課題の解決に必要な保健行動・ライフスタイルなどを次の３つ │
│ 　の要因に分けて検討する。                                            │
│ 　　準備要因：対象者が当該の保健行動を実践しようという気持ちになるための条件。理解・ │
│ 　　　　　　　知識・態度・信念・健康についての価値観や健康優先度など     │
│ 　　強化要因：対象者が当該の保健行動を実践したり，それを継続したりするのを支援する条件 │
│ 　　環境要因：当該の保健行動の実践を促進したり，容易にしたりする条件    │
│ ┌──────────────────────────────────────┐                            │
│ │ 第４段階：運営・政策アセスメントと介入調整 │                            │
│ 　プログラムの実施に必要な資源（人，予算，物，場所など）を確認する。また，これま │
│ 　で行われてきた政策や資源および組織内の状況が健康課題を改善するのに適しているかど │
│ ▼ うかを診断する。                                                   │
│ プロシード                                                          │
│ ┌──────────────┐                                                    │
│ │ 第５段階：実施  │                                                    │
│ 　第１〜第４段階のアセスメントに基づいて計画を策定し，必要な健康教育や施策を実施する。 │
│ ┌──────────────────────┐                                            │
│ │ 第６段階：経過（プロセス）評価 │                                            │
│ 　教育プログラムの進行状況や資源の活用状況，参加率などを確認する。      │
│ ┌──────────────────┐                                                │
│ │ 第７段階：影響評価  │                                                │
│ 　第３段階，第４段階で設定した目標の達成状況，行動の変化を評価する。    │
│ ┌──────────────────┐                                                │
│ │ 第８段階：結果評価  │                                                │
│ ▼ 第１段階，第２段階で設定された目標値，QOL の改善を評価する。        │
└──────────────────────────────────────────────────────────────────┘
```

図５−３　プリシード・プロシードモデルの各段階

表５−１　プリシード・プロシードモデルにおける５つのヘルスプロモーション戦略

ヘルスプロモーションの5つの戦略	対応する段階・要因
①健康的な公共政策づくり	第４段階
②健康を支援する環境づくり	第２段階「環境」
③地域活動の強化	第３段階「強化要因」
④個人技術の開発・向上	第３段階「準備要因」
⑤保健サービスの行動転換	第３段階「実現要因」

２．公衆栄養アセスメント

１）公衆栄養アセスメントの目的と方法

（１）公衆栄養アセスメントの目的

　公衆栄養におけるアセスメントとは，公衆栄養活動を実施するにあたって，対象となる集団（コミュニティ）の健康や栄養状態の現状を把握・分析し，対象者が直面している栄養や食生活の課題やニーズを明らかにして，課題やニーズに対する対策や効果的な計画策定を検討するために行うものである。公衆栄養活動の中心的な担い手である行政栄養士は，限りある予算や社会資源の中で，より良い施策の成果をあげることが求められている。健康日本21（第三次）の栄養・食

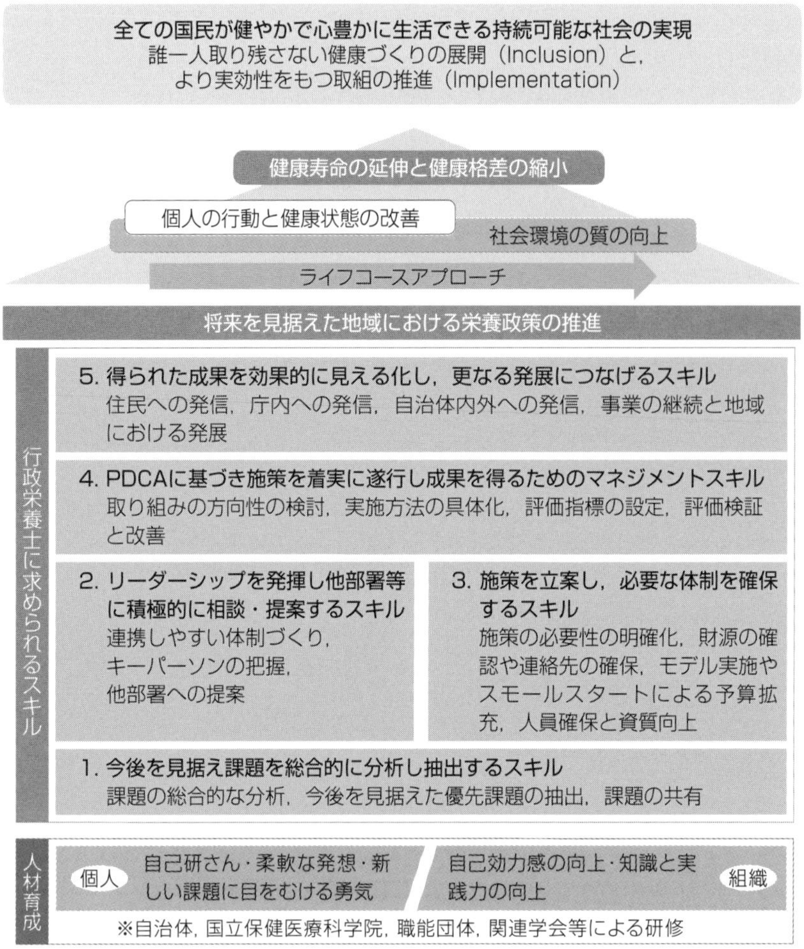

全ての国民が健やかで心豊かに生活できる持続可能な社会の実現
誰一人取り残さない健康づくりの展開（Inclusion）と，
より実効性をもつ取組の推進（Implementation）

健康寿命の延伸と健康格差の縮小

個人の行動と健康状態の改善　　社会環境の質の向上

ライフコースアプローチ

将来を見据えた地域における栄養政策の推進

行政栄養士に求められるスキル

5. 得られた成果を効果的に見える化し，更なる発展につなげるスキル
住民への発信，庁内への発信，自治体内外への発信，事業の継続と地域
における発展

4. PDCAに基づき施策を着実に遂行し成果を得るためのマネジメントスキル
取り組みの方向性の検討，実施方法の具体化，評価指標の設定，評価検証
と改善

2. リーダーシップを発揮し他部署等
に積極的に相談・提案するスキル
連携しやすい体制づくり，
キーパーソンの把握，
他部署への提案

3. 施策を立案し，必要な体制を確保
するスキル
施策の必要性の明確化，財源の確
認や連絡先の確保，モデル実施や
スモールスタートによる予算拡
充，人員確保と資質向上

1. 今後を見据え課題を総合的に分析し抽出するスキル
課題の総合的な分析，今後を見据えた優先課題の抽出，課題の共有

人材育成

個人　自己研さん・柔軟な発想・新
しい課題に目をむける勇気

自己効力感の向上・知識と実
践力の向上　　組織

※自治体，国立保健医療科学院，職能団体，関連学会等による研修

資料）厚生労働省令和4年度地域保健総合推進事業「将来を見据えた，地域における栄養政策の実
践ガイド」2023より作成

図5－4　健康日本21（第三次）の推進と行政栄養士に求められる5つのスキル

生活の分野を推進するにあたり，行政栄養士は，**図5－4**に示すような5つのス
キルを身につける必要がある。2～5のスキルの土台には，「今後を見据え課題を
総合的に分析し抽出するスキル」が位置している。具体的には，国や自治体の主
要政策や重要課題，社会情勢を踏まえた課題設定，設定した課題解決に向け，適
切な時期に行動をするための能力を身につけることが必要であるとされている。
今後を見据えた課題を総合的に分析・抽出するためには，アセスメントをしっか
り行う必要がある。

（2）公衆栄養アセスメントの方法

　公衆栄養アセスメントの重要なポイントとして，先述の地域診断や地域観察が
あげられる。国・都道府県・市町村が実施している調査などの統計資料を分析し
たり，実際地域を歩いて住民の暮らしぶりなどを観察することも重要である。ア
セスメントは**社会調査法**を用いて行うのが一般的であり，その方法から**実態調査**
と**文献調査**に分けることができる（**図5－5**）。

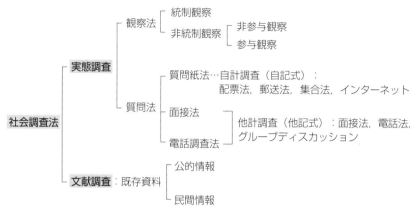

図５－５　社会調査法の種類

　アセスメントの視点として，人口の構造と変化，平均寿命と健康寿命，死亡の状況と原因，社会保障給付費の構造，医療費と疾病の関係，健康・疾病の構造と変化，疾病・食事と地域の関係，などがあげられる。具体的な公衆栄養アセスメントの項目と指標例を**表５－２**に示す。アセスメントの項目として，QOL，健康・栄養状態，食物摂取状況，食行動，食知識・態度・スキル，食環境，周囲の支援，自然・社会環境があげられる。

表５－２　公衆栄養アセスメントに用いる項目と指標例

項目	指標例	調査方法
QOL	生きがい，価値観，健康観，満足度	質問法
健康・栄養状態	平均寿命，健康寿命，罹患率，有病率，要介護状況 健診受診率，健康意識 身体状況（身長，体重，腹囲，皮下脂肪厚など） 生化学検査（血中中性脂肪，血中コレステロール，HbA1c，尿中ナトリウム・カリウムなど）	既存資料 身体計測 臨床検査
食物摂取状況	エネルギー・栄養素摂取量，脂肪エネルギー比率，食塩摂取量， 食品群別摂取量など	食事調査 質問法
食行動	食事時間，所要時間，共食者，欠食・外食の状況 食物の入手方法，調理頻度，調理方法 健康・食情報の入手方法　など	質問法 観察法
食知識・態度・スキル	料理・栄養素の知識，料理の組み合わせ，適正体重の知識 嗜好，自己効力感，行動変容段階，食事改善意欲など 献立作成，調理技術，食品保存方法，栄養成分表示の活用など	質問法 観察法
食環境	（フードシステム；食物へのアクセス） 食料品店（スーパー，コンビニエンスストア），地産地消，食品加工，給食施設での提供 メニュー，食品販売・飲食店におけるヘルシーメニュー提供状況，配食サービスなど （食情報システム；情報へのアクセス） インターネット，マスコミ，関係機関からの情報提供，栄養成分表示など	質問法 観察法 文献調査
周囲の支援	家族・友人・職場・学校の協力の有無 学校・地域・職場での食育の取り組み状況	質問法 観察法 文献調査
自然・社会環境	気候，風土，地理的条件 交通，住環境，産業，所得，就労状況 教育施設，医療機関，運動施設，文化施設 伝統的文化，行事	質問法 観察法 文献調査

２）地域診断の方法

　公衆栄養活動を進める上での地域診断とは，地域のさまざまなデータ，情報を収集し，地域全体の健康・栄養課題や特徴を分析し，診断することである。数多くあるデータや情報から，適切な資料や内容を選択して，整理・分析を行う必要がある。次のステップで進めるとよい。

（１）目的の確定と企画立案

　目的を定めることによって，収集したデータや情報をどのように活用するか，何を読み取るのかが明確になる。目的を決める際には，日常の活動において「同じような事象に遭遇するのはなぜか」などの「気づき」や「疑問」を整理して，明確にすべき事象を取り上げ，科学的根拠を明確にするためにどのような情報（データ）が必要か，その情報はどこにあるのかを探り，収集すべき資料をリストアップするなど，企画を立てることから始める。地域診断の視点として，「地域の歴史，自然・物理的環境」「地域に暮らす人々」「地域内外の施設・制度」の観点から検討するとよい。

（２）量的データ*1の収集

　国の省庁では，健康，栄養，食育関連のさまざまな調査を行っており，具体的な調査結果を報告書等にまとめて公表している。また都道府県，市町村レベルにおける調査結果や地域の構成員のデータ（健診データ，介護保険データなど）なども，整理・分析されて公表されている（表５−３）。これらの情報は，一般的にインターネットを通じて入手することが可能である。量的データを活用する際には，何年のどの資料のデータであるのか，その数値が「高いまたは低い」などを判断する際には，比較対象（例；地域と国のデータを比較する，近隣の市町村のデータと比較するなど）を明確にして分析結果を整理する。

表５−３　量的データと質的データの種類および収集方法

	量的データ	質的データ
データの種類	・各種保健統計情報（人口動態統計等） ・疾病に関する資料（罹患・有病等に関する資料） ・健診・検診の受診状況 ・保健事業実施報告書等 ・社会福祉資源等	・地域に出て，五感を使って得られるもの「実感したこと」「気づいたこと」，「あれ？」「おや？」と感じたこと ・地域住民の声 ・観察したこと ・社会福祉資源等
データの収集方法	・他の地域（全国，県，市町村等）と比較してみる。※条件を揃える必要がある ・経年的な変化による比較	・地域を歩く ・地区活動（健康診査等）を実践しながら把握する ・地域住民の声（要望や考え方等）を聴く，住民の行動を観察する ・地域の組織や関係機関と協働する

資料）「茨城県保健師活動指針」2015（平成27）年12月を一部改変

（３）質的データの収集

　ライフスタイル，健康状態，家庭環境など地域の構成員を取り巻く状況や環境は多種多様であるため，数値（量的データ）として一律に状況を捉えてしまうと

現実とは異なる場合がある。量的データと実際の地域の状況や実態との差を埋めるために，質的データの収集が必要である。質的なデータとは，地域の観察，住民へのヒアリング，五感を働かせて得た感触・気づきなどにより得られるものである。また地域住民の生活を支える社会資源も質的データの要素となる（表5－3）。

（4）診断

量的データは単純集計やその他統計学的な手法により分析を行う。量的データから得られない，対象者の実態などは質的データを組み合わせて総合的に分析をする。分析結果から，問題点を抽出し，優先課題を設定する。量的・質的データは問題点の抽出だけでなく，目標項目の設定や具体的な目標値の設定にも使用することができる。

3）食事摂取基準の地域集団への活用

食事摂取基準[*1]は，地域集団の食事摂取状況のアセスメントや食事改善の計画・実施および実施後の評価を行うための基準となる資料である。食事摂取基準を活用する場合は，PDCAサイクルに基づく活用を基本とする。食事摂取状況のアセスメントでは，エネルギー・栄養素の摂取量が適切かどうかを評価する。食事評価に基づき，食事改善計画を立案，実施し，それらを検証する際の食事評価にも食事摂取基準を活用する。検証結果から改善点をふまえ，次の計画へとつなげていく。

＊1　食事摂取基準の概要は第4章p.130,132も参照。

集団の食事改善を目的とした食事摂取基準の活用の基本的概念を図5－6に示した。集団の場合は，対象となる集団の摂取量の分布やBMIの分布と食事摂取基準の指標から，摂取不足や過剰摂取の可能性がある人の割合などを推定する。個人の場合と異なり，「分布」や「割合」を求めてアセスメントを行う。摂取不足や過剰摂取の可能性がある人は食事摂取基準の適正範囲内に入るように，また全体的には生活習慣病の予防となるように，適切なエネルギーや栄養素摂取量に

〔食事摂取状況のアセスメント〕

集団の摂取量やBMIの分布と食事摂取基準の指標から，摂取不足や過剰摂取の可能性がある者の割合等を推定

〔食事改善の計画と実施〕

摂取不足の者の割合をできるだけ少なくし，過剰摂取の者の割合をなくし，生活習慣病の発症予防につながる適切なエネルギーや栄養素の摂取量について目標とする値を提案

公衆栄養計画の企画と実施，検証
（目標とする値に近づけるための食行動・食生活に関する改善目標の設定やそのモニタリング，改善のための効果的な各種事業の企画・実施等）

資料）厚生労働省「日本人の食事摂取基準（2020年版）策定検討会報告書」2019

図5－6　集団の食事改善を目的とした食事摂取基準の活用の基本的概念（再掲）

ついて目標とする値を提案し，食事改善の計画・実施につなげる。

　目標とするBMIや栄養素摂取量に近づけるためには，そのための食行動・食生活や身体活動に関する改善目標の設定やそのモニタリング，改善のための効果的な各種事業の企画・実施等，公衆栄養計画の企画や実施，検証もあわせて行うこととなる。

　集団の食事改善を目的とした食事摂取基準の活用による食事摂取状況のアセスメントについて**図5-7**に示す。食事摂取状況のアセスメントで注意すべき点は，食事調査結果には食事調査法に起因する測定誤差[*1]があることをふまえて集団の摂取量の分布を検討すること，また正規分布[*2]や分散といった統計学の用語をよく理解することが必要である。

＊1　第4章 p.122参照。

＊2　第4章 p.138参照。

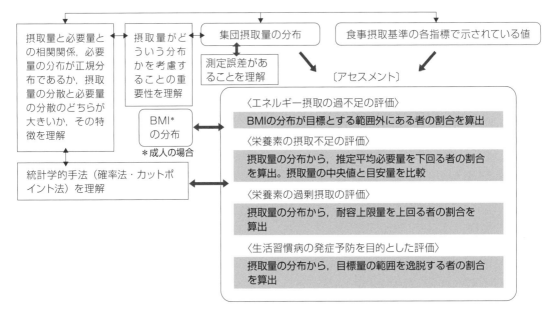

資料）厚生労働省「日本人の食事摂取基準（2020年版）策定検討会報告書」2019

図5-7　食事改善（集団）を目的とした食事摂取基準の活用による食事摂取状況のアセスメント

　対象集団の栄養素等摂取量の分布に対して食事摂取状況のアセスメントや食事改善の計画・実施後の評価を行う際には，（1）エネルギー摂取の過不足の評価，（2）栄養素の摂取不足の評価，（3）栄養素の過剰摂取の評価，（4）生活習慣病の発症予防を目的とした評価の視点で食事摂取基準を活用するが，それぞれの評価の目的ごとに用いる指標が異なっていることに留意する[*3]。

＊3　第4章 p.134の「表4-7 集団の食事改善を目的として食事摂取基準を活用する場合の基本的事項」参照。

（1）エネルギー摂取の過不足の評価

　エネルギーの指標として「推定エネルギー必要量」が示されているが，成人（18歳以上）においては参考として活用し，体重変化量や目標とするBMIの範囲（**表5-4**）を基準として評価する。

表5－4　目標とするBMIの範囲

年齢（歳）	目標とするBMI（kg/m²）
18～49	18.5～24.9
50～64	20.0～24.9
65～74	21.5～24.9
75以上	21.5～24.9

資料）厚生労働省「日本人の食事摂取基準（2020年版）策定検討会報告書」2019

（2）栄養素の摂取不足の評価

「推定平均必要量」または「目安量」で評価をする。個人の場合と異なり「推奨量」は用いない。

①推定平均必要量が算定されている栄養素

推定平均必要量を下回る人の割合を算出する。これには，確率法[*1]とカットポイント法[*2]がある。確率法は正しい割合が求められるが，利用可能な条件が整うことはまれであるため，簡便法であるカットポイント法を用いることが多い。推定平均必要量を下回る人の割合と不足している人の割合が等しくなる理由を図5－8に示した。なお，カットポイント法では，対象集団において特定の誰が必要量を満たしているか，満たしていないかを判定することはできない。

[*1]　**確率法**：対象集団全体の摂取量の分布，ならびに対象の中で摂取量が不足している集団における摂取量の分布から，不足者の割合を算出する方法。現実的に条件が整わず，複雑な計算が求められるため，実践での使用は難しい。
[*2]　**カットポイント法**：摂取量が推定平均必要量に満たない員数や率を算出する方法。

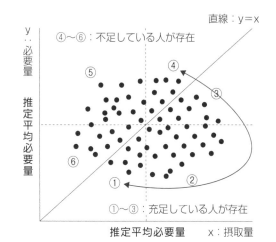

条件
・個人が自分の必要量を知り得ないと仮定すると，集団における摂取量と必要量の関連はない
・摂取量と必要量のそれぞれの分布は正規分布に従う
・必要量の分散（データのばらつき具合）は摂取量の分散より少ない
・摂取量の平均値が推定平均必要量付近にある
・y＝x，x＝推定平均必要量，y＝推定平均必要量を表す直線を加える

領域①と領域④に存在する人数はほぼ同じと考えられるため，領域①と領域④を入れ替えると，x＝推定平均必要量の左側に不足している人が集まることになる。すなわち，推定平均必要量を下回る人の人数と，不足している人の人数が等しいと考えることができる。

資料）厚生労働省「日本人の食事摂取基準（2020年版）策定検討会報告書」2019
図5－8　集団における食事摂取基準の評価を行うためのカットポイント法の概念

②目安量が算定されている栄養素

食事調査から得られた栄養素摂取量の中央値と目安量を比較する。目安量は，栄養素の必要量を測定する方法が確立されていない栄養素，すなわち「推定平均必要量」が算定できない栄養素で設定されている。実際には，特定集団において"不足状態を示す人がほとんど観察されない量"として値が設定されている。基本的には，健康な日本人を中心として構成されている集団の栄養素摂取量の中央値が用いられている。目安量を用いる場合には，食事調査結果から得られた摂取

量の中央値が目安量以上かどうかを確認する。摂取量の中央値が目安量未満の場合には，不足状態にあるかどうか判断できない（図5－9）。

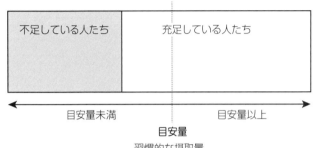

資料）佐々木敏「食事摂取基準入門　そのこころを読む」同文書院，2010 を一部改変
図5－9　目安量を用いた評価の概念図（不足状態にあるかどうか判断できない理由）

（3）栄養素の過剰摂取の評価

耐容上限量を用いて，測定値の分布から過剰摂取の可能性を有する人の割合を算出する。

（4）生活習慣病の発症予防を目的とした評価

目標量を用いて，測定値の分布から目標量の範囲を逸脱する人の割合を算出する。

４）量的調査と質的調査の意義

量的調査は，質問紙などを用いて情報を集め，統計的に分析する社会調査法である。調査対象者を選定して調査を行い，その回答結果について整理することで対象者の状況を把握することができる。また，数値データを取り扱うことから，適切な統計学的手法を用いて分析を行うため，より深く対象者の状況を客観的に把握できる。

量的調査の利点としては，同じ質問文と選択肢を活用する場合は経年変化を追うことができること，多数の対象者に対して比較的安価で調査ができること，サンプリング（調査対象者の選定）が偏りなく行われていれば，調査結果から全体の推定ができることがあげられる。

質的調査は，少数の事例についての観察あるいは対象者との会話，さらに記述された文章などから，数量的に把握できない細かいニュアンスや深い価値観を発見することができる社会調査法である。観察やインタビューを通して，言語的なデータだけではなく，対象者がその行動を行っていたときの周囲の環境，本人の表情，空間の状況など，あらゆる物事をデータとして扱うことで，多面的に対象者をとらえることができる。

アセスメントを行うためには，量的調査と質的調査の特徴を理解して，組み合わせて行う必要がある。

5）観察法と活用

　地域をアセスメントするためには，地域を観察して，そこに暮らす住民の現状を把握することが重要である。社会調査法では，実態調査の１つの方法として**観察法**がある（p.153の図５−５参照）。観察法には，統制観察と非統制観察がある（**表５−５**）。

表５−５　観察法の種類と特徴

種類	内容等	特徴
統制観察	調査対象者や観察方法に条件を設定（統制）して，その条件に従って観察する方法	・正確で客観的な観察を行うことができる。 ・データが数量化できる。 ・人々の行動の観察のために条件を統制することは困難であることが多いため，地域のような規模が大きい集団の観察に用いるのは難しい。
非統制観察 （調査対象者や観察方法に条件を設定せず，対象者のあるがままの姿をとらえる方法）	参与観察 調査者が調査対象の集団の生活に溶け込んで観察をする方法	生活をともにするため，対象集団の内面をとらえることができ，正確性が高い方法である。
	非参与観察 調査者が第三者として，調査対象をありのままに直接観察する方法 （例）視察・参観など	全体的な雰囲気や外観などの表面的な観察となり，調査対象の内面までとらえることが難しい。

　地域観察を行うには，**コミュニティ・アズ・パートナーモデル**が参考となる。このモデルは地域を構成する人々に加え，地域の情報を８つの要素に分けて整理しており，以下にあげる視点で観察を行うとよい。

地域を構成する人々（人口動態，世帯構成，就業状況など）
・物理的環境（地理的条件や住環境など）
・経済（基幹産業，地場産業，流通システムなど）
・政治と行政（行政組織，政策，財政力，住民参加など）
・教育（学校教育機関，社会教育機関など）
・交通と安全（治安，災害時の安全，ライフライン，交通など）
・コミュニケーション・情報（地区組織，通信手段，近隣関係など）
・レクリエーション（レクリエーション施設と利用状況など）
・保健医療と社会福祉（医療システム，保健システム，福祉システムなど）

6）質問調査の方法と活用

　質問調査は，集団の実態を把握するためによく使用される方法である。質問調査（質問法）には，質問紙法，面接法，電話調査法がある（p.153の図５−５参照）。質問紙法は文書によって質問し，文書で回答してもらう方法である。一般的に対象者が自分で回答する自計調査（自記式）である。

　一方，**面接法**，**電話法**および**グループディスカッション**は，口頭で質問し，口

頭で回答してもらう方法である。面接担当者や電話をかけている者等が対象者の回答を聞き取って記入するため他計調査（他記式）となる。それぞれの方法で利点，欠点があるため，各方法の特徴（**表5−6**）を十分理解し，対象者の状況も考慮した上で，どの方法を選択するかを決定する。

表5−6　質問調査の種類と特徴

	調査方法	概要	利点	欠点
自計調査	配票法（留め置き法）	調査員が対象者に質問票を配布し，対象者が記入後に調査員が再度訪問し，回収する方法。	・質問票を用いるため，時間と費用が少なく，効率的である。 ・無記名での調査が可能であるため，事実を回答してもらいやすい。 ・回収率が比較的高い。	・質問の意味を誤解する場合がある。 ・対象者本人が回答したか不明である。 ・身近な人の影響を受けやすい。 ・訪問数が多いと人的費用がかかる。
自計調査	集合法	対象者に特定の場所に集まってもらい，回答方法などを説明後に一斉に回答してもらう方法。	・短時間に多数の対象者に調査が実施できる。 ・その場で質問票を回収できるため，回収率が比較的高い。	・質問の意味を誤解する場合がある。 ・他人の影響を受けやすい。
自計調査	郵送法	質問票を対象者に送付して，記入後に返送してもらう方法。	・調査地域を限定することなく実施できる。	・回収率が低い。 ・回収に時間がかかる。 ・対象者本人が回答したか不明である ・身近な人の影響を受けやすい。
自計調査	インターネットによる方法	Eメールで対象者宛に質問票を添付配信したり，WEBに質問票を掲載しておき，対象者に回答してもらう方法。	・郵送法に比べ，費用の軽減になる。 ・WEBで入力してもらう方法では，回答者の匿名化が可能である。	・Eメールでの回答の匿名化が難しい。 ・インターネット環境を有する対象者に限定される。
他計調査	面接法	調査員が対象者と面接して聞き取る方法。	・質問の意味を問い返して理解してもらうことができる。 ・短時間にその時点での意識や意見を聞き出すことが可能である。	・調査員によるバイアスがかかる可能性がある。 ・時間と費用がかかる。 ・対象者が特定されてしまう。
他計調査	電話法	調査員が対象者に電話をかけ，質問票に従って質問し，調査員が回答を記入する方法	・質問の意味を問い返して理解してもらうことができる。 ・短時間にその時点での意識や意見を聞き出すことが可能である。	・調査員によるバイアスがかかる可能性がある。 ・長時間にわたる詳細な質問ができない。
他計調査	グループディスカッション	ある属性を共有する集団にインタビューをしたり，自由に話してもらう方法	・対象者の生の声を得ることができる。 ・他のメンバーとの相互作用で，本音や新しい意見が出る。	・司会により討論の質が左右される。

7）既存資料の活用の方法と留意点

既存資料には，国などの公的機関が公表している公的情報，民間情報，研究論文などがある。公衆栄養活動を行うにあたっては，健康日本21（第三次）で示されている現状値や目標値，国民健康・栄養調査結果，人口動態統計など，さまざまな統計調査結果を用いてアセスメントや計画策定に活用する。

公衆栄養と関連が深い公的情報としては，**表5−7**に示すような資料がある。

既存資料を活用するときの留意点として，何年に行われた調査であるか，調査主体はどこか，どのような調査方法を用いているか，既存資料を活用したい対象集団と既存資料の調査対象集団との特徴が類似しているかどうかを検討する必要がある。また，特に民間情報を活用する場合には，資料内容の信頼性を確認する

ことも重要である。

表5－7　公衆栄養アセスメントに関連が深い統計資料

区分	調査名	内容	調査間隔	標本など	関係省庁
人口・世帯	国勢調査	性別，年齢，就業状態，世帯員数など	5年ごと	全数	総務省
	人口動態調査	出生・死亡・婚姻・離婚および死産に関わる人口動態，死因別死亡数，死亡率など	毎年	全数	厚生労働省
	生命表	ある期間における年齢別死亡率が今後変化しないと仮定したときの各年齢の者の平均余命や死亡率など	【完全生命表】5年ごと【簡易生命表】毎年	全数	厚生労働省
疾病状況	患者調査	推計患者数，受療率，平均在院日数など	3年ごと	全国の医療施設から層化無作為抽出	厚生労働省
	国民医療費	医科診療や歯科診療にかかる診療費，薬局調剤医療費，入院時食事・生活医療費，訪問看護医療費など	毎年	当該年度内の医療機関等における保険診療の対象となり得る傷病の治療に要した費用を推計	厚生労働省
	感染症発生動向調査	感染症の予防および感染症の患者に対する医療に関する法律（感染症法）に規定された感染症の患者発生状況（報告数，推移など）	毎週，毎年	全数把握定点把握	厚生労働省
	食中毒統計調査	食中毒の病因物質，原因食品，患者数，死者数など	毎月	届け出のあった食中毒事件票の集計全数	厚生労働省
	国民生活基礎調査	世帯状況，所得状況，健康（自覚症状，通院状況，健康意識，悩みやストレス，こころ，睡眠・休養，飲酒，喫煙，健診・人間ドックの受診，がん検診受診）	毎年※大規模調査3年ごと（健康・介護・貯蓄）	全国の世帯および世帯員から層化無作為抽出	厚生労働省
健康・食生活	国民健康・栄養調査	身体状況（身長，体重，腹囲，血圧，血液検査など），栄養摂取状況（世帯状況，食事状況，食物摂取状況，1日の身体活動量），生活習慣状況（食生活,身体活動,休養（睡眠），飲酒,喫煙,歯の健康など生活習慣全般）	毎年	国民生活基礎調査対象者から層化無作為抽出された地区の1歳以上の世帯員	厚生労働省
	学校保健統計	発育状態（身長，体重），健康状態（栄養状態，視力，聴力，歯・口腔の疾病・異常，心臓の疾病・異常など）	毎年	層化無作為抽出された学校の児童・生徒	文部科学省
	乳幼児身体発育調査	体重，身長，胸囲，頭囲，運動・言語機能，栄養法，母の状況など	10年ごと	層化無作為抽出された乳幼児	厚生労働省
	家計調査	家計の収支消費支出（食料；穀類，魚介類などの各食品分類ごとの支出額，外食の支出額など）	毎月	全国の世帯から層化無作為抽出	総務省
	食料需給表	食料需給の動向，供給純食料，供給熱量，供給たんぱく質，供給脂質食料自給率算出の基礎資料	毎年	FAOの食料需給表作成の手引に準拠	農林水産省
保健・福祉行政	衛生行政報告例	精神保健福祉関係，栄養関係，衛生検査関係，生活衛生関係，食品衛生関係，医療関係，薬事関係，母体保護関係，難病・小児慢性特定疾病関係など	毎年	都道府県，政令指定都市，中核市	厚生労働省
	地域保健・健康増進事業報告	地域保健事業（母子保健，健康増進，歯科保健，精神保健福祉,衛生教育,職員の配置状況など）の状況，健康増進事業（健康手帳の交付，健康診査，機能訓練，訪問指導，がん検診など）の状況	毎年	全国の保健所および市区町村	厚生労働省
	介護保険事業状況報告	第1号被保険者数，要介護（要支援）認定者数，介護予防サービス受給者数，施設サービス受給者数など	毎月，毎年	介護保険者全数	厚生労働省

3.　公衆栄養プログラムの目標設定

1）公衆栄養アセスメント結果からの状況把握

　目標設定に際しては，まず対象となる地域または集団の健康および栄養に関する情報についてアセスメントした結果をもとに，地域の健康増進計画や食育推進計画などの策定から公衆栄養プログラムを計画する際に用いたモデルに基づいて，現状を把握する必要がある。そのモデルには，地域づくり型保健活動やプロジェクト・サイクル・マネジメント（PCM）[*1]，先述のプリシード・プロシードモデル（p.149）など，さまざまなモデルが活用されているが，本項ではヘルスプロモーションに基づく公衆栄養活動を展開するモデルとして，プリシード・プロシードモデルに沿って解説する。

　プリシード・プロシードモデルを活用した場合は，対象地域または集団の社会アセスメント（第1段階）であるQOLや，疫学アセスメント（第2段階）であるQOLに影響を及ぼす健康・栄養状態，行動・ライフスタイル，食環境の状況を把握する。

＊1　**プロジェクト・サイクル・マネジメント**：プロジェクトにおける「計画立案」「モニタリング・評価」のプロセスを効果的に進めるための手法。ODA（政府開発援助）や国際協力分野で活用され，モニタリング・システムやプロジェクト概要表（PDM）などの多彩なツールを用いる。

2）改善課題の抽出

　対象地域の健康・栄養状態を把握するためのデータは，人口動態調査や特定健康診査結果，国民健康・栄養調査といった既存の統計資料を用いる場合が多いが，対象地域と全国，都道府県，市町村の結果を比較し，地域の特徴や課題を把握する。また，最新値だけでなく，経年変化による比較をして課題を抽出する。

　次に，教育・エコロジカルアセスメント（第3段階）として，健康・栄養状態に関連する行動・ライフスタイルを改善するための知識や態度などの**準備要因**や，家族または周囲の人の支援に関する**強化要因**，改善機会を提供する社会資源などの**実現要因**の3つに分類する。社会アセスメントの第1段階から，疫学アセスメント（第2段階），教育・エコロジカルアセスメント（第3段階）で検討した各要因は，相互に関連し，一貫性をもっていることが重要である（**図5－10**）。

第1段階（社会アセスメント）・対象地域または集団のターゲット（性別，年代等）の設定
・対象者および関係者でQOLの設定

第2段階（疫学アセスメント）・設定したQOLに関係する健康・栄養課題を抽出
・既存資料等を活用し，抽出した健康・栄養課題の状況を把握
・全国または都道府県，市町村間の比較や，経年変化をもとに，優先すべき健康・栄養課題を設定
・健康・栄養課題に関連する行動・ライフスタイル，食環境要因を抽出
・健康・栄養課題の改善につながる行動・ライフスタイルについて，優先度の高いものを設定，健康・栄養課題に対する効果および実現可能性をもとに，食環境要因を設定

第3段階（教育・エコロジカルアセスメント）
・行動・ライフスタイルに影響を及ぼす3要因（準備要因，強化要因，実現要因）を抽出
・それぞれの要因について，重要度や実現可能性を軸に，優先順位をつける
・優先度の高い要因を目的としたプログラム（事業）を企画

第4段階（運営・政策アセスメント）
・プログラム（事業）実施の際に利用可能な資源（人的・予算・物）を挙げる
・既存のプログラム（事業）で実施可能か検討
・必要な予算の検討，年間計画の作成

公衆栄養プログラム（事業）の実施

図5－10　プリシード・プロシードモデルを活用した公衆栄養プログラムの作成手順

3）改善課題に基づく改善目標の設定

　対象地域または集団の健康・栄養課題に関連する行動・ライフスタイル，食環境について，改善すべき3要因（準備要因，強化要因，実現要因）を抽出した後は，それらすべての要因に取り組むのではなく，上位目標となる健康・栄養課題や行動・ライフスタイルとの関連性が強く，対象者の数や取り組む頻度などの影響度を考慮した「**重要度**」と，取り組みによる「**実現可能性**」の2つを判断基準として，優先順位を決める。各要因がマトリックス内のどこに位置するのか分類し，重要度が大きく改善可能性が高い要因を最優先に取り上げる。次に取り上げ

る要因は，重要度は高いが実現可能性が低い要因である（**図5-11**）。

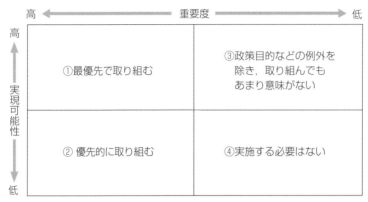

図5-11　目標設定の優先順位の考え方

　対象地域または集団の改善すべき健康・栄養状態や行動・ライフスタイル，食環境，3要因（準備要因，強化要因，実現要因）を決定したら，改善目標を設定する。

　目標には，短期間で改善可能な目標と，中長期の期間が必要な目標がある（**表5-8**）。短期間で改善可能な目標は，行動・ライフスタイルを改善するための知識や態度などの準備要因や，家族または周囲の人の支援に関する強化要因，改善機会を提供する社会資源などの実現要因である。それらの要因が改善された後，行動・ライフスタイルや食環境の改善が見込まれる。さらにその後に健康・栄養状態の改善やQOLの向上と段階を追って，目標を達成していくこととなる。

表5-8　目標達成までの時間的プロセスと目標例

プリシード・プロシードモデル	短期目標（1～2年）	中期目標（3～10年）	長期目標（10～20年）
QOL			生活満足度や生きがい
健康・栄養状態		疾病罹患率，有所見率，BMI，栄養素摂取状況	
行動・ライフスタイル		食行動，運動習慣，喫煙，飲酒	
食環境		ヘルシーメニューの提供，減塩食品の販売促進，運動機会の提供，喫煙場所の設置	
準備・強化・実現要因	知識や態度，スキル，周囲のサポート，学習機会		

4．公衆栄養プログラムの計画，実施，評価

1）地域社会資源の把握と管理

　公衆栄養プログラムを企画，実施，評価する際には，対象となる地域住民や関係団体，関係機関の代表者などと協力することが重要である。公衆栄養活動における社会資源の例を**図5−12**に示す。社会資源の中で，関係する団体や組織，住民ボランティアといったさまざまな人のことを**人的資源**というが，人的資源による協力が公衆栄養プログラムの成果に大きな影響を及ぼすため，日頃から公衆栄養活動に必要な人的資源を把握し，協力関係をもっておくことが重要である。また，食生活改善推進員といった住民ボランティアを養成する等，新たな人的資源を発掘しておくことも必要である。

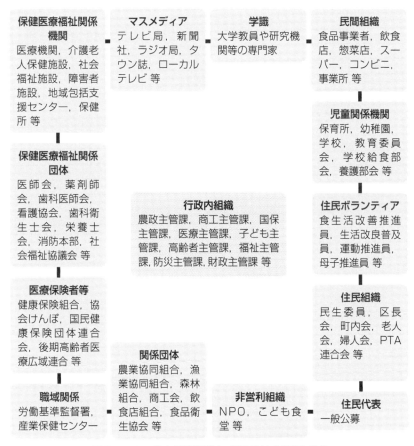

図5−12　公衆栄養活動における社会資源（例）

2）運営面・政策面のアセスメント

　優先順位のうち最優先で取り組む目標に向けて，実際に実行するためには，**表5−9**の通り，必要な時間や人的資源，予算を確認して，実施の障害となる要因を把握し，対処しておくことが，実行性を高めるうえで重要となる。

表5－9　確認すべき項目と概要

時　間	公衆栄養プログラムの実施期間や頻度，所要時間の確認を行う。
人的資源	連携可能な資源があるのか確認し，どの時期にどのくらいの人数が必要なのか検討する。
予　算	必要な人件費や会場使用料，教材作成費，交通費等の費用を算出し，国や都道府県の補助金制度の利用を検討し，公衆栄養プログラム実施に必要な予算を確保する。

　また公衆栄養プログラムは，主に行政機関が実施していることが多い。そのため，公衆栄養プログラムの実施前に，国や地方自治体による政策，関連する法律や規則，行政機関の関連計画，各種制度による保健事業，既存の公衆栄養プログラムとの調整を図るための政策面のアセスメントを行う（**表5－10**）。

表5－10　政策面のアセスメント

政策・法規・行政機関	国や地方自治体では，保健・医療・福祉に関するさまざまな政策が実施されており，これらの中で，公衆栄養プログラムの計画を推進する要因または阻害する要因について事前に評価を行う。
関連計画	公衆栄養プログラムに関連する計画と整合性をもつように調整を図る。
各種保健事業	公衆栄養プログラムは，保健事業の一環として実施する場合は，効果的かつ効率的な実施のため，他の保健事業との連携を図る。

　国や都道府県，市町村において，公衆栄養プログラムに関連する計画が策定されており，市の公衆栄養プログラムの例として，市食育推進計画と市の他の計画，都道府県および国の計画との位置づけを**図5－13**に示す。計画の策定に当たっては，これらの関連計画と整合性をもつよう，目標や取り組みの内容等を調整することが必要である。

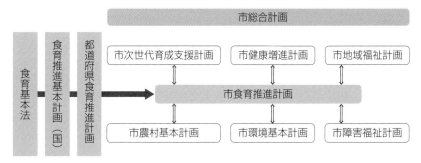

図5－13　市食育推進計画の位置づけ（例）

3）計画策定

　公衆栄養プログラムに関連する計画には，健康増進計画や食育推進計画など3〜10年間の施策の方向性を示す計画と，これらの計画に基づいて実施される具体的な事業の実施計画がある。本項では，施策の方向性を示す計画の策定について示す。

　計画は，対象地域の健康・栄養課題解決のために目的や目標を明確にし，当事者である住民や関係機関の代表者（人的資源）と連携して策定し，計画のめざす姿や，実施内容，評価などを共有することが重要である。また，関係者間で検討した取り組みについて，図５－11で示した優先順位のつけ方に基づいて，重要度が高く実現可能性の高い取り組み（事業）を優先的に実施する。優先順位の高い取り組み（事業）について，実施者や連携先，いつまでに取り組むのか，どのように評価するのか，目標を設定する。

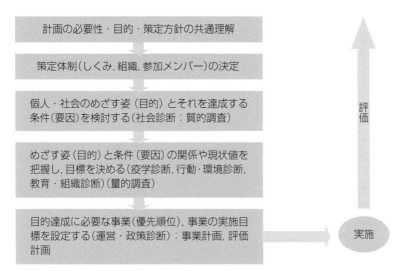

図５－14　計画策定のプロセス

４）住民参加の方法

　健康づくりについて，健康増進法では「健康な生活習慣の重要性に対する関心と理解を深め，生涯にわたって，自らの健康状態を自覚するとともに，健康の増進に努めなければならない」と国民の責務が規定されている（第２条）。公衆栄養プログラムを効果的に実施していくためには，当事者である住民が計画の策定段階から参加することが重要である。

　S.R.アーンスタイン[*1]の「**住民参加のはしご**」（**図５－15**）は，住民参加のアプローチを，そのレベルと形式で８段階に分類して，計画決定のプロセスに対する実際の住民参加の度合いによる住民参加の形式を示している。最下段は，①世論操作で，「住民参加」の名を借りた権力者による支配・統制の状態を示す。その１段上の②緊張緩和とともに，実質的には参加不在の状態を意味する。中位には，③情報提供，④表面的意見聴取などがあり，６段目の⑥協働（パートナーシップ）から⑦権限委譲へと続く段階で，ようやく住民の権利として参加が認められる。最上段は国民（住民）によるコントロールで，国民（住民）による完全自治を示す。アーンスタインは「住民の参加とは，住民に対して目標を達成できる権力を与えること」と定義している。

＊1　**S.R.アーンスタイン**：Sherry Phyllis Arnstein（1930 ～ 1997）。アメリカの政治学者で，保健教育福祉省に勤務。1969年に代表的論文である「市民参加のはしご（A Ladder of Citizen Participation）」を公表し，その後も市民主体の活動の重要性を説いた論文を複数発表し，多方面に影響を与えた。

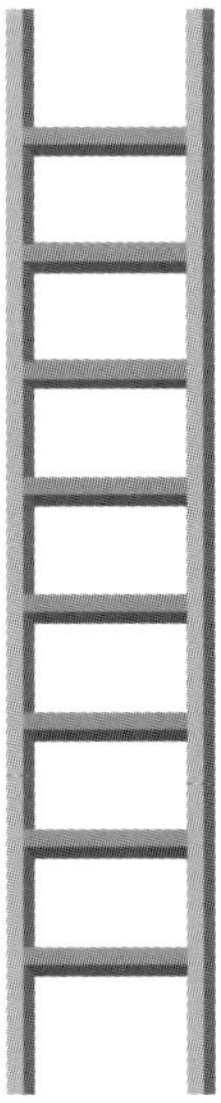

8	住民管理	事業または組織の運営に，住民が自治権をもっている状態
7	権限移譲	行政のもつ権限が住民へ一部与えられている状態
6	協働 （パートナーシップ）	住民や関係組織，行政が協働して，事業の企画および実施を行っている状態
5	懐柔	行政が住民へ意見を聞き，実行可能なものを採用している状態
4	意見聴取	行政が形式的に意見を聞き，意見を反映しているか不明な状態
3	情報提供	行政が住民へ，一方的に情報を提供している状態
2	緊張緩和	行政が住民の不満を回避するためにガス抜きの場として参加を促している状態
1	世論操作	行政の意思を住民へ誘導し，押し付けている状態

参考）市民参加のはしご（シェリー・アーンスタイン1969），協働のデザイン（世古一穂2001）より作成

図5-15　住民参加のはしご

　また，住民参加により，地域の健康・栄養課題を解決するプロセスを**コミュニティ・オーガニゼーション**[*1]という。このプロセスでは，住民や人的資源，地域の関係機関が連携して計画を策定していくことで，健康・栄養課題を解決するための取り組みがより活発になることが期待できる。さらに，個人や組織，地域（コミュニティ）の参加を通し，健康・栄養課題の解決に取り組む運動が広がることで，住民自身の主体性，自尊心が培われ，課題解決能力が向上する。このことを**コミュニティ・エンパワメント**という。

*1　第1章p.6も参照。

5）プログラムに関連する関係者・機関の役割

　公衆栄養プログラムを実施する際は，下記の通り，保健所，保健センターなどの行政機関の他，プログラムに関連する関係機関や関係団体，ボランティアなどと連携して取り組む必要がある。

（1）行政機関

　保健所は，地域における公衆衛生の向上を図ることを目的に設置されており，地域保健法（1994〈平成6〉年）の施行により，住民に身近な対人保健サービスは市町村で実施されることとなった。地域住民を対象とした公衆栄養プログラムは，主に保健所および保健センターの管理栄養士または栄養士が中心となり実施している。行政管理栄養士または栄養士の業務や役割は，厚生労働省通知の「地域における行政栄養士による健康づくり及び栄養・食生活の改善について」（2013〈平成25〉年3月29日改正）に示されている[*2]。なお，保健所および保健センターには，管理栄養士・栄養士のほか，医師や保健師，歯科医師，歯科衛生士，臨床検査技師，獣医師，薬剤師等，さまざまな職種が配置されており，公衆衛生活動の一環として公衆栄養活動を他職種と連携し，実施している。

*2　行政栄養士が担う業務の指針を示した「地域における行政栄養士による健康づくりおよび栄養・食生活の改善の基本方針」は第3章p.65参照。

（2）保健医療従事者

　保健医療従事者とは，管理栄養士・栄養士のほか，医師，歯科医師，薬剤師，保健師，看護師，助産師，理学療法士，作業療法士，言語聴覚士，歯科衛生士，介護福祉士，社会福祉士，精神保健福祉士，臨床検査技師などがある。医療機関や老人福祉施設，障害者施設，薬局等，さまざまな場で活動しており，地域住民の保健・医療・福祉に関するサービスを提供している。公衆栄養プログラムの実施においては，保健医療従事者との連携が不可欠であり，人的資源として，これらの職種が所属する職能団体（医師会，歯科医師会，看護協会等）の代表者などに計画の策定段階から参画してもらい，取り組みを展開することが重要である。

（3）ボランティア

　行政機関や関係団体，専門職の協力を得て，地域で自主的な活動を行っているボランティア組織がある。ヘルスプロモーションでは，個人の健康づくりを，家族や周囲の住民が協力してサポートする活動を重視しており，住民同士の交流を通し，健康づくりのための食生活に関する活動や，地域の食文化の継承等を行っている。公衆栄養活動のボランティア組織として，多くの市町村で要請されているボランティアが食生活改善推進員である。

（4）民間企業，職能団体，非営利団体（NPO；Non Profit Organization）

　現在，外食や弁当・惣菜などの中食，加工食品の利用頻度が増加しており，健康に配慮したメニューや食品の提供は，地域住民の健康な食生活を実現する環境整備として重要な役割をもつ。公衆栄養活動の一環として，飲食店でのヘルシーメニューの提供や，栄養情報の提供，薬局やスーパーマーケット等での啓発活動等，行政機関の取り組みとも連携することが地域住民の健康づくりに有効である。職能団体では，看護協会によるデパートなどでの保健相談活動や，日本栄養士会による地域での食育活動等が実施されている。また，民間の非営利団体（NPO）による社会貢献活動が活発化しており，公衆栄養活動ではこども食堂や，フードバンク，農産物の生産・収穫体験などが実施されている。

6）評価の意義と方法

　公衆栄養プログラムの実施後は，プログラムの進捗状況や目標に対する達成度を見直し，プログラムを改善することを目的に，評価を行うことが必要である。評価の意義は，プログラムの実施効果や効率，有効性等を検討し，プログラムを改善すること，費用効果等の予算の適正な執行や地域住民および関係者への説明責任を果たすことである。

　評価方法は，プログラムの実施後に計画するのではなく，プログラムの計画時に決めておく必要がある。評価は，経過評価と影響評価，結果評価，経済評価の4つに分類される。

①**経過評価（プロセス評価，アウトプット評価）**：プログラムが計画どおりに実

施されたのかを評価することを経過評価という。プログラムの実施状況を把握
し，プログラムの参加者数や満足度，実施者の反応，実施時間の適正配分や人
的資源の活用度，予算の適正使用について，計画どおり実施されたのか評価し，
課題や改善点を明らかにする。

②**影響評価（インパクト評価）**：健康・栄養状況に影響を及ぼす行動・ライフス
タイルの変化と，それに影響を与える食環境要因等，プログラムの直接的な効
果を評価する。

③**結果評価**：健康・栄養状態の改善と，QOLの目標が達成したかを評価する。
結果評価に利用する罹患率や有病率などの統計資料は，数年間のモニタリング
が必要であり，既存の統計資料を活用する。

④**経済評価**：プログラムの実施は経費が必要となる。プログラムの実施に必要な
経費と効果をもとに，プログラムの費用対効果を検証し，より少ない予算で効
果を得るプログラムが有用である。経済評価の種類は，プログラムにかかった
費用を他の類似プログラムと比較する費用最小化分析と，体重1kgを減量す
るのにかかる費用等，プログラムの費用に対する効果（金額以外）を評価する
費用効果分析，糖尿病教室による医療費の削減効果といった，プログラムにか
かった費用とプログラム実行の結果，もたらされた効果を金額で評価する費用
便益分析がある。

　プリシード・プロシードモデルを活用した影響評価と結果評価の例を**表5−
11**に示す。

表5−11　プリシード・プロシードモデルを活用した影響評価，結果評価（例）

プリシード・ プロシードモデル	影響評価		結果評価
	短期目標 （1〜2年）	中期目標 （3〜10年）	長期目標 （10〜20年）
QOL			生活満足度や生きがい
健康・栄養状態		疾病罹患率，有所見率， BMI，栄養素摂取状況	
行動・ライフスタイル		食行動，運動習慣，喫煙， 飲酒	
食環境		ヘルシーメニューの提 供，減塩食品の販売促進， 運動機会の提供，喫煙場 所の設置	
準備・強化・実現要因	知識や態度，スキル，周 囲のサポート，学習機会		

7）評価の実際

　公衆栄養プログラムの評価を行う際，以下に示す評価デザインのうち，どれを
用いて評価を行うかを計画の段階から検討しておく必要がある。デザインの種類
により，得られた効果がプログラムの結果であるという妥当性が異なるためであ
る。妥当性が高いのは，プログラムを実施しない対照群（コントロール群）を設

定して比較することや，対象者を無作為に割りつけ，測定を複数回行うことである。だが国の政策は国民全員が対象となるため，プログラムを実施しない対照群を設定できない。また，地域でプログラムを実施する場合も，対照群を設定しても，地域の状況が異なるため比較が難しい場合がある。さらに倫理的な点から，対照群にも何らかのプログラムを提供することが求められる。主な評価デザインと進め方を下記と図5−16に示す。

①**実験デザイン（無作為化比較試験）**：プログラム対象者を実施群と対照群に無作為に群分けし，プログラムの実施前後の指標を比較してプログラムの効果を評価する方法である。純粋にプログラムの実施効果が比較できるため，他のデザインと比べ，信頼性，妥当性が最も高い。平行法は対照群にはプログラムを実施せず，実施群と実施後調査で比較する方法で，交互法は平行法と同様に実施後に対照群にプログラムを実施する方法で，交互法の方が平行法と比べ，プログラムの実施期間は長くなるが，どちらの群もプログラムを提供するため，公平性を保つことが可能となる。

①実験デザイン（無作為化比較試験）

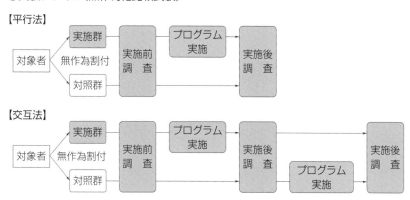

②準実験デザイン（非無作為化比較試験）

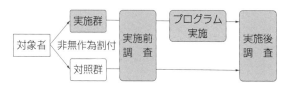

③前後比較デザイン

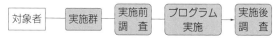

④ケーススタディ・デザイン

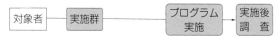

図5−16　評価デザインの種類と進め方

②**準実験デザイン（非無作為化比較試験）**：プログラムの対象者を無作為でない方法で群分けし，プログラムの実施前後の指標を比較してプログラムの効果を評価する方法である。例えば，プログラムの参加希望者を実施群，参加希望者以外を対照群と群分けした場合，プログラムに関心の高い者が参加している可能性があり，プログラムの実施効果なのか，改善意欲による効果なのか判別が難しい。

③**前後比較デザイン**：プログラムの対象者すべてを実施群とし，プログラムの実施前後に指標を測定し，変化を評価する方法である。対照群との比較を行わないため，前後の変化がプログラムによるものなのか，他の要因のものなのか判別が難しい。

④**ケーススタディ・デザイン**：プログラムの対象者すべてを実施群とし，プログラムの実施終了後のみ指標を測定する方法である。プログラム実施前後の比較を行わないため，実施前後の変化は不明である。

第 **6** 章 Programs

公衆栄養プログラムの展開

1. 地域特性に対応したプログラムの展開

1）健康づくり

（1）地域における健康づくり対策の現状

　健康日本21（第二次）では，各地方自治体（都道府県，市町村）が策定した健康増進計画にのっとり，取り組みを推進することが求められた。一方，最終評価報告書では，悪化しているとされた4つの指標（メタボリックシンドロームの該当者及び予備群の減少など）は全て生活習慣の改善に関するものであったことや，特定健康診査・特定保健指導ともに実施率が目標に達していないことが指摘されている[*1]。

　この結果からは，近年，単独世帯や共働き世帯の増加による生活様式の多様化などから，行政が提案する健康施策が住民に行きわたっておらず，結果として健康格差が生じている可能性が考えられる。2023（令和5）年に改正された**地域保健対策の推進に関する基本的な指針**[*2]でも，住民の多様なニーズに対して，行政を主体とした取り組みだけではきめ細かな対応は困難であるとの前提に立って，「医療，介護，福祉等に係る関係機関との連携や，地域に根ざした信頼や社会規範，ネットワークといった社会関係資本等（**ソーシャル・キャピタル**[*3]）を活用した住民との協働による地域保健基盤を構築」することが必要とされた。

　本章では，これまでに学習した公衆栄養領域の制度，施策，方法論等が，実際に地域のプログラムとしてどのように推進され，どのような課題を抱えているのか，できるだけ実際に沿って学んでいく。

（2）健康づくりの施策とソーシャル・キャピタルの活用

　健康日本21（第三次）における基本的な方向に掲げられる「ライフコースアプローチを踏まえた健康づくり」では，社会がより多様化することや，人生100年時代の到来を踏まえて，「誰一人取り残さない健康づくり」の展開が求められている。これまでも，さまざまなライフステージ（乳幼児期，青壮年期，高齢期等の人の生涯における各段階）に応じた健康づくりが進められており（**図6-1**），

*1　最終評価報告書では，特定健康診査の実施率は目標の70%以上に対して55.6%，特定保健指導の実施率は目標の45%以上に対して23.2%とされた（2019年度）。第3章p.83も参照。
厚生労働省「健康日本21（第二次）最終評価報告書」2022

*2　地域保健法第4条に基づいて，厚生労働大臣が地域保健対策の方向性や保健所・市町村保健センターの整備などを定めるもの。1996（平成6）年に最初の指針が示され，その後，阪神・淡路大震災，健康増進法の施行，東日本大震災などの対応で，数度の改正が行われている。

厚生労働省「地域保健」

*3　**ソーシャル・キャピタル**：第1章p.19。

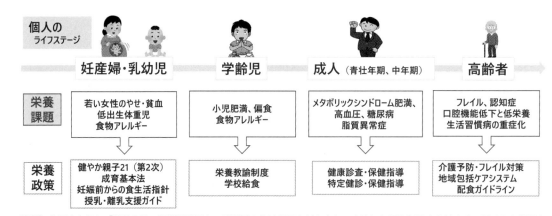

資料）由田克士ほか「都道府県・保健所設置市・特別区の主管部局を対象として実施した行政栄養士人材育成に関する実態調査結果（組織調査）」報告会資料，2021

図6-1　各ライフステージの主な栄養課題と栄養政策

これらの取り組みを引き続き進めることが重要である。

　2011（平成23）年3月11日に発生した東日本大震災においては，「人と人との絆」，「人と人との支え合い」の重要性があらためて認識され，ソーシャル・キャピタルを活用した住民主体の取り組み事例が多数報告された。地域住民の多様なニーズにきめ細かく対応するために，公的サービスの提供とともにソーシャル・キャピタルを活用し，医療保険者，医療機関，薬局，地域包括支援センター，教育関係機関，マスメディア，企業，住民参画型の地域のボランティア団体等の活動を積極的に展開することが必要である。

2）食育

（1）地域・産業界における食育の推進

　健康日本21（第二次）の最終評価報告書では，特に20歳代から40歳代において主食・主菜・副菜を組み合わせた食事を摂る者の割合の低下が報告されている。また野菜の摂取量（平均値）は目標の350gを達成できず，果物の摂取量100g未満の者の割合も増加していた。食塩摂取量は改善傾向だが，やはり目標値8gには達しなかった。

　2005（平成17）年に制定された**食育基本法**では，現代の食の課題として，栄養の偏り，不規則な食事，肥満・生活習慣病の増加などを前文であげ，「自ら『食』のあり方を学ぶことが求められている」としている[*1]。今後は行政や産業界，教育機関などがさらに連携して，食に関する知識を養い，健全な食生活の実現に向けた対策の強化が必要となる。

　地域においては，こども食堂や多世代交流の共食の場が設けられ，他者と楽しく食べるとともに，食事マナーを学ぶなど食育活動の面でも重要となっている。農林水産省では，こども食堂や高齢者サロン等の「共食場」を開設し，共食の場において，地域の農林漁業者や住民と一緒に行う伝統食の調理体験や，地域で採れる食材や伝統食に関する講座の開催など，「共食の場」における食育活動を支

食育基本法

*1　巻末資料① (p.219)
参照。

援している。

　一方，企業による食育推進はようやく広がり始めた段階であり，基本的な情報が不足している状況にある。農林水産省では2019（令和元）年度，従業員等の健康管理に配慮した企業のうち，先進的かつ積極的に食育を推進する取り組みに焦点を当てた基礎情報を収集し，事例集を作成・公表している[1]。

（2）「新たな日常」やデジタル化に対応した食育の推進

　2022（令和4）年11月に農林水産省が実施した「食育に関する意識調査[2]」では，デジタル技術を活用した食育の利用を問う項目について，「利用したことがある」と回答した人の割合は22.2％であった。さらにデジタル技術を活用した食育の内容は，「料理レシピ動画等，調理に関する動画の視聴」の割合がもっとも高く（88.8％），次いで「SNS等での料理レシピ等，食に関する情報の入手や収集」（61.9％），「食育に関するアプリ（料理レシピ，栄養バランス，フードロス削減等）の利用」（34.3％）となり，20～70歳代以上の全ての年代が利用していた。「ポストコロナ」，「ウィズコロナ」時代における食育のあり方は，デジタル技術を活用した取り組みを対面の活動と効果的に組み合わせて推進することが求められる。同時に，デジタル情報の利用に当たっては，発信者・利用者の双方の情報リテラシーを向上させることも必要である。

3）地域包括ケアシステムの構築

（1）介護保険制度の概要

　高齢化の進展に伴い，要介護高齢者の増加や介護期間の長期化など，介護ニーズが増大する一方で，核家族化の進行や介護者の高齢化といった介護高齢者を支える家族の状況も変化している。従来の老人福祉・老人医療制度による対応は限界となり，高齢者の介護を社会全体で支え合う仕組みとして**介護保険法**が創設された（2000〈平成12〉年施行）。

　法令は介護ニーズの変化に応じて，幾度かの改正がなされている。2005（平成17）年の改正では，市町村が行う地域支援事業として，高齢者が要介護状態になることを予防（もしくは要介護状態の悪化防止）する目的で介護予防事業がスタートし，高齢者の健康だけでなく日常生活の相談に応じる**地域包括支援センター**が開設された。2014（平成26）年の改正では，「介護予防・日常生活支援総合事業（以下，総合事業）[3]」が開始された。地域包括支援センターは地域包括ケアシステムにおいて，相談窓口や介護予防ケアマネジメントなど中心的な役割を担っており，2022年4月現在で全国に5,404か所が設置されている。

（2）地域包括ケアシステムの概要

　介護保険法は2011（平成23）年の改正で，**地域包括ケアシステム**[4]の構築に向けた取り組みを進めるとした。背景には先述の高齢化があり，人数の多い団塊の世代（1947～1949年生まれ）が75歳になる2025年に後期高齢者（75歳以上）の人口は全体の約18％に，そして2040年には65歳以上の人口が全体の約35％

*1　農林水産省「企業の食育推進事例集」

*2　農林水産省「食育に関する意識調査」

介護保険法

*3　**介護予防・日常生活支援総合事業**：介護予防サービスや，配食・見守りなどの生活支援サービスを総合的に提供する事業。市町村の判断で，要支援者などを対象に実施される。

*4　厚生労働省「地域包括ケアシステム」

になると推計される*1。それにより国民の医療や介護のニーズは，さらに増加することが見込まれる。この状況に対して地域包括ケアシステムは，医療と介護サービスを病院や施設だけで担うのではなく，多くの職種や組織とサービスが連携することで，高齢者が住み慣れた地域で自立した生活を送れることを目的としている（図6－2）。

＊1　国立社会保障・人口問題研究所「日本の将来推計人口（令和5年推計）」出生中位（死亡中位）推計，2023より。

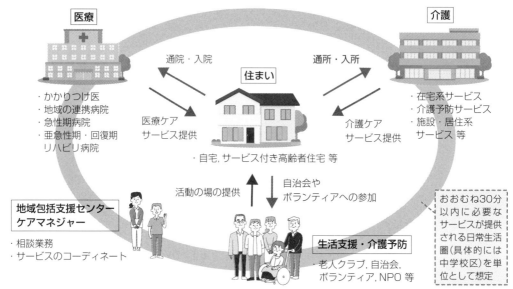

資料）厚生労働省「地域包括ケア研究会報告書」2016より作成

図6－2　地域包括ケアシステムの概要

それぞれの地域の実情に応じたサービスを提供するためには，行政や保険者，サービス提供事業者が一方的にサービスをデザインするのではなく，サービスの持つ価値や利用法を住民・利用者と提供者が話し合い，改善を繰り返しながら，最適なサービスのあり方を考えていくことが重要になる。

（3）地域包括ケアシステムと自助・互助・共助・公助

地域包括ケアシステムは，住まい・医療・介護・予防・生活支援という5つの要素で構成される。これらを支える手段として，自助・互助・共助・公助という区分がある。

「自助」は健康管理を含めて自分のことを自分でするという以外に，一般的な市場サービスを自費で購入する方法も含まれる。「互助」は相互に支え合っているという意味で，「共助」とも共通点があるが，費用負担が制度的に裏づけられていない自発的なものであり，地域の住民やボランティアを指す。「公助」は税による負担，「共助」は介護保険や医療保険である。

現在，高齢者は65歳を基準として定義されるが，65歳〜69歳の要介護認定率はわずか3％程度である。また，医療技術の進歩や，健康管理や介護予防を自身で行うセルフマネジメントの推進などにより，健康な状態で過ごすことができる

高齢者が多く存在すると考えられる。今後の人口減少社会において，高齢者自身の積極的な社会参加（自助）や地域の高齢者同士の支え合い（互助）の潜在力を見直すべきである。

（4）地域ケア会議

地域ケア会議は，地域包括ケアシステムの構築・発展に向けて，個人では解決できない課題を多職種協働で解決し，そのノウハウを蓄積し，課題を共有することで，高齢者個人に対する支援の充実や資源開発，政策形成などにつなげる手法である。

地域ケア会議の機能は，以下のとおりである。

①個別ケースの支援内容の検討

個別課題解決機能：多職種が協働して個別ケースの支援内容を検討することによって，高齢者の課題解決を支援するとともに，介護支援専門員の自立支援に資するケアマネジメントの実践力を高める

地域包括支援ネットワークの構築：高齢者の実態把握や課題解決を図るため，地域の関係機関等の相互の連携を高め，地域包括支援ネットワークを構築する

地域課題の把握：個別ケースの課題分析等を積み重ねることにより，地域に共通した課題を浮き彫りにする

②地域の実情に応じて必要と認められる課題の検討

地域づくり・資源開発機能：インフォーマルサービスや地域の見守りネットワーク等，地域で必要な資源を開発する

政策形成：地域に必要な取り組みを明らかにし，政策を立案・提言していく

これらの目的・機能は，一度の会議ですべてを網羅することは困難であるため，課題や目的に応じて，開催方法や実施回数，参加者等を検討する必要がある。また，地域の実情に応じて既存の会議を活用しながら，不足している部分を強化していくことが重要である。

4）介護予防・在宅療養・介護支援

（1）栄養ケア・ステーション

「地域における行政栄養士による健康づくり及び栄養・食生活の改善の基本指針について」（2013）では，行政栄養士が地域の栄養ケアなどの拠点整備を行う必要性を以下としている。「在宅療養者が増大することを踏まえ，地域の在宅での栄養・食生活に関するニーズの実態把握を行う仕組みを検討するとともに，在宅の栄養・食生活の支援を担う管理栄養士の育成や確保を行うため，地域の医師会や栄養士会等関係団体と連携し，地域のニーズに応じた栄養ケアの拠点の整備に努める」。

上記指針に先立つ2012（平成24）年より，厚生労働省は**栄養ケア活動支援整備事業**を開始した。本事業は，増加する在宅療養者への食事・栄養支援を行う人材が圧倒的に不足していることから，潜在管理栄養士・栄養士[*1]の人材確保，関

＊1　**潜在管理栄養士・栄養士**：資格を持っていても，出産や育児などで勤務できない，または家庭の事情等によりフルタイムで働くことができない管理栄養士・栄養士。

係機関・関係職種と連携した栄養ケアの先駆的活動を行う公益法人等の民間の取り組みを促進・整備することを目的としている。日本栄養士会は，栄養支援を行う地域拠点として**栄養ケア・ステーション**の設置を進めており，本事業を支える中核拠点として位置づけられる。2023（令和5）年度は，次の2項目が計画されている。

①**健康支援型配食サービス活用推進事業**：地域高齢者等の個々の住まいや地域の共食の場において適切な栄養管理に基づく配食サービスの普及が進むよう，管理栄養士又は栄養士を配食事業者に供給又は参画できるシステムをモデル的に構築する。

②**嚥下調整食提供体制整備事業**：嚥下機能が低下した地域高齢者等を対象に，嚥下調整食の提供体制に係る実態を把握し，適切な嚥下調整食の提供体制の整備に向けて，専門職種が継続的に供給または参画できるシステムを構築する。

（2）健康支援型配食サービスの推進

2016（平成28）年6月に閣議決定された「ニッポン一億総活躍プラン」において，配食サービスは，「配食を利用する高齢者等が適切な栄養管理を行えるよう，事業者向けのガイドラインを作成し，2017（平成29）年度からそれに即した配食の普及を図る」と示された。これを踏まえ，厚生労働省は同年3月に，**地域高齢者等の健康支援を推進する配食事業の栄養管理に関するガイドライン**を作成し，地域高齢者等の健康支援を推進する配食事業において望まれる栄養管理に関する，事業者向けの指針とした。

2019（令和元）年に策定された**健康寿命延伸プラン**[*1]では，「介護予防・フレイル対策・認知症予防」分野の取り組みとして，健康支援型配食サービスの推進を目標に掲げ，「管理栄養士等の専門職を継続的に供給又は参画できるようにするモデル事業を実施し，横展開を進める」としている。

在宅医療や**在宅介護**が推進されるなか，地域の高齢者が医療と介護関連施設以外のサービスを活用して健康と栄養の状態を適切に保つためには，良質な配食事業など食環境の整備が大きな支えとなる。実際に高齢者が利用する食事サービスは，外食や店の弁当・惣菜（中食）が多い。2019（令和元）年の国民健康・栄養調査では，「民間や公的機関の配食サービス」を利用している人は6％程度にとどまるものの，今後の利用意向は高くなっており，配食サービスの利用が本格的に拡大していくことが見込まれる[*2]。

また一人住まいの高齢者のうち，友人など誰かと一緒に食事をする頻度が多い人ほど肉や緑黄色野菜等の摂取頻度が高いこと，逆に孤食が多いと欠食や野菜や果物の摂取頻度が少ないことから，健康日本21（第三次）では地域等で共食している者を増やすことが目標に掲げられた。いかに共食の場に参加してもらえるかがキーポイントであり，管理栄養士やケアマネジャーがいる自治体，栄養ケア・ステーション，配食事業者等と連携して，「共食の場」に参加できる環境を作っていくことが重要である。

厚生労働省「地域高齢者等の健康支援を推進する配食事業の栄養管理に関するガイドライン」

*1　健康寿命延伸プラン：2040年までに男女とも健康寿命を75歳以上とすることを目標に，厚生省（現・厚生労働省）が施策をまとめた。「次世代を含めたすべての人の健やかな生活習慣の形成」「疾病予防・重症化予防」「介護予防・フレイル対策，認知症予防」の3分野を中心に推進。

*2　厚生労働省「地域高齢者等の健康支援を推進する配食事業の栄養管理の在り方検討会報告書」p.9, 2017

（3）在宅ケアにおける管理栄養士の役割

　地域包括ケアシステムの構築が急がれる中，全国の在宅患者数は2030年にピークを迎えると予測されている。また，患者宅に計画的に訪問・診療を行う**訪問診療**の件数は近年増加傾向にある。このように在宅医療のニーズが高まる中，適切な食と栄養の支援は欠かせない要素であり，支援の一つに**在宅訪問栄養食事指導**がある。訪問栄養食事指導には，医療保険による「**在宅患者訪問栄養食事指導**」と介護保険による「**居宅療養管理指導**」があり，要介護認定を受けている患者・療養者の場合は，介護保険による指導が優先される。

　効果的な在宅訪問栄養食事指導を全国的に拡大するためには，医師をはじめ，地域のケアマネジャーなど多職種との連携が必須である。日本栄養士会による在宅訪問管理栄養士認定制度など，地域に密着した在宅訪問栄養食事指導ができる管理栄養士の養成と増員が求められる（**表6－1**）。

表6－1　訪問栄養食事指導の種類

	居宅療養管理指導	在宅患者訪問栄養食事指導
要介護認定	あり	なし
適用保険	介護保険	医療保険
実施機関	居宅療養管理指導事業所	医療機関
医師の指示事項	栄養ケア計画に基づいた指示	患者ごとに適正なものとし，熱量・熱量構成・たんぱく質・脂質その他の栄養素の量，病態に応じた食事の啓太などにかかる情報のうち，医師が必要と認めるものに関する具体的な指示
実施内容	・関連職種と共同で栄養ケア計画を作成し，交付 ・栄養管理に係る情報提供書および指導または助言を30分以上行う ・栄養ケアマネジメントの手順に沿って栄養状態のモニタリングと定期的評価，計画の見直しを行う	・食品構成に基づく食事計画案または具体的な献立を示した食事指導箋を交付 ・食事指導箋に基づき，食事の用意や摂食に関する具体的な指導を30分以上行う
対象	通院または通所が困難な利用者で，医師が，厚労労働大臣が別に定める特別食を提供する必要性を認めた場合，または当該利用者が低栄養状態にあると医師が判断した場合	通院が困難な患者であって，別に医師が定める特別食を提供する必要性を認めた場合
	指導対象は患者または家族など	
給付限度	月2回	

資料）厚生労働省「令和4年度在宅医療関連講師人材養成事業　研修会資料　各論2『在宅ケアにおける管理栄養士の役割』」2023より作成

　在宅で要介護高齢者を支えるケアマネジャーを対象としたアンケートでは，利用者の食事や栄養上の課題がケアプランにあがる頻度は高いものの，「相談できる管理栄養士の所在が分からない」，「管理栄養士との連携方法が分からない」などの理由から，食事の問題は医師やヘルパーと連携することが多く，在宅訪問栄養食事指導の利用率は低いのが現状である。この解決に向けて，各都道府県で進

める栄養ケア・ステーションでは，地域のニーズに対応できる機能を整備することが急務となる。また，居宅療養管理指導は介護サービスと異なり，雇用契約が必要なため，今後はシームレスな在宅訪問栄養食事指導が進められる制度面の整備も求められる。

【参考文献】

- 厚生労働省「地域保健対策検討会報告書」2012
- 厚生労働省「健康日本21（第二次）最終評価報告書」2022
- 農林水産省「令和4年度食育白書」2023
- 厚生労働省「地域保健対策の推進に関わる基本的な指針」最終改正2023
- 厚生労働省「地域における行政栄養士による健康づくり及び栄養・食生活の改善の基本指針」2013
- 公益社団法人日本栄養士会「2020年行政栄養士の活動事例」2021
- 文部科学省「栄養教諭の配置促進について（依頼）」2007
- 厚生労働省「介護保険制度の概要」2021
- 厚生労働省「第1回介護予防・日常生活支援総合事業の充実に向けた検討会資料」2023
- 厚生労働省「介護保険制度の見直しに関する意見」2023
- 三菱UFJリサーチ&コンサルティング「平成28年度地域包括ケア研究会報告書」2017
- 厚生労働省「『地域包括支援センターの設置運営について』の一部改正について（平成30年5月10日）」2018
- 公益社団法人日本栄養士会「栄養ケア活動ガイド」2023
- 厚生労働省「地域高齢者等の健康支援を推進する配食事業の栄養管理に関するガイドライン」2017
- 厚生労働省「健康日本21（第三次）の推進のための説明資料」2023
- 厚生労働省「令和4年度在宅医療関連講師人材養成事業 研修会資料 総論1 政策からみた在宅医療の現状について」2022
- 厚生労働省「令和4年度在宅医療関連講師人材養成事業 研修会資料：各論2：在宅ケアにおける管理栄養士の役割」2022

５）健康・食生活の危機管理と食支援

　自然災害や医薬品，食中毒，新型コロナウイルス感染症等の感染症，その他なんらかの原因により，国民の生命や健康の安全を脅かす事態に備えることを**健康危機管理**という。この項では，自然災害発生時の栄養・食生活支援活動について記す。

　近年，世界や日本全国で予測のつかない自然災害が発生しており，各地に甚大な被害をもたらしている。また，被災者が避難所等で生活する避難生活が長期化

する傾向にあり，災害時の食料不足や偏りによる栄養状態の悪化が懸念されている。

（1）災害時における応急救助体制

防災の段階から災害発生時の応急救助，復旧・復興に関する災害対策について，行政の整備および推進を図るため，**災害対策基本法**が1961（昭和36）年に制定された。この法律で災害時の応急救助の実施主体は，基礎自治体である市町村とされている。応急救助は，被災者の救出や避難所・仮設住宅の供与，食品や生活用品等の供与等，10項目が規定されている。また，都道府県は，市町村が実施する応急救助を後方支援し，総合調整を行う。なお，市町村等の人口に応じて一定以上の住家が全壊した場合や，多数の者が生命または身体に危害を受けた，あるいは受けるおそれが生じ，さらに避難して継続的に救助を必要とする場合などは，**災害救助法**（1947〈昭和22〉年制定）が適用され，災害時の応急救助の実施主体が市町村から都道府県へ移行される。都道府県は，応急救助の実施の一部を市町村長へ委任することができるため，被災者への直接的な支援は，市町村で実施される場合が多い。災害対策の法的な枠組みを図6−3に示した。

災害対策基本法

災害救助法

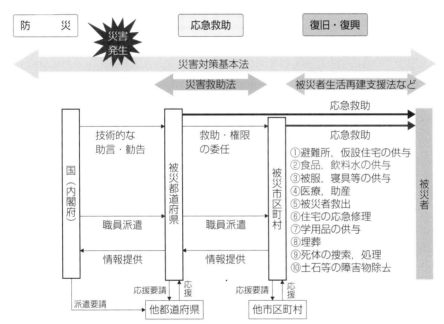

資料）内閣府・防災情報「2018年度災害救助法等担当者全国会議資料」2018を改変
図6−3　災害対策の法的な枠組み

（2）管理栄養士・栄養士の派遣体制

被災者の栄養・食生活支援のため，被災地へ他の自治体から行政管理栄養士がはじめて派遣されたのは，2011（平成23）年の東日本大震災の時である。厚生労働省通知「被災地への行政機関に従事する公衆衛生医師等の派遣について（依頼）」（2011年3月20日）において，対応する地域保健従事職種に管理栄養士が

記載され，医師や保健師らとともにチームの一員として派遣された。これを機に，被災自治体の求めに応じて専門的な支援活動を行うため，行政管理栄養士が派遣されている。

　また，2017（平成29）年7月には，被災自治体の災害時の指揮調整機能を補佐することを目的に，**災害時健康危機管理支援チーム（DHEAT；Disaster Health Emergency Team）** が設置された。DHEATは都道府県および指定都市の職員から，公衆衛生医師，保健師，業務調整員（事務職）と薬剤師や獣医師，管理栄養士からなる1チーム5名程度で構成され，被災自治体の要請に応じて災害発生後の初期に派遣される。

　被災者の栄養・食生活支援において，行政管理栄養士の派遣の他に，日本栄養士会が設置する管理栄養士および栄養士の専門職による支援チーム（JDA-DAT；Japan Dietetic Association-Disaster Assistance Team）があり，都道府県の求めに応じ，日本栄養士会の会員で一定の研修受講者から派遣される。そのほか，食生活改善推進等の住民ボランティアも被災者の栄養・食生活支援を担っており，さまざまな応援チームとの連携と役割分担が必要である。大規模災害発生時における栄養・食生活支援の体制を**図6－4**に示す。

日本栄養士会災害支援チーム（JDA-DAT）について

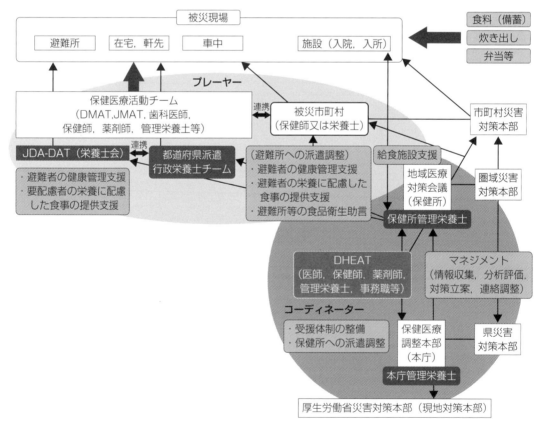

資料）日本公衆衛生協会「大規模災害時の栄養・食生活支援活動ガイドライン」2019，P13

図6－4　大規模災害時の栄養・食生活支援体制

（3）災害時に想定される健康・栄養問題

　災害発生後の時間経過をフェーズで示す（図6－5）。発災後24時間以内のフェーズ0の期間は，被災者の救命救助が最優先であり，避難所等での食料給与等の支援が遅れがちとなる。また被災により流通も止まってしまう場合もあり，通常被災地の自治体で備蓄されている食品および各家庭の備蓄食品で賄う必要があり，食料不足によるエネルギーおよび栄養素摂取量の不足状態がみられる。発災後24時間から72時間以内のフェーズ1の期間では，国をはじめ，さまざまな組織からの支援物資が届き，食料不足は解消されてくる。

　これまでの災害時の食事提供において，配給された食品は，非常用ごはん（アルファ化米）や菓子パン，カップ麺といった炭水化物中心の食品が多く，食料不足が解消された後は，高エネルギー，高食塩食となり，たんぱく質やビタミン，ミネラル等の栄養素不足がみられた。このような食事が1か月程度続くことで，被災者の中には便秘や口内炎，貧血などを訴える人がみられる。被災者の中には，乳幼児や妊産婦，高齢者，慢性疾患で食事制限のある方，宗教上食事制限がある外国人など，食事に関してさまざまな配慮が必要な被災者（要配慮者）もいるため，被災者の栄養状態および摂食機能低下による震災後肺炎（誤嚥性肺炎）や災害関連死を防ぐことが重要である。

　また災害直後は，強度のストレスや不眠等による血圧や血糖値の上昇，ストレスや活動量の低下に伴う食欲不振もみられるため，注意する必要がある。

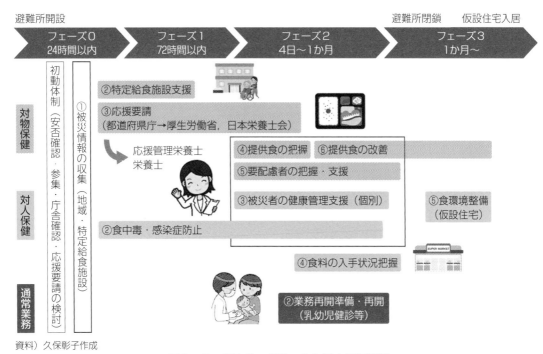

資料）久保彰子作成

図6－5　災害時の栄養・食生活支援活動例

（4）災害時の栄養・食生活支援活動

　被災者の栄養・食生活支援の目的は，避難生活が長期化する被災者に，健康に配慮した食事を提供すること（**対物保健**）と，要配慮者を含む被災者の個別の健康・栄養管理を支援すること（**対人保健**）である。

　災害時の栄養・食生活支援活動においてもPDCAサイクルに沿って活動が行われる。被災地に派遣された行政管理栄養士，または日本栄養士会（JDA-DAT）の管理栄養士・栄養士と連携し，被災者に提供される食事をアセスメントするための食事調査を実施し，エネルギーおよび栄養素の過不足を評価する。なお災害時の食事については，当面の目標とするエネルギーおよび栄養素の参照量が厚生労働省から通知されており，その参照量と実際の提供量を比較し評価する（**表6－2，表6－3**）。評価結果をもとに，改善策を被災市区町村の災害対策本部または食事を調達する関係部署へ提案する。

　また，個別の健康・栄養管理支援については，避難所や在宅，車中泊などに避難する住民を巡回し，医師や保健師等と連携し，個人の疾病状態等にあわせた食事の摂り方や，栄養補助食品の供与等の個別支援を行う。

表6－2　避難所における食事提供の評価・計画のための栄養の参照量

厚生労働省「大規模災害時の栄養・食生活支援」

目的	エネルギー・栄養素	1歳以上，1人1日当たり
エネルギー摂取の過不足の回避	エネルギー	1,800～2,200kcal
栄養素の摂取不足の回避	たんぱく質	55g以上
	ビタミンB_1	0.9mg以上
	ビタミンB_2	1.0mg以上
	ビタミンC	80mg以上

※日本人の食事摂取基準（2015年版）で示されているエネルギー及び各栄養素の値を基に，平成27年国勢調査結果（岡山県）で得られた性・年齢階級別の人口構成を用いて加重平均により算出
資料）厚生労働省「避難所における食事提供に係る適切な栄養管理の実施について」2018

表6－3　対象特性に応じて配慮が必要な栄養素

目的	栄養素	配慮事項
栄養素の摂取不足の回避	カルシウム	骨量が最も蓄積される思春期に十分な摂取量を確保する観点から，特に6～14歳においては，600mg/日を目安とし，牛乳・乳製品，豆類，緑黄色野菜，小魚など多様な食品の摂取に留意すること
	ビタミンA	欠乏による成長阻害や骨および神経系の発達抑制を回避する観点から，成長期の子ども，特に1～5歳においては，300μg RE/日を下回らないよう主菜や副菜（緑黄色野菜）の摂取に留意すること
	鉄	月経がある場合には，十分な摂取に留意するとともに，特に貧血の既往があるなど個別の配慮を要する場合は，医師・管理栄養士等による専門的評価を受けること
生活習慣病の予防	ナトリウム（食塩）	高血圧の予防の観点から，成人においては，目標量（食塩相当量として，男性8.0g未満/日，女性7.0g未満/日）を参考に，過剰摂取を避けること

資料）厚生労働省「避難所における食事提供に係る適切な栄養管理の実施について」2018

（5）平常時の栄養・食生活支援対策

　災害時の栄養・食生活支援において，被災者の健康に配慮した食事提供を行うためには，平常時からの準備が必要となる。災害の被害を減らすには，一人ひとりが自身の安全を守る**自助**，地域や身近な人同士が助け合う**共助**，国や自治体が取り組む**公助**の３つともに取り組むことが必要である。

①市町村による食品備蓄

　災害対策基本法では，国や都道府県，市区町村に対して，住民の生命や財産を災害から守ることを目的に，災害に関する事務または業務に関する総合的かつ計画的な対策を定めた**地域防災計画**の作成を義務づけている。

　災害発災後，すぐに被災者へ提供される食事は，市町村で備蓄されている食品が配給される。備蓄食品には，避難所や公的機関に現物で保管されている固定備蓄と，災害発生時にスーパーマーケットや民間事業者等から調達する流通備蓄がある。固定備蓄では，非常用ごはん（アルファ化米）といった主食を備蓄している自治体は多いが，おかず（主菜，副菜）を備蓄する自治体は少ない。また，高齢者や慢性疾患者，アレルギーを持つ方など要配慮者に対応した食品を備蓄している自治体も少ない。今後，管理栄養士・栄養士の専門職が自治体の防災を担当する部署，または災害時に食事を調達する担当部署と連携し，健康に配慮した食事の提供を発災後早期に実現できるよう調整する必要がある。

　また，災害時の栄養・食生活支援の内容を，地域防災計画に記載し，他職種が栄養・食生活支援の必要性を認識しておくことが重要である。

②家庭による備蓄

　災害の規模が大きく，多くの被災者がいる場合，自治体による応急救助（公助）では，十分な支援をすることができない。災害対策基本法では，非常食の備蓄を国民の責務としており，一人ひとりが自分に必要な食事を備蓄しておくことが重要である。また，農林水産省が2021（令和３）年に策定した第４次食育推進基本計画[*1]には，あらたに災害時に備えた食育の推進として，ローリングストック[*2]を用いた家庭備蓄の啓発が示された。

③医療・福祉関連施設や民間事業所での業務継続計画（BCP；Business Continuity Plan）

　医療機関や老人福祉施設等への入院者または入所者に対しても，災害時に適切な給食提供や栄養管理が実施できるように，自然災害発生時の業務継続計画の作成が進められている。2021（令和３）年の介護報酬改定では，介護事業所の業務継続計画策定が義務化された。入院者または入所者にとって，給食の提供は生きるために必要であり，施設内での食品備蓄や施設外の関係機関との連携体制の確保が重要である。また，保育所や通所施設，民間事業所では，災害発生時の人命救助を優先させるため，自宅に帰宅せず，学校や施設，職場に留まることが推奨される。そのため，通所施設や民間事業所での食品備蓄が進められている。

*1　第4次食育推進基本計画：第3章 p.92 も参照。

*2　ローリングストック：普段の食料品を少し多めに買い置きして，消費した分を補充することで，常に一定量を備蓄する方法。

2．食環境整備のためのプログラムの展開

1）食物・食情報へのアクセスと食環境整備

食物へのアクセスとは，食物が，どこで生産され，どのように加工，流通され，食卓に至るかという食物生産・提供のシステム全体を意味する。生産から消費までの各段階における社会経済活動やそれらの相互関係を整備し，健康的な食物の入手がしやすい環境を整えることが，食物へのアクセスの整備である。

情報へのアクセスとは，地域における栄養や食生活に関わる情報，並びに健康に関する情報の流れやそのシステム全体を意味する。情報受発信の場は，地域や家庭，学校，職場などの集団，地区組織やNPOにおける地域活動，インターネット等，多様に存在する。そのため，すべての人々が栄養・食生活に関する正しい情報を入手できる状況を作り出すことが，情報へのアクセスの整備である。両者は，個々に検討されるものではなく，両者を統合した食環境整備を進めることが，多くの国民にとっての健康づくり，QOLの向上に寄与するものと考えられる。

わが国の食環境整備については，2000（平成12）〜2012（平成24）年度に推進された**健康日本21**の栄養・食生活分野において，適正な栄養素・食物の摂取，個人の行動，個人の行動を支援するための環境づくりを3段階に分けて具体的目標が設定された[*1]。さらに，健康日本21を踏まえた2013（平成25）〜2023（令和5）年度の**健康日本21（第二次）**においては，食環境整備に関わる目標項目として，「食品中の食塩や脂肪の低減に取り組む食品企業及び飲食店の登録数の増加」を掲げている。2021（令和3）年には，**自然に健康になれる持続可能な食環境づくりの推進に向けた検討会**報告書がまとめられ，この中で，国民に大きく影響しうる栄養課題として，「食塩（ナトリウム）の過剰摂取」，「若年女性の

[*1]　1997（平成9）年の「21世紀の栄養・食生活のあり方検討会報告」（厚生省）において，栄養・食生活の現状と問題点は「栄養状態，栄養素（食物）摂取レベル」「知識・態度・行動レベル」「環境レベル」に整理された。これをふまえ，健康日本21の目標（栄養・食生活関連）が設定された。

表6−4　食環境整備に関わる取り組み事例

企業における減塩の取り組み
株式会社ファミリーマートでは，2018（平成30）年より減塩に注力し，おいしさとボリュームをそのままに減塩を進める「こっそり減塩」をテーマとして減塩の取り組みを開始している。2019（令和元）年からは「こっそり減塩」の取り組みを主力商品である中食商品において拡大し，1年間で弁当，麺類，総菜の合計26食品の減塩化を達成した。こうした取り組みから，「第9回健康寿命のばそう！アワード」生活習慣病予防分野の「厚生労働大臣最優秀賞」に選ばれている。
資料）ファミリーマートホームページ「厚生労働省・スポーツ庁主催『第9回健康寿命をのばそう！アワード』でファミリーマートが"厚生労働大臣　最優秀賞"を受賞」 https://www.family.co.jp/company/news_releases/2020/20201203_01.html，（2023年10月23日閲覧）
産官学連携による野菜摂取増加に向けた取り組み
京都市では，「健康長寿のまち・京都」実現にむけて，幅広い市民団体や企業等が参加する「健康長寿のまち・京都市民会議」との連携を行い，市民ぐるみで健康づくりを推進している。その中で，野菜を含む多品目の食材摂取や主食・主菜・副菜をそろえた食事の摂取を促進する取り組みとして，京都市とイオンリテール株式会社と市内の管理栄養士養成校3校が協働し，「そうだ，野菜とろう！弁当」を6月の食育月間にあわせて販売している。
資料）食育月間における食育推進事業「『そうだ，野菜とろう！弁当』の販売について」 https://www.city.kyoto.lg.jp/hokenfukushi/page/0000312739.html，（2023年10月23日閲覧）

やせ」，「経済格差に伴う栄養格差」を挙げ，各課題に応じた取り組みが進められている[*1]。食環境整備に取り組む企業や産官学連携の事例を**表6－4**に示す。

＊1　推進の枠組みは第3章p.86参照。

2）栄養成分表示の活用

（1）食品表示法の施行

　消費者が食品を取捨選択する際，食品の安全性や品質，栄養成分など食品の内容を正しく理解する上で，食品の表示は，重要な情報源である。

　食品の表示は，これまで食品衛生法，日本農林規格等に関する法律（JAS法），健康増進法，それぞれの法律において，異なる目的のもと表示のルールが定められており，消費者にとっても事業者にとっても制度が複雑で分かりにくいものであった。こうした背景を踏まえ，食品表示に関する規定を統合し，包括的で一元的な食品表示制度とするため，2015（平成15）年4月より**食品表示法**が施行された。具体的な表示ルールは，食品表示法に基づく**食品表示基準**（2015年内閣府令第10号）に規定され，栄養成分表示の義務化，機能性表示制度の創設などがポイントとして示された。

消費者庁「食品表示法等（法令及び一元化情報）」

（2）食品表示基準における栄養成分表示

　食品表示基準が適用される食品は，加工食品，生鮮食品，添加物であり，これらの食品の容器包装に栄養成分表示を行う場合，食品表示基準に従って表示しなければならない。食品表示基準に規定される栄養成分表示について，消費者に向けて販売される一般用の加工食品および添加物は，熱量（エネルギー），たんぱく質，脂質，炭水化物およびナトリウム（食塩相当量に換算）の栄養成分の量および熱量の表示が義務づけられている（**図6－6**）。一方で，生鮮食品への栄養成分表示は任意であり，食品区分に応じて栄養成分表示の対応が異なる（**表6－5**）。

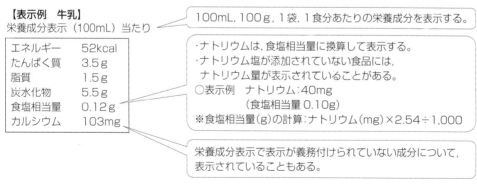

図6－6　一般食品における表示例

表6-5　加工食品，生鮮食品，添加物の栄養成分表示の表示区分

対象となる栄養成分等		加工食品		生鮮食品		添加物	
		一般用	業務用	一般用	業務用	一般用	業務用
栄養成分表示をする場合，必ず表示しなければならない「基本5項目」	熱量，たんぱく質，脂質，炭水化物，ナトリウム（食塩相当量で表示）	義務表示	任意表示※	任意表示※	任意表示※	義務表示	任意表示※
「基本5項目」以外で上記食品表示基準に規定する栄養成分	飽和脂肪酸，食物繊維	推奨表示（任意表示）	任意表示	任意表示	任意表示	任意表示	任意表示
	n-3系脂肪酸，n-6系脂肪酸，コレステロール，糖質，糖類，ミネラル類（ナトリウムを除く），ビタミン類	任意表示					

- **義務表示**：栄養成分表示をする場合に必ず表示しなければならない5つの項目（基本5項目）。これらは，生活習慣病予防や健康の維持・増進に深く関わる重要な成分。
- **推奨表示**：義務表示ではないが，積極的に表示を推進するよう努めなければならない項目。日本人の摂取状況や生活習慣病予防との関連から表示することが推奨される成分。
- **任意表示**：義務表示対象成分以外の表示対象となる項目。

※任意表示であっても，栄養成分表示を行う場合（一般用生鮮食品の場合には栄養表示をしようとする場合）には必ず「基本5項目」の表示が必要となる。

資料）東京都保健医療局「食品衛生の窓　栄養成分表示の概要」より引用
　　　https://www.hokeniryo.metro.tokyo.lg.jp/shokuhin/hyouji/shokuhyouhou_eiyou_summary.html（2023年10月23日閲覧）

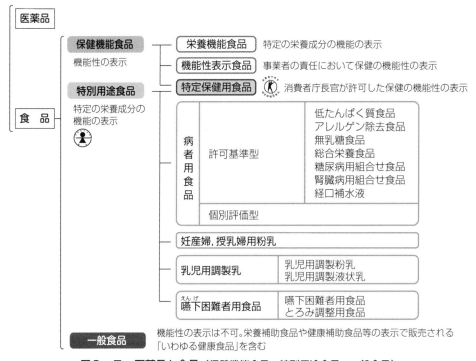

図6-7　医薬品と食品（保健機能食品，特別用途食品，一般食品）

3）特別用途食品等の活用

（1）保健機能食品と特別用途食品

　2001（平成13）年に厚生労働省より創設された**保健機能食品制度**は，国が安全性や有効性等を考慮して設定した一定の基準を満たす食品を**保健機能食品**とする制度である。2015（平成27）年の食品表示法の施行に伴い，**栄養機能食品**と**特定保健用食品**の2種類に加え，**機能性表示食品**が新たに追加された（**図6－7**）。

　保健機能食品とは別に，**特別用途食品**がある。特別用途食品は，乳児の発育や妊産婦，授乳婦，嚥下困難者等を対象として，健康の保持・回復などに適するという特別の用途について表示を行う食品である。特別用途食品として販売するためには，その表示について消費者庁長官の許可を受けなければならず（健康増進法第43条第1項），表示の許可に当たっては，申請食品ごとに国の審査を受ける必要がある。特別用途食品の種類は，図6－7に示す通りで，2023（令和5）年7月には，特別用途食品の病者用食品に経口補水液の許可基準型病者用食品が新設された。

（2）特定保健用食品

　特定保健用食品は，特定の保健の目的で摂取する者に対して，摂取によりその特定の保健の目的が期待できる旨の表示を行う食品である。食品表示法で定められる保健機能食品の1つである一方，健康増進法で定められる特別用途食品でもあり，両方の法規制を受ける食品である。特定保健用食品として販売するためには，その表示について消費者庁長官の許可を受けなければならない（健康増進法第43条第1項）。国の審査を経て許可された食品は，特定保健用食品のマークと「お腹の調子を整える」，「コレステロールの吸収を抑える」など特定の保健機能について表示することが可能となる。従来は，食品の有効性や安全性について個別に審査・許可を受ける個別許可型であったが，より円滑な運用を図るため，以下の種類が追加された。

・**特定保健用食品（疾病リスク低減表示）**：関与成分の疾病リスク低減効果が医学的・栄養学的に確立されている場合，疾病リスク低減表示を認める特定保健用食品。

・**特定保健用食品（規格基準型）**：特定保健用食品としての許可実績が十分あるなど科学的根拠が蓄積されている関与成分について規格基準を定め，個別審査なく消費者庁において規格基準への適合性を審査し許可する特定保健用食品。

・**特定保健用食品（再許可等）**：すでに許可を受けている食品について，商品名や風味等の軽微な変更等をした特定保健用食品。

・**条件付き特定保健用食品**：特定保健用食品の審査で要求している有効性の科学的根拠のレベルには届かないものの，一定の有効性が確認される食品を，限定的な科学的根拠である旨の表示をすることを条件として許可する特定保健用食品。

（3）栄養機能食品

　栄養機能食品は，特定の栄養成分の補給・補完のために利用される食品で，栄養成分の機能を表示するものである。栄養機能食品として販売するためには，1日当たりの摂取目安量に含まれる当該栄養成分量が，定められた上限・下限値の範囲内にあることに加え，基準に定められた当該栄養成分の機能，注意喚起表示が必要となる。**図6−8**に栄養機能食品の表示例を示す。特定保健用食品のように個別に許可申請を行う必要がない「自己認証制」である。現在，機能の表示を行うことのできる栄養成分は20種類（ビタミン13種，ミネラル6種，n-3系脂肪酸）である。

消費者庁「栄養機能食品について」

【パッケージ表示例】

商品名：●▲ 栄養機能食品（ビタミンC）
ビタミンCは，皮膚や粘膜の健康維持を助けるとともに，抗酸化作用を持つ栄養素です。
「食生活は，主食，主菜，副菜を基本に，食事のバランスを。」

名称：□□□□□
原材料名：・・・，・・・，・・・／・・・，・・・・
賞味期限：枠外○○に記載
内容量：○○g
製造者：△△株式会社

栄養成分表示　1本当たり

| エネルギー○kcal | たんぱく質○g | 脂質○g |
| 炭水化物○g | 食塩相当量○g | ビタミンC○mg |

・1日当たりの摂取目安量に含まれる機能の表示を行う栄養成分の量の栄養素等表示基準値（18歳以上，基準熱量2,200kcal）に占める割合：ビタミンC ○%
・1日当たりの摂取目安量：1本
・摂取の方法：1日当たり1本を目安にお召し上がりください。
・摂取する上での注意事項：本品は，多量摂取により疾病が治癒したり，より健康が増進するものではありません。1日の摂取目安量を守ってください。
・調理又は保存の方法：保存は高温多湿を避け，開封後はキャップをしっかり閉めて早めにお召し上がりください。
（特定の対象者に対し，注意を必要とするものにあっては，当該注意事項）
本品は，特定保健用食品と異なり，消費者庁長官による個別審査を受けたものではありません。

栄養成分の機能を表示をする栄養成分の名称を「栄養機能食品」の表示に続けて表示すること。

栄養機能食品の規格基準が定められている栄養成分以外の成分の機能の表示や特定の保健の用途の表示をしてはならないこと。（基準第9条及び第23条）（例）ダイエットできます 疲れ目の方に

栄養成分表示は1日当たりの摂取目安量当たりの量を表示する。また，推定値（許容差の範囲から外れる可能性がある値）は認められない。

機能を表示する成分については，基準別表9の第3欄に掲げる方法により得られた値を表示すること。

基準別表第10の上欄の区分に応じ，同表の下欄に掲げる値

基準別表第11の第5欄に掲げる摂取をする上での注意事項

消費者庁長官が個別に審査等をしているかのような表示をしないこと。（例）消費者庁長官認定規格基準適合

資料）消費者庁「食品表示基準における栄養機能食品とは」
https://www.caa.go.jp/policies/policy/food_labeling/health_promotion/pdf/food_labeling_cms206_20200730_03.pdf （2023年10月23日閲覧）
図6−8　栄養機能食品の表示例

（4）機能性表示食品

　機能性表示食品は，事業者みずからの責任において，科学的根拠に基づいた機能性を表示した食品である。販売前に安全性および機能性の根拠に関する情報な

どが消費者庁長官へ届け出られたもので，特定保健用食品のように個別の許可を受けたものではない。

　特に機能性の評価について，機能性表示食品では，最終製品を用いた臨床試験あるいは最終製品または機能性関与成分に関するシステマティックレビュー[*1]によっても科学的根拠等を説明することができ，特定保健用食品で求められる臨床試験を必須としない。そのため，現在販売されている機能性表示食品の多くが，システマティックレビューによって機能性を評価している。特定保健用食品と比べて，食品開発に要するコストを抑えられることから，その市場規模は拡大している。現在，機能性表示食品の届出件数は7,590件（2023〈令和5〉年9月30時点）であり，特定保健用食品を大きく上回っている。

　機能性表示食品の届出については，ガイドラインに則って書類を作成すれば法令違反にならないが，近年，機能性表示食品であっても届出後の宣伝広告が，合理的な根拠のない効果・効能等の表示が優良誤認を招く「不当表示」にあたるとして，消費者庁の措置命令を受けた商品も出現している（表6−6）。

　消費者庁では，2020（令和2）年に**「機能性表示食品に対する食品表示等関係法令に基づく事後的規制（事後チェック）の透明性の確保等に関する指針」**を策定し，広告その他の表示上の考え方等を定めている。特定保健用食品以上に市場が拡大している機能性表示食品制度を維持するためには，引き続き，不当表示

＊1　**システマティック（系統的）レビュー**：あるテーマに関する文献を網羅的に収集した後，データの偏りを除いて分析・総括を行う評価手法。

消費者庁「[食品関連事業者向け]機能性表示食品の届出について」

表6−6　機能性表示食品の表示に関する改善指導の表示例

指導項目	表示されていた機能性等の例
景品表示法及び健康増進法に基づく改善指導	○物忘れや認知症の治療又は予防効果等の医薬品的効果効能が得られるかのような表示 ・「認知症予防の救世主○○大学教授監修」 ・「2025年には65歳以上の5人に1人が認知症に」など ○機能性表示食品を摂取しても解消に至らないにもかかわらず身体の組織機能等に係る不安や悩みを列挙した表示 ・「あなたも「脳疲労」が蓄積していませんか？脳疲労の典型的な初期症状とは？よく眠れない…，便秘気味…，食事がおいしくない…，脳疲労は万病のもと！○○で脳の参加を防ぎましょう！」 ○届出表示の内容について，消費者庁の許可や承認を受けているかのような表示 ・「機能性表示食品の取得，機能性表示食品とは安全性，科学的根拠を満たし，適切に情報提供を行うことが消費者庁より確認された商品です」
健康増進法に基づく改善指導	○機能性表示食品を摂取しても解消に至らないにもかかわらず身体の組織機能等に係る不安や悩みを列挙した表示 ・「年齢とともに低下する認知機能に不安を感じたら。最近，こんな「変化」を感じていませんか？知人の名前がでてこない，鍵をかけたか不安になる，車の運転に不安がある，集中力が続かない，漢字が思い出せない」など ○届出表示の内容について，消費者庁の許可や承認を受けているかのような表示 ・「認知機能の機能表示（臨床試験による）取得食品」など

※2020（令和2）年3月に商品のインターネット広告について，「機能性表示食品に対する食品表示等関係法令に基づく事後的規制（事後チェック）の透明性の確保等に関する指針」に基づき，景品表示法（優良誤認表示）及び健康増進法（食品の虚偽・誇大表示）の観点から一斉監視が行われた指導事例の一部を示している。

防止のための対策が求められる。

（5）いわゆる「健康食品」

　健康食品は，法律上の定義はなく，医薬品以外で経口的に摂取される，健康の維持・増進に特別に役立つことをうたって販売・利用されている食品全般を示す。これら健康食品のうち，国が定めた安全性や有効性に関する一定基準等を満たした保健機能食品を除いた食品が，いわゆる「健康食品」である。いわゆる「健康食品」の中には，健康の維持・増進のほか，痩身や筋肉増強等の効果を期待した食品もあり，これらの食品を摂取したことによる健康被害の事例も報告されている。健康被害症状の多くは下痢等の消化器症状であるが，過去には肝機能障害や死亡例も確認されている。

　2004（平成16）年，独立行政法人国立健康・栄養研究所（現：国立研究開発法人医薬基盤・健康・栄養研究所　国立健康・栄養研究所）では，「健康食品」の安全性・有効性情報ホームページを立ち上げ，「健康食品」に添加される成分のデータベースなど，科学的根拠ある情報の提供に取り組んでいる[1]。

＊1　国立研究開発法人　医薬基盤・健康・栄養研究所「『健康食品』の安全性・有効性情報」

４）「健康な食事」の普及啓発

（1）外食料理の栄養成分表示ガイドライン

　適正な栄養情報の提供の重要性を鑑み，飲食店等が提供する料理に栄養成分表示を行い，その普及を図るための**外食料理の栄養成分表示ガイドライン**が，1990（平成2）年に厚生省（現：厚生労働省）より作成され，各都道府県，政令指定都市，特別区において普及が進んでいる。

（2）スマートミール

　2015（平成27）年9月，厚生労働省より「**生活習慣病予防その他の健康増進を目的として提供する食事の普及にかかる実施の手引**」が示された。この推進事業として，2018（平成30）年4月に，日本栄養改善学会と日本給食経営管理学会を中心とした全10学会等（現：12学会等）のコンソーシアムが認証する「**健康な食事・食環境（スマートミール）**」が制度化された。この制度は，外食や中食，事業所給食において，スマートミールを継続的に，健康的な空間で提供している店舗や事業所を認証する制度である。認証を受けた施設は，メニューやポップ等でスマートミールを提供している店舗であることをアピールすることができる。

　スマートミールの基準は，「**生活習慣病予防その他の健康増進を目的として提供する食事の目安**」を参考に設定している（**表6-7**）。また，認証基準は必須7項目とオプション18項目の合計25項目より設定され，スマートミールの基準以外に，スマートミールの作成・確認に管理栄養士・栄養士が関与する項目，店内禁煙などの項目を取り入れている点が特徴である。

厚生労働省「生活習慣病予防その他の健康増進を目的として提供する食事の普及にかかる実施の手引」

一般社団法人健康な食事・食環境コンソーシアム「『健康な食事・食環境』認証制度」

表6－7　スマートミール1食あたりの基準

スマートミールの基準		ちゃんと 450〜650kcal未満 ☆栄養バランスを考えて「ちゃんと」 　食べたい 　一般女性の方向け	しっかり 650〜850kcal＊ （八訂の場合，620〜850kcal） ☆栄養バランスを考えて「しっかり」 　食べたい男性や女性の方向け
主食	飯，パン，めん類	（飯の場合）150〜180g（目安）	（飯の場合）170〜220g（目安）
主菜	魚，肉，卵，大豆製品	60〜120g（目安）	90〜150g（目安）
副菜	野菜，きのこ，海藻，いも	140g以上	140g以上
食塩相当量		3.0g未満	3.5g未満

＊八訂日本食品標準成分表による栄養計算に基づき，2022年10月より「しっかり」のエネルギー量の基準（下限）が，620kcalに変更されている。

1	エネルギー量は，1食当たり450〜650 kcal未満（通称「ちゃんと」）と，650〜850 kcal（通称「しっかり」）の2段階とする。※ただし，日本食品標準成分表2020年版（八訂）で，栄養計算を行う際の「しっかり」のエネルギー量の基準は，620 kcal〜850 kcalになります。
2	料理の組み合わせの目安は，①「主食＋主菜＋副菜」パターン　②「主食＋副食（主菜，副菜）」パターンの2パターンを基本とする。
3	PFCバランスが，食事摂取基準2020年版に示された，18歳〜49歳のエネルギー産生栄養素バランス（PFC%E; たんぱく質13〜20%E，脂質20〜30%E，炭水化物50〜65%E）の範囲に入ることとする。
4	野菜等（野菜・きのこ・海藻・いも）の重量は，140g以上とする。
5	食塩相当量は，「ちゃんと」3.0 g未満，「しっかり」3.5 g未満とする。
6	牛乳・乳製品，果物は，基準を設定しないが，適宜取り入れることが望ましい。
7	特定の保健の用途に資することを目的とした食品や素材を使用しないこと。

※2015年9月厚生労働省「生活習慣病予防その他の健康増進を目的として提供する食事の目安」に基づいた基準設定。

資料）一般社団法人健康な食事・食環境コンソーシアム「『健康な食事・食環境』認証制度」「スマートミールとは」より
　　　https://smartmeal.jp/smartmealkijun.htm（2023年10月23日閲覧）

【参考文献】

・厚生労働省「健康づくりのための食環境整備に関する検討会報告書」2004

・厚生科学審議会地域保健健康増進栄養部会「健康日本21（第二次）最終評価報告書」2022

・厚生労働省「自然に健康になれる持続可能な食環境づくりの推進に向けた検討会報告書」2021

・消費者庁「事業者向け　食品表示法に基づく栄養成分表示のためのガイドライン」2022

・消費者庁「食品の栄養成分表示制度の概要」2022

・東京都保健医療局ホームページ「食品衛生の窓　栄養成分表示」

・今井志乃「健康や栄養に関する食品表示制度の今〜特別用途食品の最新動向について〜」日本栄養士会雑誌，66，4 - 7，2023

・消費者庁「特定保健用食品制度の概要」

・消費者庁「特定保健用食品制度（疾病リスク低減表示）の概要」2020

・消費者庁「栄養機能食品について」

・消費者庁「食品関連事業者の方へ「機能性表示食品」がはじまります！」2015

・和田政裕「「機能性表示食品」とその利用と開発」，日本栄養士会雑誌，65，81-84，2022

・消費者庁「認知機能に係る機能性を標ぼうする機能性表示食品の表示に関する改善指導及び一般消費者等への注意喚起について」2022

・千葉剛「「健康食品」の安全性・有効性情報の活用」日本栄養士会雑誌，65，pp.16-19，2023

・厚生労働省「いわゆる「健康食品」のホームページ」

・国立研究開発法人　医薬基盤・健康・栄養研究所「「健康食品」の安全性・有効性情報」

・厚生労働省「外食料理の栄養成分表示ガイドライン」1990

・厚生労働省「日本人の長寿を支える「健康な食事」のあり方に関する検討会参考資料より　国内外の関連する取り組みの状況　1．外食料理の栄養成分表示の普及について」

・市川陽子「『健康な食事・食環境』の認証制度，『スマートミール』」，日本調理科学会誌，52，6，pp.423-425，2019

・一般社団法人健康な食事・食環境コンソーシアム「『健康な食事・食環境』認証制度」

3. 地域集団の特性別プログラムの展開

　公衆栄養プログラムは，地域や職域などのニーズを把握して，さまざまな機関や職種と連携を図ることによって集団の健康・栄養上の問題を解決するために実施される。そのためには，公衆栄養マネジメントプロセスに沿って地域の現状・特性を踏まえた展開が必要である。

　公衆栄養プログラムは，すべてのライフステージに対応したものが，地域の特性に応じて地域のニーズに基づいて行われている。

　ライフステージは，主として以下に分けられる。

・**母子の各期（妊娠期・授乳期，新生児期・乳児期）**

・**成長期（幼児，学童，思春期）**

・**成人期（若年期，壮・中年期）**

・**高齢期（前期・後期）**

　またライフステージ以外での，公衆栄養プログラムの重要な対象として

・**障害者**

・**生活習慣病ハイリスク集団**

があげられる。

　これらのプログラムの展開は，保健所や市町村（保健センター）などの行政機
関で実施されるほか，保育所や学校，福祉施設，民間企業など，さまざまな機関・
職域において実施されている。本節では主に，保健所および市町村（保健センター）
で実施されている公衆栄養プログラムについて解説する。

1）妊娠期・授乳期，新生児期・乳児期の特徴と公衆栄養プログラム

（1）母子保健法に基づく公衆栄養プログラム

　妊娠，出産，育児に関する栄養指導・相談は，主に市町村の管理栄養士（行政
栄養士）により実施されている。

①妊娠期

　妊娠する前からの母性の栄養・食生活指導も重要となっており，妊娠期では，
母親・両親学級における栄養指導・相談が行われている。**表6-8**に父親・母親
学級の事業事例を示した。

表6-8　市町村における母子保健事業例「父親・母親学級」（マタニティクラス）

目的	母子の健康と栄養，児の療養について正しい知識を身につけるとともに仲間づくりを目的とする
根拠法令	母子保健法
担当職種	管理栄養士・保健師・歯科衛生士 食生活改善推進員（調理実習のサポート）
対象	妊娠5〜7か月の初妊婦とパパになる方
実施時間	9時15分から15時
定員	20名（10組）
内容	9 :15〜 9 :20　オリエンテーション 9 :20〜 9 :40　講義「赤ちゃんと育児について」（保健師） 9 :40〜10：00　講義「妊娠期の食生活について」（管理栄養士） 10：00〜12：00　調理実習（管理栄養士） 12：00〜13：00　試食しながら座談会 13：00〜13：50　ブラッシング実習・口腔チェック（歯科衛生士） 13：50〜14：50　・赤ちゃんの抱っこ・おむつ交換について（保健師） 　　　　　　　　　・個別相談（保健師・管理栄養士・歯科衛生士） 15：00　　　　　終了

　母親・両親学級は安定期から30週頃までの妊婦を対象に1〜3回程度で実施
される。ここでは母体の健康と育児に関する正しい知識を身に着けてもらうこと
を目的に，妊娠期の食生活について指導が行われる。その際には，「**妊産婦のた
めの食生活指針**[*1]」「**妊産婦のための食事バランスガイド**」（図6-9）などが指
導媒体として用いられている。

　教室には，保健師や助産師，管理栄養士・栄養士，医師や歯科医師，歯科衛生
士などの専門職が関わっており，妊娠糖尿病，妊娠高血圧症候群などの予防対策
を視野に入れた体重の適切な管理に重点を置いた対応など，それぞれの専門職に
相談できる体制が整っている。本事業は，同じ時期に出産予定の妊婦同士の交流・
情報交換の場ともなっている。

＊1　**妊産婦のための食生活
指針**：2006（平成18）年
に策定。2020（令和2）年
には対象に妊娠前の女性も
含めた「妊娠前からはじめ
る妊産婦のための食生活指
針」へと改題・改定がなさ
れ，リーフレットには妊産
婦のための食事バランスガ
イドも掲載されている。

**こども家庭庁「妊娠中と産
後の食事について」**

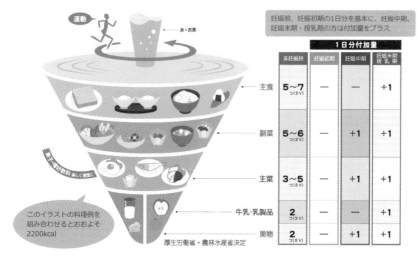

妊娠前、妊娠初期の1日分を基本に、妊娠中期、
妊娠末期・授乳期の方は付加量をプラス

	非妊娠時	妊娠初期	妊娠中期	妊娠末期・授乳期
主食	5〜7つ(SV)	—	—	+1
副菜	5〜6つ(SV)	—	+1	+1
主菜	3〜5つ(SV)	—	+1	+1
牛乳・乳製品	2つ(SV)	—	—	+1
果物	2つ(SV)	—	+1	+1

このイラストの料理例を
組み合わせるとおおよそ
2200kcal

厚生労働省・農林水産省決定

資料）厚生労働省「妊娠前から始める妊産婦のための食生活指針リーフレット」2021

図6－9　妊産婦のための食事バランスガイド

②乳幼児健診

母子保健法で実施が義務づけられている健診は，1歳6か月児健康診査と3歳児健康診査である。3・4か月児健康診査は，任意で行う乳児健診として多くの市町村で実施されている。

③乳児の栄養指導（0〜1歳未満）

乳児では，**3・4か月児健康診査**において発育と授乳に関する指導が行われ，乳汁栄養から離乳食へ移行する時期に向けて離乳食指導が行われる。乳児期は出生時体重などにより成長の個人差が大きい時期である。そのため，集団指導とともに個別指導によって保護者の心配事にきめ細かな対応をする必要がある。

乳幼児健診での身体発育評価や指導には，「乳幼児身体発育曲線」が用いられる。低出生体重児[*1]の保護者は子どもの発育状態を不安に感じることが多く，保健指導や異常の早期発見に役立てたりするために「**低出生体重児の身体発育曲線**」が開発されており，適切に使用する必要がある。

離乳食開始となる5，6か月児の保護者を対象に離乳食講習会が行われている。離乳食の進め方（初期，中期，後期）と幼児食への移行について，子どもの発達に合わせた食品や量，調理法や形態について，講義とともに調理実習や調理実演などを通して行われる。保護者の心配ごととして食物アレルギーがあるが，心配するあまり不必要な制限などにつながらないよう，食物アレルギーに関する正しい知識の普及啓発も必要とされる。

離乳食指導としては，「**授乳・離乳の支援ガイド（2019年改訂版）**」に沿った集団指導と個別相談が行われている。

また，この時期には乳児のいる家庭への訪問栄養指導なども行われている。

④幼児の栄養指導（1〜6歳）

1歳6か月児健康診査では，保護者に対して心身障害や発達障害等の早期発見，

*1　出生時の体重が2,500g未満の児。出生に際して保護者は市町村への届け出をしなくてはならない。

こども家庭庁「医療機関退院後の低出生体重児の身体発育曲線（2022年）」

こども家庭庁「授乳・離乳の支援ガイド（2019年改定版）」

虫歯の予防，栄養・育児指導が行われている。この時期は離乳食の完了期で，幼児食へ移行する栄養・食生活の転換期となり，母乳・牛乳の問題，偏食・ムラ食い，咀嚼（そしゃく）困難などへの栄養・食生活指導が行われる。

　3歳児健康診査では，身体の発育，精神発達などの面からの栄養・食生活指導が，家庭環境や生活環境を踏まえて実施されている。管理栄養士・栄養士のほか，医師や歯科医師，保健師，看護師，歯科衛生士，心理職など多職種が連携して行われている。食生活改善推進員によるおやつ作りなど，ボランティアの協力も欠かせない。

　健診後はカンファレンスが行われ，問題のあった児や保護者について情報を共有し，必要に応じて受診勧奨や個別相談，訪問などの事後フォローにつなげる。また，乳幼児健診等の情報は一元管理され，継続支援に活用される。

　市町村における3・4か月児健康診査と3歳児健康診査の実施例を**表6-9**に示す。

表6-9　市町村における母子保健事業例「乳幼児健康診査」

目的	心身の発育・栄養状況や精神運動機能発育状況，口腔状況の確認および疾病や言語，聴覚，視覚などの異常を早期発見し，治療や療養につなげる	
根拠法令	母子保健法	
健診	4か月児健診	3歳児健診
対象	満4か月0日～5か月10日の児	満3歳3か月～4歳児未満
内容	身体計測（身長・体重・頭囲・胸囲），内科健診，結果説明・相談・栄養士の話	身体計測（身長，体重），内科診察，歯科診察，集団指導，結果説明，尿検査，相談（保健，歯科，栄養，ことばや発達）
関連職種	医師，栄養士，保健師，助産師	医師，歯科医師，歯科衛生士，栄養士，保健師，臨床心理士
実施内容	①受付 ②集団栄養指導 ③問診 ④身体計測（身長，体重，頭囲，胸囲） ⑤内科健診 ⑥結果説明 ⑦個別相談（希望者）	①受付（検尿提出） ②集団歯科指導 ③集団栄養指導 ④問診 ⑤歯科健診 ⑥身体計測（身長，体重） ⑦内科健診 ⑧視力・聴力健診（希望者） ⑨結果説明 ⑩個別相談（希望者）

（2）健やか親子21

　健康日本21における母子保健バージョンとして，21世紀の母子保健の取り組みの方向性と目標や指標を定め，関係機関・団体が一体となって取り組む国民運動計画として，2000（平成12）年に健やか親子21が策定された。前述の市町村における母子保健事業は，健やか親子21の理念を踏まえて実施されている[*1]。

*1　第1次の健やか親子21は，2014（平成26）年度で終了し，2015（平成27）年度より健やか親子21（第2次）が開始された。なお2023（令和5）年度以降，「健やか親子21」は，新たな成育医療等基本方針に基づく国民運動として位置づけられている。

こども家庭庁「健やか親子21」

２）成長期（幼児・学童・思春期）の特徴と公衆栄養プログラム

　食育の視点から，地域や保育所，学校において，**食育推進基本計画**[*1]に基づいた事業が展開されている。保健所では，管内の園児から学童，地域の食育活動を線につなげる取り組みとして，食育を推進している保育所，小・中学校，市町村，食生活改善推進団体，企業（スーパーなど）などの関係機関・団体の担当者等を対象に，食育研修会や食育活動報告会などを実施し，地域連携体制を構築している。

＊1　**食育推進基本計画**：第3章 p.92参照。

（1）保育所における公衆栄養プログラム

　保育所における食育は，**保育所保育指針**を基本として，食を営む力の基礎を培うことを目標として実施される[*2]。食育の実施に当たっては，家庭や地域社会と連携を図り，保護者の協力のもと，保育士，調理員，栄養士，看護師などの全職員がその有する専門性を活かしながら共に進めることが重要である。各地域や施設の特性に応じた食育計画を作成し計画的に推進する。

　食育計画の作成にあたっては，厚生労働省が2007（平成19）年に作成した「**楽しく食べる子どもに～保育所における食育に関する指針～**」が参考にされる。本指針では，食育によって育みたい子どもの姿を以下としている。

【食育の目標】
①お腹がすくリズムのもてる子ども
②食べたいもの，好きなものが増える子ども
③一緒に食べたい人がいる子ども
④食事づくり，準備にかかわる子ども
⑤食べものを話題にする子ども

＊2　国が保育・養育の指針を定めた保育所保育指針では，2017（平成29）年の改定で，食育の推進をさらに充実させることが示された（第3章 健康及び安全2.食育の推進）。

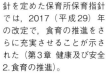

こども家庭庁「保育（保育所保育指針掲載ページ）」

厚生労働省「楽しく食べる子どもに～保育所における食育に関する指針～」

（2）学童・思春期における公衆栄養プログラム

　学童・思春期は，「第二次発育急進期」とされる急速な身体発育とともに，自我などの精神的発育の特徴がみられ，健康や食生活面で種々の問題が生じやすい時期である。思春期は生活習慣の自立により，保護者から離れて自ら選んで食事をする機会が増えるため，簡便な食事や自分好みの食事中心になりやすい。正しい食の知識とそれを実行できる力を身につけることが必要である。

①学校給食

　学童・思春期における代表的な公衆栄養プログラムは学校給食である。学校給食は**学校給食法**（2015〈平成27〉年改正）に基づいて，児童および生徒の心身の健全な発達と国民の食生活の改善に寄与することを目的に，学校教育活動の一環として実施されている。学校給食は，児童および生徒の食に関する正しい理解と適切な判断力を養う上で重要な役割を果たす食育活動であり，家庭や地域社会の食生活改善に寄与する重要な公衆栄養プログラムである。

学校給食法

　近年，偏った栄養摂取や朝食欠食などの食生活の乱れや，肥満・痩身傾向など，

子どもたちの健康を取り巻く問題が深刻化している。食を通じて自らが暮らす地域などを理解することや，食文化の継承を図ること，自然の恵みや勤労の大切さなどを理解することは重要であり，学校給食を通したいっそうの食育推進が求められる。

文部科学省では，栄養教諭制度の円滑な実施をはじめとした食に関する指導の充実に取り組むとともに，学校における食育の生きた教材となる学校給食の充実を図るため，地場産物のさらなる活用や米飯給食の充実を進めている。

②学校給食の目標

学校給食の目標として学校給食法第2条には次のように明記されている。

1．適切な栄養の摂取による健康の保持増進を図ること。
2．日常生活における食事について正しい理解を深め，健全な食生活を営むことができる判断力を培い，及び望ましい食習慣を養うこと。
3．学校生活を豊かにし，明るい社交性及び協同の精神を養うこと。
4．食生活が自然の恩恵の上に成り立つものであることについての理解を深め，生命及び自然を尊重する精神並びに環境の保全に寄与する態度を養うこと。
5．食生活が食にかかわる人々の様々な活動に支えられていることについての理解を深め，勤労を重んずる態度を養うこと。
6．我が国や各地域の優れた伝統的な食文化についての理解を深めること。
7．食料の生産，流通及び消費について，正しい理解に導くこと。

③栄養教諭制度

栄養教諭制度は，2005（平成17）年の学校教育法の一部改正により開始された。栄養教諭は食に関する専門性および教育に関する専門性をあわせ持つ教職員であ

Column　早寝早起き朝ごはん運動

子どもの健やかな成長に必要となる十分な睡眠，バランスのとれた食事，適切な運動等，規則正しい生活習慣づくりを社会全体の取り組みとして推進することを目的に，2006（平成18）年4月に「早寝早起き朝ごはん」全国協議会が発足した。文部科学省は同協議会と連携して，小・中学校などで「早寝早起き朝ごはん」国民運動を推進している。

「早寝早起き朝ごはん」全国協議会による「『早寝早起き朝ごはん』の効果に関する調査研究報告書（令和3年3月）」では，子どもの頃に「早寝早起き朝ごはん」という規則正しい生活を送っていた人ほど，家庭の経済状況に関わらず，大人になった現在の資質・能力が高い傾向がみられ，また，親から生活習慣に関するしつけを受けていた人ほど，同じく家庭の経済状況に関わらず，大人になった現在の資質・能力が高い傾向がみられることが報告されている。

り，学校における食育の中核的な役割を担っている。栄養教諭の職務は，「**食に関する指導**」と「**学校給食の管理**」である（表6−10）。

表6−10　栄養教諭の標準的な職務の内容とその例

区分	職務の内容	職務の内容の例
主として食育に関すること	各教科等における指導に関すること	食に関する指導の全体計画の作成 給食の時間における児童生徒への給食指導及び食に関する指導 上記のほか，各教科等における食に関する指導への参画（ティーム・ティーチング，教材作成等）
	食に関する健康課題の相談指導に関すること	食に関する健康課題を有する児童生徒への個別的な相談指導（実態把握，相談指導計画の作成，実施，評価等）
主として学校給食の管理に関すること	栄養管理に関すること	学校給食実施基準に基づく栄養管理（献立作成，栄養摂取状況の把握）
	衛生管理に関すること	学校給食衛生管理基準に基づく衛生管理（学校給食施設及び設備の衛生，食品の衛生並びに学校給食調理員の衛生の管理，学級担任等や学校給食調理員への指導・助言）

資料）文部科学省「養護教諭及び栄養教諭の標準的な職務の明確化に係る学校管理規則の参考例等の送付について（通知）」2023

　文部科学省が作成した小・中学校・高等学校の学習指導要領では，食育の推進が明確に位置づけられており，各教科，道徳および総合的な学習の時間などでそれぞれの特質に応じて適切に行うよう努めることとされている。文部科学省による「**食に関する指導の手引き（第2次改訂版）のポイント**」（2019〈令和元〉年）では，学校における食育の必要性，食に関する指導の目標，食に関する指導の全体計画，食に関する指導の基本的な考え方や指導方法，食育の評価について記載されている。肥満や食物アレルギーなど，食に関する健康課題を有する児童生徒の食に関する個別的な指導は，「児童生徒の栄養の指導及び管理をつかさどる」栄養教諭が，栄養学等の専門知識に基づき中心となって取り組むものであり，栄養教諭は養護教諭や学校医等との連携の要_{かなめ}として取り組むことが重要である。食育の推進に対する評価の充実では，成果指標（アウトカム）と活動指標（アウトプット）の両方を設定し，総合的な評価につなげる食育の評価の基本的な考え方と実施方法を示し，評価から改善までの記載を充実する。具体的な成果指標としては，子どもの肥満度などの健康診断結果の変化や体力向上，生活習慣の改善，意識の変化などがある。

文部科学省「食に関する指導の手引き（第二次改訂版）のポイント」

3）成人期（若年期，壮・中年期）の公衆栄養プログラム

　成人期は，社会活動の中心となる年齢である。若年期は健康・栄養状態が良好な者が多く，仕事や育児に追われて自身の健康・栄養状態を振り返る機会が少ない。壮・中年期は健康への関心が高まる時期であるが，社会的責任が重くなるにつれて自身の生活を振り返る余裕を持てなくなり，健康上の問題が顕在化し始める時期である。

　成人を対象とした公衆栄養プログラムとして，健康増進法に基づく**健康日本21**（2023年度より第三次が開始[*1]），高齢者医療確保法に基づく特定健診・特定

＊1　**健康日本21（第三次）**：第3章p.85参照。

保健指導, 労働安全衛生法に基づく「**職場における心と体の健康づくり事業（トータル・ヘルスプロモーション・プラン：THP）**などがある。なお，特定保健指導の積極的支援はハイリスクアプローチである。特定健診・特定保健指導については生活習慣病ハイリスク集団に対する公衆栄養プログラム（本節第6項, p.208）で解説する。

（1）職場における心と体の健康づくり事業（トータル・ヘルスプロモーション・プラン）

　近年，従業員等の健康管理を経営的な視点で考え，戦略的に実践する「**健康経営**」の考え方が重視されている。企業理念に基づき，従業員等への健康投資を行うことは，従業員の活力向上や生産性の向上等の組織の活性化をもたらし，結果的に業績向上や株価向上につながると期待される。健康経営は，「国民の健康寿命の延伸」に関する取り組みの一つであり，企業や地域における公衆栄養プログラムの実施が求められている。

　THP（Total Health promotion Plan）は，働く人の「心とからだの健康づくり」をスローガンとして推進される，すべての働く人を対象とした総合的な健康づくり運動のことである。厚生労働省が策定した「**事業場における労働者の健康保持増進のための指針（THP指針）**」に沿って実施される。健康保持増進のための具体的内容としては，運動指導，メンタルヘルスケア，栄養指導，口腔保健指導，保健指導等があり，事業者が健康保持増進措置を行うに当たっては，産業医等，保健師，衛生管理者などの事業場内産業保健スタッフを活用するほか，事業場外の機関や専門職などを積極的に活用することで効果的な取り組みにつなげることとされる。

　近年の高年齢労働者の増加等に対応するため，2023（令和5）年にTHP指針の一部改正が行われた。筋力や認知機能等の低下に伴う転倒等の労働災害を防止するため，体力の状況を客観的に把握し，自らの身体機能の維持向上に取り組めるよう，加齢による心身の衰えを確認するフレイルチェック等の健康測定の実施や保健指導への活用を検討する旨が規定された。また，事業者は医療保険者と連携したコラボヘルスを積極的に推進すること，労働安全衛生法に基づく定期健康診断の結果の記録等を積極的に医療保険者と共有することなどが明確化された。

厚生労働省「事業場における労働者の健康保持増進のための指針」改正2023年3月31日

　地方公共団体では，保有する健康に関する情報や，さまざまな健康管理・保健サービスを提供しており，例えば，事業場を対象に健康保持増進に関するアンケートを実施し，中小事業場が健康課題を把握できるよう調査結果を提供している。また，事業場の課題に応じて，保健師や管理栄養士などによる出張健康教室を実施しているほか，健康や栄養に関する相談を実施している。

（2）栄養教育

　市町村や事業所において，集団を対象としたものでは，生活習慣病予防（メタボリックシンドローム予防）のための健康・栄養教室（糖尿病予防教室，高血圧予防教室，高脂血症予防教室など）や生活習慣病全般を予防するための普及啓発

講習会が行われている。市町村が行う糖尿病予防教室の事業事例を**表6－11**に示す。

表6－11　市町村における成人期の公衆栄養プログラム例「糖尿病予防教室」

目的	糖尿病は自覚症状が現れにくく気づいたときには重症化していることも多く，網膜症・腎症・神経障害の三大合併症のほか，動脈硬化が進行すると脳血管・心疾患のリスクを高める。また，Ａ市における糖尿病にかかる医療費は県や全国平均と比較し高い状況にある。そこで，望ましい生活習慣について学び糖尿病を予防することを目的とする。		
担当職種	医師・管理栄養士・歯科医師・健康運動指導士・保健師		
対象	①在住・在勤の糖尿病予備軍の人やその家族 ②糖尿病予防に興味・関心がある人		
定員	30名		
会場	Ａ市保健センター　集会室		
内容	1回目 ①糖尿病とは，どのような病気かについて ②糖尿病予防の食事について 　食事バランスガイドを活用して 　栄養成分表示の活用について	講義 講義	医師 管理栄養士
	2回目 ①糖尿病と歯周病について ②体調チェック，血圧測定 ③室内でできる継続できるエクササイズ ④アンケート・理解度チェック	講義 講義・実技	歯科医師 保健師 健康運動指導士 管理栄養士・保健師

市町村においては，高血圧，脂質異常症，糖尿病，骨粗しょう症などの個別相談も行われている。これら公衆栄養プログラムは，前述の労働安全衛生法に基づく定期健康診査や特定健康診査などの結果を踏まえて実施される。

（3）普及啓発

国や地方公共団体では，健康増進普及月間，食育月間，世界糖尿病デー[*1]などに合わせて公衆栄養プログラムを展開している。各種講演会やイベントの開催，普及啓発用リーフレットやパンフレットの作成・配布，広報誌への記事掲載などが実施されている。

健康イベントでは，血圧測定や骨密度測定，血管年齢測定を行い，自身の健康を振り返る機会を提供している。また，1日に摂りたい野菜の量を計量するなどの体験コーナーと栄養相談コーナーなどにより食生活を見直す機会を提供し，健康意識の向上を促している。

（4）給食を活用した事業所と連携した栄養教育

社員食堂におけるメタボ予防や，生活習慣病予防のための「ヘルシーメニュー」の提供，およびその献立の栄養成分表示，卓上メモ等による栄養情報提供も重要な公衆栄養プログラムである。保健所では給食施設指導の一環として，特定健康診査や定期健康診査の結果を踏まえた社員食堂の給食管理・栄養管理に関する助言・指導を行っている。食塩摂取量が多い場合は適塩指導を，野菜摂取量が少ない場合は野菜摂取量を増やす助言・指導等を行い，従業員の健康増進・生活習慣病予防に資する給食提供を支援している。また，事業所と協働して従業員の栄養教育を実施することで従業員の健康管理を支援している。**表6－12**にその事業

*1 **世界糖尿病デー（World Diabetes Day）**：糖尿病の脅威に対する注意を世界規模で促す啓発キャンペーン。国際糖尿病連合（IDF）とWHOが1991年に開始し，2007年より国連の公式の日となる。毎年11月14日に世界160か国から10億人以上が参加している。

事例を示す。

表6－12　保健所における事業所と連携した栄養教育プログラム例「事業所給食を活用した健康づくり」

目的	新人社員が健康を維持しながら仕事をしていくために，食生活からの健康づくりを一緒に考え，早期から栄養教育を行うことで，将来の生活習慣病の発症を予防する
目標	①野菜の摂取目標量について学ぶ ②健康管理の必要性を理解する ③バランスの良い食事について理解し，自分の適正量がわかる ④1日3食食事を摂ることができる（朝食を欠食しない） ⑤健康を考えた食生活が実践できる
対象者	新入社員（18歳から20歳代前半）
実施方法	個別相談（保健所管理栄養士，在宅管理栄養士）
実施場所	A事業所
共催	A事業所
栄養教育	【事前準備】 1．A事業所と打ち合わせを行う。栄養教育の方法・内容について決定する ・健康診断結果の確認 ・社員給食の内容，栄養成分表示，卓上メモ等の情報提供について確認 ・野菜の1日摂取目標量の卓上メモを作成し，相談実施1週間前から食堂のテーブルに設置する ・参加者に粗品を用意する ・個別相談用聞き取りシートと個別のアドバイスシートを作成する 【当日】 聞き取りシートの内容（進め方） 1．挨拶，自己紹介 2．野菜についての卓上メモを見たかどうか 3．昼食に何を食べたか聞き取る 4．普段の食事について聞き取る 5．問題点抽出・解決策の提案をし，考えを聞く 6．面談をまとめ，目標を1つ決める 7．粗品をお渡しする 8．後日，アドバイスシートを渡す 【後日】 アドバイスシートの内容 ・昼食について ・1食のエネルギー量の目安 ・BMIの算出式 ・油脂を使用した料理の品数 ・昼食の食塩摂取量（1日の目安） ・昼食の野菜摂取量（1日の目安） ・対象者へのコメント

（5）「プラス・テン（＋10）」運動

　プラス・テン（＋10）は，健康寿命を延ばすために「今よりも10分多く身体を動かそう」という指針である。身体を動かすというのは，掃除や通勤，買い物などの日々の生活の中での身体活動と，日常生活の身体活動以外に行うウォーキングや筋力トレーニングなどの運動を指す。18〜64歳の人では，「1日60分元気に身体を動かしましょう。」，65歳以上の人では，「じっとしてないで1日40分動きましょう。」などの標語を用いて，働き盛りの年代や高齢者の健康づくりが推進されている。その中では，筋力トレーニングやスポーツなどが含まれているとより効果的であるとしている。

　このメッセージが載せられた「健康づくりのための身体活動指針2013（アク

ティブガイド）」や，「健康づくりのための身体活動基準2013年」[*1]は，健康日本21（第二次）の推進に役立てるために厚生労働省が策定した運動指針である。健康日本21（第三次）の開始にともない，2024（令和6）年に新たな「健康づくりのための身体活動・運動ガイド2023」が公表となり，アクティブガイドの改訂も検討が進められている（2024年1月時点）。

＊1　健康づくりのための身体活動基準は第3章p.101を参照。

厚生労働省「身体活動・運動の推進」

4）高齢期（前期・後期）の公衆栄養プログラム

　高齢期とは，おおむね65歳以上のことをいう。65歳〜74歳を前期高齢者，75歳以上を後期高齢者という。しかしながら高齢者は個人差が大きく，歴年齢ではそれぞれの状態や特徴を捉えることは難しい。そのため，身体的，精神的，社会的側面からの総合的なアセスメントによる支援が必要である。

　高齢者においては**低栄養**と**過剰栄養**の問題が共存し，双方とも疾病の回復遅延や生活機能（日常生活動作：ADL）の低下と深い関係にある。しかし，公衆栄養活動においては，介護予防，フレイル予防の観点から低栄養への対応が重要である。

　高齢者を対象とした公衆栄養プログラムには，老人福祉法や介護保険法に基づいた施設での栄養・給食管理がある。**地域包括ケアシステム**[*2]の構築を目的に，市町村においては，介護予防のための施策として「地域支援事業」が介護保険法に基づいて実施されている。

＊2　本章p.175参照。

　また，単身高齢者世帯や高齢者夫婦世帯等が増加する中，買い物や食事の準備が困難といった食事の困りごとを抱える地域高齢者等への栄養・食生活支援の体制整備の推進が求められている。

　高齢者の健康支援・介護予防の取り組み例を以下にあげる。

（1）元気高齢者対策

　健康増進事業プログラムの1つに，料理をしたことがない男性を対象とした「男の料理教室」がある。地域参加の少ない男性にとって，実を兼ねた料理教室は参加しやすいプログラムといえる。調理の知識や技術の習得だけでなく，継続することで仲間づくりにもつながり，社会参加の機会となっている。

　高齢者の閉じこもりを防ぎ共食の場を提供する「会食サロン」や，「茶話会」などの取り組みも行われている。

　一方，通いの場を訪問できなかったり，食事づくりに困っている高齢者などの地域在住高齢者の食支援として配食サービスがある。2017（平成29）に配食事業者向けに「**地域高齢者等の健康支援を推進する配食事業の栄養管理に関するガイドライン**」が厚生労働省から公表された[*3]。ガイドラインでは配食による栄養管理は，利用者の身体状況，嗜好（しこう）などを考慮し，栄養素等調整食または物性等調整食の献立作成は管理栄養士・栄養士が担当することとされている。在宅医療・介護の連携推進の流れの中，医療・介護関連施設と住まいをつなぐものとして，在宅療養者や介護支援を必要とする高齢者に対する栄養素等調整食等を取り扱う

＊3　本章p.178参照。

事業者の増加が望まれる。市町村においては，地域支援事業としてこれらサービス提供事業者と委託契約を交わし必要な高齢者に配食サービスを提供している。

（2）介護予防事業（高齢者の保健事業と介護予防の一体的な推進）

　要介護状態となる原因として，関節疾患や骨折・転倒が原因となっている場合も多い。高齢者が転倒・骨折する背景とされる骨粗しょう症による骨折を防ぐための「骨粗しょう症予防教室」「フレイル予防教室」「低栄養予防教室」などの栄養教室や料理教室が開催されている。介護予防には「栄養改善」だけではなく，「口腔ケア」「運動（リハビリテーション）」が大切であるので，単独で実際されるだけでなく，これらを組み合わせて実施されている。**表6－13**にそのプログラム例を示す。

表6－13　高齢期の公衆栄養プログラム例「介護予防教室」

目的	住み慣れた地域でいきいきと自分らしい生活を続け，できるだけ介護が必要とならないような健康づくりのポイントとして，バランスの良い食生活とオーラルフレイル（歯・口腔機能の低下）の予防について，すぐに役立つ実践プログラムを提供する。家でできる簡単な体操や脳トレも行う。	
担当職種	管理栄養士，歯科衛生士，理学療法士，保健師	
対象	65歳以上の市民で，参加にあたり他の人の介助を必要としない方とその家族	
定員	30名	
会場	保健センター　講堂	
内容	内容	講師・担当
	1．フレイルチェック	保健師
	2．口腔ケア講話「お口の健康について，口トレ」	歯科衛生士
	3．栄養講話「フレイル予防の食事について」	管理栄養士
	4．転倒予防体操と脳トレ	理学療法士
	5．アンケート	
その他	フレイルチェックは，参加者の年齢構成に合わせ，基本チェックリストまたは後期高齢者のフレイル把握のための質問票のどちらかを選択して使用する。	

　市町村では，介護予防（低栄養予防）のための管理栄養士による在宅訪問指導が行われている。また，高齢者の保健事業と介護予防の一体的な推進が行われており，通いの場（ミニサロンなど）における健康・栄養相談なども実施されている。

　市町村において高齢者の低栄養状態を改善し，介護予防・医療費の低減を図ることは重要な課題である。事業実施にあたって管理栄養士は，アセスメント（地域高齢者の低栄養状態の現状把握・課題抽出）を行い，目的・目標を設定し，事業の企画立案，実施，評価を行う。アセスメントには介護予防アンケート（基本チェックリストなど）や，医療費はレセプト情報などのデータを分析し活用する。事業計画には事業実施に必要な職種や人員，予算を確保することも必要である。事業実施後は，低栄養状態や医療費評価指標の改善率等を評価し，報告書等にま

とめることが重要である。

　後期高齢者医療制度の健診は，これまで特定健診の項目に準じて実施されてきた。しかし，特定健診の標準的な質問票はメタボリックシンドローム対策に着目して項目が設定されているため，フレイル等の高齢者の特性を把握するものとしては十分ではなかった。このため，2020（令和2）年度より，フレイル等の高齢者の特性を把握するための質問票となる「**後期高齢者の質問票**」が導入されている（**表6-14**）。

表6-14　後期高齢者の質問票（後期高齢者健診の「フレイル」把握のための質問票）

類型名	質問文	回答
健康状態	1　あなたの現在の健康状態はいかがですか	①よい　　②まあよい　　③ふつう ④あまりよくない　　　⑤よくない
心の健康状態	2　毎日の生活に満足していますか	①満足 ②やや満足 ③やや不満 ④不満
食習慣	3　1日3食きちんと食べていますか	①はい ②いいえ
口腔機能	4　半年前に比べて固いもの*が食べにくくなりましたか 　※さきいか，たくあんなど	①はい ②いいえ
	5　お茶や汁物等でむせることがありますか	①はい ②いいえ
体重変化	6　6カ月間で2〜3kg以上の体重減少がありましたか	①はい ②いいえ
運動・転倒	7　以前に比べて歩く速度が遅くなってきたと思いますか	①はい ②いいえ
	8　この1年間に転んだことがありますか	①はい ②いいえ
	9　ウォーキング等の運動を週に1回以上していますか	①はい ②いいえ
認知機能	10　周りの人から「いつも同じことを聞く」などの物忘れがあると言われていますか	①はい ②いいえ
	11　今日が何月何日かわからない時がありますか	①はい ②いいえ
喫煙	12　あなたはたばこを吸いますか	①吸っている ②吸っていない ③やめた
社会参加	13　週に1回以上は外出していますか	①はい ②いいえ
	14　ふだんから家族や友人と付き合いがありますか	①はい ②いいえ
ソーシャルサポート	15　体調が悪いときに，身近に相談できる人がいますか	①はい ②いいえ

資料）厚生労働省「高齢者の特性を踏まえた保健事業ガイドライン（第2版）」2019

（3）高齢者の支援者への支援

　保健所では，高齢者本人や家族だけではなく，市町村や関係機関の管理栄養士・栄養士，ヘルパーや介護支援専門員，看護師や歯科衛生士，薬剤師など，高齢者の保健・医療・介護に関わる専門職や食生活改善推進員などのボランティアなどを対象に，低栄養や栄養改善に関する情報交換会や研修会を開催している。関係機関・関係職種の連携・協働体制づくりを推進することにより，地域における高齢者の生活の質の向上に努めている（**表6-15**）。支援者の支援対策も保健所の重要な役割である。

表6－15　高齢者に対する保健所における公衆栄養プログラム例「高齢者の栄養マネジメント支援者研修会」

背景	高齢化が急速に進展する中，病院，施設，在宅医療，各職域の管理栄養士・栄養士等の同職種および多職種連携により質の高い栄養マネジメントが行われ，対象者のQOLの向上に寄与することが望まれている。 　そのためには，管理栄養士・栄養士等高齢者の栄養マネジメントに携わる関係職種の摂食・嚥下機能に関する知識の向上および各機関における継続的な情報共有を図ることが必要である。
目的	・管理栄養士・栄養士および関係職種の摂食・嚥下機能に関する知識の向上 ・管内施設間で活用できる統一した食形態等の栄養フォーマットの作成 ・各機関の管理栄養士・栄養士および関係職種の連携の構築
担当職種	管理栄養士，保健師，地域連携推進担当職員
対象	管内の病院，有床診療所，介護老人保健施設，老人福祉施設，訪問看護支援事業所，居宅介護支援事業所，地域包括支援センター等に勤務する管理栄養士・栄養士，保健師・看護師，歯科衛生士，言語聴覚士，介護支援専門員等
定員	40名
会場	保健所　大会議室
内容	1．講義「地域における摂食・嚥下障害の評価と多職種連携による支援」 　　　　～嚥下調整食の学会分類の基礎知識と嚥下アセスメントについて～ 　　講師　○○大学歯学部　（嚥下機能に関する専門医師） 2．情報交換 　①施設における嚥下調整食について 　　・食事摂取基準，食品構成，食形態などについて 　②摂食・嚥下機能に関する食支援について 　　・支援場面における事例について 　　・困りごとについて 　③名刺交換 3．アンケート
アセスメント・評価	・事前に各施設を回りヒアリングを行う。その中で出された意見から課題を抽出し，優先度の高い内容を選定し実施する ・事後アンケートおよび情報交換内容から評価を行い，次回事業計画を作成する

5）障害者に対する公衆栄養プログラム

　障害者基本法では，障害者を「身体障害，知的障害，精神障害（発達障害を含む）その他の心身の機能の障害があるものであって，障害及び社会的障壁により継続的に日常生活又は社会生活に相当な制限を受ける状態にあるもの」と定義している。

　障害者を対象とした施策は，「**障害者の日常生活及び社会生活を総合的に支援するための法律（障害者総合支援法）**」と介護保険法，身体障害者福祉法，知的障害者福祉法，精神保健及び精神障害者福祉に関する法律，発達障害者支援法などの関連法規に沿って実施されている。

障害者総合支援法

　障害者に対する支援の中で，栄養・食生活の分野は重要な位置を占めている。

（1）地域における体系的な公衆栄養プログラムの推進

　地方自治体においては，それぞれの地域の実情に応じた障害福祉計画が策定されており，障害があっても地域で安心して暮らせるまちづくりの推進を目指している。

　障害の早期発見・早期療養へ結びつけるため，母子保健法に基づく乳幼児健診や学校保健安全法に基づく健康診査の結果から必要と判断された乳幼児や児童・生徒に対して，栄養指導・相談が実施されている。

　保健所では，特定疾患（難病）・小児慢性特定疾患医療費助成申請のために窓口を訪れた住民を対象に，栄養相談等が行われている。難病患者・家族会支援として，難病患者の療養支援のための栄養教室や栄養相談会等が実施されている。小児慢性特定疾患などで長期療養が必要な児や家族への支援として個別相談のほか，講演会や交流会，慢性疾患患者のきょうだい児への支援が行われており，管理栄養士は栄養教育，栄養相談を担っている。

　また，保健所においては，医療機関その他の関係機関や関係団体等との連携を図り，広域的または専門的な知識・技術を必要とする栄養指導や，難病患者等の生活の質の向上のための栄養指導，身体障害者・知的障害者等の自立支援に関わる支援を行うことが期待されることから，地域の特性を活かした地域ネットワークづくりと支援体制整備のための関係機関・関係団体等との情報交換会等が企画・実施されている（表6－16）。

表6－16　障害者に対する保健所における公衆栄養プログラム例「長期療養児の支援者情報交換会」

目的	これまで保健所では長期療養児とその家族への個別相談や訪問を実施してきた。管理栄養士は栄養・食生活に関する支援を実施している。 長期療養児やその家族への個別支援だけでは解決できない課題に対応するため，地域関係者とのネットワークと支援体制の検討や構築を目的に情報交換会を開催する。
担当職種	保健師，小児慢性疾患医療費助成制度担当職員，管理栄養士
対象	長期療養児（医療的ケアが必要な児）の支援に携わる機関の職員 ・病院，訪問看護支援事業所，居宅介護支援事業所，小中学校特別支援学級の教員，市町村担当者　など
会場	保健所　大会議室
内容	議題 1．保健所管内の小児慢性特定疾患医療費助成制度受給状況について 　　　受給状況（疾患，治療状況，年齢，就学状況など） 　　　保健所の取り組み状況（面接・電話相談，家庭訪問，情報提供など） 　　　報告者　小児慢性疾患医療費助成制度担当職員 2．情報提供 　　医療型障害児入所施設の活動内容の報告および情報提供 3．事前アンケートをテーマにしたディスカッション 　＜テーマ＞長期療養児（医療的ケア児）の支援がどのようになるとよいと考えますか 　　　・連携・地域づくりについて 　　　・制度について 　　　・相談窓口について 　　　・レスパイトについて
その他	長期療養児やその家族が抱える課題を把握し，地域ネットワークづくりと支援体制を構築するためには，関係機関・関係職種（当事者も含む）との情報共有の場をつくり連携基盤をつくる支援者支援も保健所の重要な役割であり，管理栄養士の業務である。

　乳幼児期から高齢期までの生涯にわたる障害者(児)および家族に対する栄養・食生活支援は地域にとって重要であり，行政栄養士を中心とする公衆栄養分野の管理栄養士・栄養士への期待は大きい。

6）生活習慣病ハイリスク集団に対する公衆栄養プログラム

（1）特定健診・特定保健指導

　2008（平成20）年から，医療費適正化に向けた新たな生活習慣病予防対策と

して，内臓脂肪症候群（メタボリックシンドローム）の概念を導入した**特定健康診査・特定保健指導**が実施されている。実施主体は医療保険者（健康保険組合や市町村等）であり，40歳〜74歳の被保険者（企業の従業員ら）と被扶養者（従業員らの家族）が対象となる。

効果的・効率的な健康診査・保健指導を実施するために，2007（平成19）年に「標準的な健診・保健指導プログラム」が策定され，健診項目や保健指導の標準化がなされた。その後，本プログラムは新たな知見を取り入れて，およそ6年ごとプログラムの見直しがなされている。2024（令和6）年度からの第4期特定健診では「標準的な健診・保健指導プログラム（令和6年度版）」が用いられている[*1]。

「標準的な健診・保健指導プログラム」の特徴は，健診受診者全員を生活習慣病発症・重症化の危険因子の保有状況（内臓脂肪型肥満に起因するメタボリックシンドロームに着目）により階層化し，その階層レベルに応じた保健指導（情報提供，動機づけ支援，積極的支援）を実施することである[*2]。リスク要因の保有数が多い者に対しては，医師・保健師・管理栄養士らが積極的に介入し，確実に行動変容を促すことをめざしている。現在リスクがない者などに対しても，適切な生活習慣あるいは健康の維持・増進につながる必要な情報提供を行う。保健指導に活用される標準的な質問票を**表6－17**に示す。

健康診査や保健指導の結果は医療保険者が管理するため，アウトプット（事業実施量）評価に加え，アウトカム（結果）評価やプロセス評価を含めた総合的な評価が行われる。また，健康診査・保健指導のデータとレセプトとの突合せが可能になることから，医療保険者（市町村など）は，対象者の健康課題を明確にした戦略的な取り組みが可能となる。これらの結果を活用した効果的な公衆栄養プログラムの企画・実施が期待される。

[*1] 「標準的な健診・保健指導プログラム（令和6年度版）」（厚生労働省，2023年）に示された「生活習慣病予防のための標準的な健診・保健指導プログラムの流れ」は第3章p.91を参照のこと。

[*2] 「特定保健指導の対象者の選定と階層化の方法」は第3章p.90を参照。

表6－17　特定保健指導の標準的な質問項目

質問項目		回答
1-3	現在，a から c の薬の使用の有無（医師の診断・治療のもとで服薬中のもの）	
1	a. 血圧を下げる薬	①はい　②いいえ
2	b. 血糖を下げる薬又はインスリン注射	①はい　②いいえ
3	c. コレステロールや中性脂肪を下げる薬	①はい　②いいえ
4	医師から，脳卒中（脳出血，脳梗塞等）にかかっているといわれたり，治療を受けたことがありますか。	①はい　②いいえ
5	医師から，心臓病（狭心症，心筋梗塞等）にかかっているといわれたり，治療を受けたことがありますか。	①はい　②いいえ
6	医師から，慢性腎臓病や腎不全にかかっているといわれたり，治療（人工透析など）を受けていますか。	①はい　②いいえ
7	医師から，貧血といわれたことがある。	①はい　②いいえ
8	現在，たばこを習慣的に吸っていますか。（※「現在，習慣的に喫煙している者」とは，条件1と条件2を両方満たす者である。条件1：最近1か月間吸っている 条件2：生涯で6か月間以上吸っている，又は合計100本以上吸っている）	①はい（条件1と条件2を両方満たす）②以前は吸っていたが，最近1か月間は吸っていない（条件2のみ満たす）③いいえ（①②以外）
9	20歳の時の体重から10kg以上増加している。	①はい　②いいえ
10	1回30分以上の軽く汗をかく運動を週2日以上，1年以上実施。	①はい　②いいえ
11	日常生活において歩行又は同等の身体活動を1日1時間以上実施。	①はい　②いいえ
12	ほぼ同じ年齢の同性と比較して歩く速度が速い。	①はい　②いいえ
13	食事をかんで食べる時の状態はどれにあてはまりますか。	①何でもかんで食べることができる ②歯や歯ぐき，かみあわせなど気になる部分があり，かみにくいことがある ③ほとんどかめない
14	人と比較して食べる速度が速い。	①速い　②ふつう ③遅い
15	就寝前の2時間以内に夕食をとることが週に3回以上ある。	①はい　②いいえ
16	朝昼夕の3食以外に間食や甘い飲み物を摂取していますか。	①毎日　②時々 ③ほとんど摂取しない
17	朝食を抜くことが週に3回以上ある	①はい　②いいえ
18	お酒（日本酒，焼酎，ビール，洋酒など）を飲む頻度はどのくらいですか。（※「やめた」とは，過去に月1回以上の習慣的な飲酒歴があった者のうち，最近1年以上酒類を摂取していない者）	①毎日　②週5~6日 ③週3~4日　④週1~2日 ⑤月に1~3日　⑥月に1日未満 ⑦やめた
19	飲酒日の1日当たりの飲酒量 日本酒1合（アルコール度数15度・180ml）の目安：ビール（同5度・500ml），焼酎（同25度・約110ml），ワイン（同14度・約180ml），ウイスキー（同43度・60ml），缶チューハイ（同5度・約500ml，同7度・約350ml）	①1合未満 ②1~2合未満 ③2~3合未満 ④3~5合未満 ⑤5合以上
20	睡眠で休養が十分とれている。	①はい　②いいえ
21	運動や食生活等の生活習慣を改善してみようと思いますか。	①改善するつもりはない ②改善するつもりである（概ね6か月以内）③近いうちに（概ね1か月以内）改善するつもりであり，少しずつ始めている ④既に改善に取り組んでいる（6か月未満）⑤既に改善に取り組んでいる（6か月以上）
22	生活習慣の改善について，これまでに特定保健指導を受けたことがありますか。	①はい　②いいえ

資料）厚生労働省「標準的な健診・保健指導プログラム（令和6年度版）」2023

巻末資料

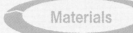

Materials

巻末資料① 公衆栄養関連法規（一部抜粋）

※各法令の改正情報ならびにQRコードは，2024（令和6）年4月1日に施行となるものを示す

栄養士法

（昭和22年法律第245号）
改正：令和4年法律第68号

第1条 この法律で栄養士とは，都道府県知事の免許を受けて，栄養士の名称を用いて栄養の指導に従事することを業とする者をいう。

② この法律で管理栄養士とは，厚生労働大臣の免許を受けて，管理栄養士の名称を用いて，傷病者に対する療養のため必要な栄養の指導，個人の身体の状況，栄養状態等に応じた高度の専門的知識及び技術を要する健康の保持増進のための栄養の指導並びに特定多数人に対して継続的に食事を供給する施設における利用者の身体の状況，栄養状態，利用の状況等に応じた特別の配慮を必要とする給食管理及びこれらの施設に対する栄養改善上必要な指導等を行うことを業とする者をいう。

第2条 栄養士の免許は，厚生労働大臣の指定した栄養士の養成施設（以下「養成施設」という。）において2年以上栄養士として必要な知識及び技能を修得した者に対して，都道府県知事が与える。

② 養成施設に入所することができる者は，学校教育法第90条に規定する者とする。

③ 管理栄養士の免許は，管理栄養士国家試験に合格した者に対して，厚生労働大臣が与える。

第3条 次の各号のいずれかに該当する者には，栄養士又は管理栄養士の免許を与えないことがある。

一 罰金以上の刑に処せられた者

二 前号に該当する者を除くほか，第一条に規定する業務に関し犯罪又は不正の行為があつた者

第3条の2 都道府県に栄養士名簿を備え，栄養士の免許に関する事項を登録する。

② 厚生労働省に管理栄養士名簿を備え，管理栄養士の免許に関する事項を登録する。

第4条 栄養士の免許は，都道府県知事が栄養士名簿に登録することによつて行う。

② 都道府県知事は，栄養士の免許を与えたときは，栄養士免許証を交付する。

③ 管理栄養士の免許は，厚生労働大臣が管理栄養士名簿に登録することによつて行う。

④ 厚生労働大臣は，管理栄養士の免許を与えたときは，管理栄養士免許証を交付する。

第5条 栄養士が第3条各号のいずれかに該当するに至つ

たときは，都道府県知事は，当該栄養士に対する免許を取り消し，又は1年以内の期間を定めて栄養士の名称の使用の停止を命ずることができる。

② 管理栄養士が第3条各号のいずれかに該当するに至つたときは，厚生労働大臣は，当該管理栄養士に対する免許を取り消し，又は1年以内の期間を定めて管理栄養士の名称の使用の停止を命ずることができる。

③ 都道府県知事は，第1項の規定により栄養士の免許を取り消し，又は栄養士の名称の使用の停止を命じたときは，速やかに，その旨を厚生労働大臣に通知しなければならない。

④ 厚生労働大臣は，第2項の規定により管理栄養士の免許を取り消し，又は管理栄養士の名称の使用の停止を命じたときは，速やかに，その旨を当該処分を受けた者が受けている栄養士の免許を与えた都道府県知事に通知しなければならない。

第5条の2 厚生労働大臣は，毎年少なくとも一回，管理栄養士として必要な知識及び技能について，管理栄養士国家試験を行う。

第5条の3 管理栄養士国家試験は，栄養士であつて次の各号のいずれかに該当するものでなければ，受けることができない。

一 修業年限が2年である養成施設を卒業して栄養士の免許を受けた後厚生労働省令で定める施設において3年以上栄養の指導に従事した者

二 修業年限が3年である養成施設を卒業して栄養士の免許を受けた後厚生労働省令で定める施設において2年以上栄養の指導に従事した者

三 修業年限が四年である養成施設を卒業して栄養士の免許を受けた後厚生労働省令で定める施設において1年以上栄養の指導に従事した者

四 修業年限が4年である養成施設であつて，学校（学校教育法第1条の学校並びに同条の学校の設置者が設置している同法第124条の専修学校及び同法第134条の各種学校をいう。以下この号において同じ。）であるものにあつては文部科学大臣及び厚生労働大臣が，学校以外のものにあつては厚生労働大臣が，政令で定める基準により指定したもの（以下「管理栄養士養成施設」という。）を卒業した者

第5条の4 管理栄養士国家試験に関して不正の行為があつた場合には，当該不正行為に関係のある者について，その受験を停止させ，又はその試験を無効とすることが

できる。この場合においては，なお，その者について，期間を定めて管理栄養士国家試験を受けることを許さないことができる。

第5条の5 管理栄養士は，傷病者に対する療養のため必要な栄養の指導を行うに当たつては，主治の医師の指導を受けなければならない。

第6条 栄養士でなければ，栄養士又はこれに類似する名称を用いて第1条第1項に規定する業務を行つてはならない。

② 管理栄養士でなければ，管理栄養士又はこれに類似する名称を用いて第1条第2項に規定する業務を行つてはならない。

第6条の2 管理栄養士国家試験に関する事務をつかさどらせるため，厚生労働省に管理栄養士国家試験委員を置く。

第6条の3 管理栄養士国家試験委員その他管理栄養士国家試験に関する事務をつかさどる者は，その事務の施行に当たつて厳正を保持し，不正の行為がないようにしなければならない。

第6条の4 この法律に規定する厚生労働大臣の権限は，厚生労働省令で定めるところにより，地方厚生局長に委任することができる。

② 前項の規定により地方厚生局長に委任された権限は，厚生労働省令で定めるところにより，地方厚生支局長に委任することができる。

第7条 この法律に定めるもののほか，栄養士の免許及び免許証，養成施設，管理栄養士の免許及び免許証，管理栄養士養成施設，管理栄養士国家試験並びに管理栄養士国家試験委員に関し必要な事項は，政令でこれを定める。

第7条の2 第6条の3の規定に違反して，故意若しくは重大な過失により事前に試験問題を漏らし，又は故意に不正の採点をした者は，6月以下の懲役又は50万円以下の罰金に処する。

第8条 次の各号のいずれかに該当する者は，30万円以下の罰金に処する。

　一　第5条第1項の規定により栄養士の名称の使用の停止を命ぜられた者で，当該停止を命ぜられた期間中に，栄養士の名称を使用して第1条第1項に規定する業務を行つたもの

　二　第5条第2項の規定により管理栄養士の名称の使用の停止を命ぜられた者で，当該停止を命ぜられた期間中に，管理栄養士の名称を使用して第1条第2項に規定する業務を行つたもの

　三　第6条第1項の規定に違反して，栄養士又はこれに類似する名称を用いて第1条第1項に規定する業務を行つた者

　四　第6条第2項の規定に違反して，管理栄養士又はこれに類似する名称を用いて第1条第2項に規定する業務を行つた者　（以下略）

地域保健法

(昭和22年法律第101号)

最終改正：令和4年法律第96号

第1章　総則

第1条 この法律は，地域保健対策の推進に関する基本指針，保健所の設置その他地域保健対策の推進に関し基本となる事項を定めることにより，母子保健法その他の地域保健対策に関する法律による対策が地域において総合的に推進されることを確保し，もつて地域住民の健康の保持及び増進に寄与することを目的とする。

第2条 地域住民の健康の保持及び増進を目的として国及び地方公共団体が講ずる施策は，我が国における急速な高齢化の進展，保健医療を取り巻く環境の変化等に即応し，地域における公衆衛生の向上及び増進を図るとともに，地域住民の多様化し，かつ，高度化する保健，衛生，生活環境等に関する需要に適確に対応することができるように，地域の特性及び社会福祉等の関連施策との有機的な連携に配慮しつつ，総合的に推進されることを基本理念とする。

第3条 市町村（特別区を含む。以下同じ。）は，当該市町村が行う地域保健対策が円滑に実施できるように，必要な施設の整備，人材の確保及び資質の向上等に努めなければならない。

② 都道府県は，当該都道府県が行う地域保健対策が円滑に実施できるように，必要な施設の整備，人材の確保及び資質の向上，調査及び研究等に努めるとともに，市町村に対し，前項の責務が十分に果たされるように，その求めに応じ，必要な技術的援助を与えることに努めなければならない。

③ 国は，地域保健に関する情報の収集，整理及び活用並びに調査及び研究並びに地域保健対策に係る人材の養成及び資質の向上に努めるとともに，市町村及び都道府県に対し，前2項の責務が十分に果たされるように必要な技術的及び財政的援助を与えることに努めなければならない。

第2章　地域保健対策の推進に関する基本指針

第4条 厚生労働大臣は，地域保健対策の円滑な実施及び総合的な推進を図るため，地域保健対策の推進に関する基本的な指針（以下「基本指針」という。）を定めなければならない。

② 基本指針は，次に掲げる事項について定めるものとする。

　一　地域保健対策の推進の基本的な方向

　二　保健所及び市町村保健センターの整備及び運営に関する基本的事項

　三　地域保健対策に係る人材の確保及び資質の向上並びに第二十四条第一項の人材確保支援計画の策定に関す

る基本的事項

四　地域保健に関する調査及び研究並びに試験及び検査に関する基本的事項

五　社会福祉等の関連施策との連携に関する基本的事項

六　その他地域保健対策の推進に関する重要事項

③　基本指針は，健康危機（国民の生命及び健康に重大な影響を与えるおそれがある疾病のまん延その他の公衆衛生上重大な危害が生じ，又は生じるおそれがある緊急の事態をいう。第21条第1項において同じ。）への対処を考慮して定めるものとする。

④　厚生労働大臣は，基本指針を定め，又はこれを変更したときは，遅滞なく，これを公表しなければならない。

第3章　保健所

第5条　保健所は，都道府県，地方自治法第252条の19第1項の指定都市，同法第252条の22第1項の中核市その他の政令で定める市又は特別区が，これを設置する。

②　都道府県は，前項の規定により保健所を設置する場合においては，保健医療に係る施策と社会福祉に係る施策との有機的な連携を図るため，医療法第30条の4第2項第14号に規定する区域及び介護保険法第118条第2項第1号に規定する区域を参酌して，保健所の所管区域を設定しなければならない。

第6条　保健所は，次に掲げる事項につき，企画，調整，指導及びこれらに必要な事業を行う。

一　地域保健に関する思想の普及及び向上に関する事項

二　人口動態統計その他地域保健に係る統計に関する事項

三　栄養の改善及び食品衛生に関する事項

四　住宅，水道，下水道，廃棄物の処理，清掃その他の環境の衛生に関する事項

五　医事及び薬事に関する事項

六　保健師に関する事項

七　公共医療事業の向上及び増進に関する事項

八　母性及び乳幼児並びに老人の保健に関する事項

九　歯科保健に関する事項

十　精神保健に関する事項

十一　治療方法が確立していない疾病その他の特殊の疾病により長期に療養を必要とする者の保健に関する事項

十二　感染症その他の疾病の予防に関する事項

十三　衛生上の試験及び検査に関する事項

十四　その他地域住民の健康の保持及び増進に関する事項

第7条　保健所は，前条に定めるもののほか，地域住民の健康の保持及び増進を図るため必要があるときは，次に掲げる事業を行うことができる。

一　所管区域に係る地域保健に関する情報を収集し，整理し，及び活用すること。

二　所管区域に係る地域保健に関する調査及び研究を行うこと。

三　歯科疾患その他厚生労働大臣の指定する疾病の治療を行うこと。

四　試験及び検査を行い，並びに医師，歯科医師，薬剤師その他の者に試験及び検査に関する施設を利用させること。

第8条　都道府県の設置する保健所は，前2条に定めるもののほか，所管区域内の市町村の地域保健対策の実施に関し，市町村相互間の連絡調整を行い，及び市町村の求めに応じ，技術的助言，市町村職員の研修その他必要な援助を行うことができる。

第9条　第5条第1項に規定する地方公共団体の長は，その職権に属する第六条各号に掲げる事項に関する事務を保健所長に委任することができる。

第10条　保健所に，政令の定めるところにより，所長その他所要の職員を置く。

第11条　第5条第1項に規定する地方公共団体は，保健所の所管区域内の地域保健及び保健所の運営に関する事項を審議させるため，当該地方公共団体の条例で定めるところにより，保健所に，運営協議会を置くことができる。

第12条　第5条第1項に規定する地方公共団体は，保健所の事業の執行の便を図るため，その支所を設けることができる。

第13条　この法律による保健所でなければ，その名称中に，保健所たることを示すような文字を用いてはならない。

第14条　保健所の施設の利用又は保健所で行う業務については，政令で定める場合を除いては，使用料，手数料又は治療料を徴収してはならない。

第15条　国は，保健所の施設又は設備に要する費用を支出する地方公共団体に対し，予算の範囲内において，政令で定めるところにより，その費用の全部又は一部を補助することができる。

第16条　厚生労働大臣は，政令の定めるところにより，第五条第一項に規定する地方公共団体の長に対し，保健所の運営に関し必要な報告を求めることができる。

②　厚生労働大臣は，第五条第一項に規定する地方公共団体に対し，保健所の設置及び運営に関し適切と認める技術的な助言又は勧告をすることができる。

第17条　この章に定めるもののほか，保健所及び保健所支所の設置，廃止及び運営に関して必要な事項は，政令でこれを定める。

第4章　市町村保健センター

第18条　市町村は，市町村保健センターを設置することができる。

②　市町村保健センターは，住民に対し，健康相談，保健指導及び健康診査その他地域保健に関し必要な事業を行うことを目的とする施設とする。

第19条　国は，予算の範囲内において，市町村に対し，市町村保健センターの設置に要する費用の一部を補助することができる。

第20条　国は，第24条第1項の町村が市町村保健センターを整備しようとするときは，その整備が円滑に実施されるように適切な配慮をするものとする。

第5章　地域保健対策に係る人材の確保

第21条　第五条第一項に規定する地方公共団体の長は，感染症の予防及び感染症の患者に対する医療に関する法律第16条第2項に規定する新型インフルエンザ等感染症等に係る発生等の公表が行われた場合その他の健康危機が発生した場合におけるその管轄する区域内の地域保健対策に係る業務の状況を勘案して必要があると認めるときは，地域保健の専門的知識を有する者であつて厚生労働省令で定めるもののうち，あらかじめ，この項の規定による要請を受ける旨の承諾をした者に対し，当該地方公共団体の長が管轄する区域内の地域保健対策に係る業務に従事すること又は当該業務に関する助言を行うことを要請することができる。

②　前項の規定による要請を受けた者（以下「業務支援員」という。）を使用している者は，その業務の遂行に著しい支障のない限り，当該業務支援員が当該要請に応じて同項に規定する業務又は助言を行うことができるための配慮をするよう努めなければならない。

③　業務支援員（地方公務員法第3条第2項に規定する一般職に属する職員として第一項に規定する業務又は助言を行う者を除く。以下この項において同じ。）は，第1項の規定による要請に応じて行つた同項に規定する助言に関して知り得た秘密を漏らしてはならない。業務支援員でなくなつた後においても，同様とする。

第22条　国及び第5条第一項に規定する地方公共団体は，前条第1項に規定する者に対し，同項に規定する業務又は助言に関する研修の機会の提供その他の必要な支援を行うものとする。

第23条　国は，第21条第1項に規定する者の確保及び資質の向上並びに業務支援員が行う業務又は助言が円滑に実施されるように，第5条第1項に規定する地方公共団体に対し，必要な助言，指導その他の援助の実施に努めるものとする。　（以下略）

健康増進法
（平成14年法律第103号）
改正：令和4年法律第76号

第1章　総則

（目的）

第1条　この法律は，我が国における急速な高齢化の進展及び疾病構造の変化に伴い，国民の健康の増進の重要性が著しく増大していることにかんがみ，国民の健康の増進の総合的な推進に関し基本的な事項を定めるとともに，国民の栄養の改善その他の国民の健康の増進を図るための措置を講じ，もって国民保健の向上を図ることを目的とする。

（国民の責務）

第2条　国民は，健康な生活習慣の重要性に対する関心と理解を深め，生涯にわたって，自らの健康状態を自覚するとともに，健康の増進に努めなければならない。

（国及び地方公共団体の責務）

第3条　国及び地方公共団体は，教育活動及び広報活動を通じた健康の増進に関する正しい知識の普及，健康の増進に関する情報の収集，整理，分析及び提供並びに研究の推進並びに健康の増進に係る人材の養成及び資質の向上を図るとともに，健康増進事業実施者その他の関係者に対し，必要な技術的援助を与えることに努めなければならない。

（健康増進事業実施者の責務）

第4条　健康増進事業実施者は，健康教育，健康相談その他国民の健康の増進のために必要な事業（以下「健康増進事業」という。）を積極的に推進するよう努めなければならない。

（関係者の協力）

第5条　国，都道府県，市町村（特別区を含む。以下同じ。），健康増進事業実施者，医療機関その他の関係者は，国民の健康の増進の総合的な推進を図るため，相互に連携を図りながら協力するよう努めなければならない。

（定義）

第6条　この法律において「健康増進事業実施者」とは，次に掲げる者をいう。

一　健康保険法の規定により健康増進事業を行う全国健康保険協会，健康保険組合又は健康保険組合連合会

二　船員保険法の規定により健康増進事業を行う全国健康保険協会

三　国民健康保険法の規定により健康増進事業を行う市町村，国民健康保険組合又は国民健康保険団体連合会

四　国家公務員共済組合法の規定により健康増進事業を行う国家公務員共済組合又は国家公務員共済組合連合会

五　地方公務員等共済組合法の規定により健康増進事業を行う地方公務員共済組合又は全国市町村職員共済組

合連合会

六　私立学校教職員共済法の規定により健康増進事業を行う日本私立学校振興・共済事業団

七　学校保健安全法の規定により健康増進事業を行う者

八　母子保健法の規定により健康増進事業を行う市町村

九　労働安全衛生法の規定により健康増進事業を行う事業者

十　高齢者の医療の確保に関する法律の規定により健康増進事業を行う全国健康保険協会，健康保険組合，市町村，国民健康保険組合，共済組合，日本私立学校振興・共済事業団又は後期高齢者医療広域連合

十一　介護保険法の規定により健康増進事業を行う市町村

十二　この法律の規定により健康増進事業を行う市町村

十三　その他健康増進事業を行う者であって，政令で定めるもの

第2章　基本方針等

(基本方針)

第7条　厚生労働大臣は，国民の健康の増進の総合的な推進を図るための基本的な方針（以下「基本方針」という。）を定めるものとする。

2　基本方針は，次に掲げる事項について定めるものとする。

一　国民の健康の増進の推進に関する基本的な方向

二　国民の健康の増進の目標に関する事項

三　次条第一項の都道府県健康増進計画及び同条第二項の市町村健康増進計画の策定に関する基本的な事項

四　第10条第1項の国民健康・栄養調査その他の健康の増進に関する調査及び研究に関する基本的な事項

五　健康増進事業実施者間における連携及び協力に関する基本的な事項

六　食生活，運動，休養，飲酒，喫煙，歯の健康の保持その他の生活習慣に関する正しい知識の普及に関する事項

七　その他国民の健康の増進の推進に関する重要事項

3　厚生労働大臣は，基本方針を定め，又はこれを変更しようとするときは，あらかじめ，関係行政機関の長に協議するものとする。

4　厚生労働大臣は，基本方針を定め，又はこれを変更したときは，遅滞なく，これを公表するものとする。

(都道府県健康増進計画等)

第8条　都道府県は，基本方針を勘案して，当該都道府県の住民の健康の増進の推進に関する施策についての基本的な計画（以下「都道府県健康増進計画」という。）を定めるものとする。

2　市町村は，基本方針及び都道府県健康増進計画を勘案して，当該市町村の住民の健康の増進の推進に関する施策についての計画（以下「市町村健康増進計画」という。）を定めるよう努めるものとする。

3　国は，都道府県健康増進計画又は市町村健康増進計画に基づいて住民の健康増進のために必要な事業を行う都道府県又は市町村に対し，予算の範囲内において，当該事業に要する費用の一部を補助することができる。

(健康診査の実施等に関する指針)

第9条　厚生労働大臣は，生涯にわたる国民の健康の増進に向けた自主的な努力を促進するため，健康診査の実施及びその結果の通知，健康手帳（自らの健康管理のために必要な事項を記載する手帳をいう。）の交付その他の措置に関し，健康増進事業実施者に対する健康診査の実施等に関する指針（以下「健康診査等指針」という。）を定めるものとする。

2　厚生労働大臣は，健康診査等指針を定め，又はこれを変更しようとするときは，あらかじめ，内閣総理大臣，総務大臣，財務大臣及び文部科学大臣に協議するものとする。

3　厚生労働大臣は，健康診査等指針を定め，又はこれを変更したときは，遅滞なく，これを公表するものとする。

第3章　国民健康・栄養調査等

(国民健康・栄養調査の実施)

第10条　厚生労働大臣は，国民の健康の増進の総合的な推進を図るための基礎資料として，国民の身体の状況，栄養摂取量及び生活習慣の状況を明らかにするため，国民健康・栄養調査を行うものとする。

2　厚生労働大臣は，国立研究開発法人医薬基盤・健康・栄養研究所（以下「研究所」という。）に，国民健康・栄養調査の実施に関する事務のうち集計その他の政令で定める事務の全部又は一部を行わせることができる。

3　都道府県知事（保健所を設置する市又は特別区にあっては，市長又は区長。以下同じ。）は，その管轄区域内の国民健康・栄養調査の執行に関する事務を行う。

(調査世帯)

第11条　国民健康・栄養調査の対象の選定は，厚生労働省令で定めるところにより，毎年，厚生労働大臣が調査地区を定め，その地区内において都道府県知事が調査世帯を指定することによって行う。

2　前項の規定により指定された調査世帯に属する者は，国民健康・栄養調査の実施に協力しなければならない。

(国民健康・栄養調査員)

第12条　都道府県知事は，その行う国民健康・栄養調査の実施のために必要があるときは，国民健康・栄養調査員を置くことができる。

2　前項に定めるもののほか，国民健康・栄養調査員に関し必要な事項は，厚生労働省令でこれを定める。

(国の負担)

第13条　国は，国民健康・栄養調査に要する費用を負担

する。

（調査票の使用制限）

第14条 国民健康・栄養調査のために集められた調査票は，第十条第一項に定める調査の目的以外の目的のために使用してはならない。

（省令への委任）

第15条 第十条から前条までに定めるもののほか，国民健康・栄養調査の方法及び調査項目その他国民健康・栄養調査の実施に関して必要な事項は，厚生労働省令で定める。

（生活習慣病の発生の状況の把握）

第16条 国及び地方公共団体は，国民の健康の増進の総合的な推進を図るための基礎資料として，国民の生活習慣とがん，循環器病その他の政令で定める生活習慣病（以下単に「生活習慣病」という。）との相関関係を明らかにするため，生活習慣病の発生の状況の把握に努めなければならない。

（食事摂取基準）

第16条の2 厚生労働大臣は，生涯にわたる国民の栄養摂取の改善に向けた自主的な努力を促進するため，国民健康・栄養調査その他の健康の保持増進に関する調査及び研究の成果を分析し，その分析の結果を踏まえ，食事による栄養摂取量の基準（以下この条において「食事摂取基準」という。）を定めるものとする。

2 食事摂取基準においては，次に掲げる事項を定めるものとする。

一 国民がその健康の保持増進を図る上で摂取することが望ましい熱量に関する事項

二 国民がその健康の保持増進を図る上で摂取することが望ましい次に掲げる栄養素の量に関する事項

  イ 国民の栄養摂取の状況からみてその欠乏が国民の健康の保持増進を妨げているものとして厚生労働省令で定める栄養素

  ロ 国民の栄養摂取の状況からみてその過剰な摂取が国民の健康の保持増進を妨げているものとして厚生労働省令で定める栄養素

3 厚生労働大臣は，食事摂取基準を定め，又は変更したときは，遅滞なく，これを公表するものとする。

第4章　保健指導等

（市町村による生活習慣相談等の実施）

第17条 市町村は，住民の健康の増進を図るため，医師，歯科医師，薬剤師，保健師，助産師，看護師，准看護師，管理栄養士，栄養士，歯科衛生士その他の職員に，栄養の改善その他の生活習慣の改善に関する事項につき住民からの相談に応じさせ，及び必要な栄養指導その他の保健指導を行わせ，並びにこれらに付随する業務を行わせるものとする。

2 市町村は，前項に規定する業務の一部について，健康保険法第63条第3項各号に掲げる病院又は診療所その他適当と認められるものに対し，その実施を委託することができる。

（都道府県による専門的な栄養指導その他の保健指導の実施）

第18条 都道府県，保健所を設置する市及び特別区は，次に掲げる業務を行うものとする。

一 住民の健康の増進を図るために必要な栄養指導その他の保健指導のうち，特に専門的な知識及び技術を必要とするものを行うこと。

二 特定かつ多数の者に対して継続的に食事を供給する施設に対し，栄養管理の実施について必要な指導及び助言を行うこと。

三 前2号の業務に付随する業務を行うこと。

2 都道府県は，前条第一項の規定により市町村が行う業務の実施に関し，市町村相互間の連絡調整を行い，及び市町村の求めに応じ，その設置する保健所による技術的事項についての協力その他当該市町村に対する必要な援助を行うものとする。

（栄養指導員）

第19条 都道府県知事は，前条第1項に規定する業務（同項第一号及び第三号に掲げる業務については，栄養指導に係るものに限る。）を行う者として，医師又は管理栄養士の資格を有する都道府県，保健所を設置する市又は特別区の職員のうちから，栄養指導員を命ずるものとする。

（市町村による健康増進事業の実施）

第19条の2 市町村は，第17条第1項に規定する業務に係る事業以外の健康増進事業であって厚生労働省令で定めるものの実施に努めるものとする。

（中略）

第5章　特定給食施設

（特定給食施設の届出）

第20条 特定給食施設（特定かつ多数の者に対して継続的に食事を供給する施設のうち栄養管理が必要なものとして厚生労働省令で定めるものをいう。以下同じ。）を設置した者は，その事業の開始の日から1月以内に，その施設の所在地の都道府県知事に，厚生労働省令で定める事項を届け出なければならない。

2 前項の規定による届出をした者は，同項の厚生労働省令で定める事項に変更を生じたときは，変更の日から1月以内に，その旨を当該都道府県知事に届け出なければならない。その事業を休止し，又は廃止したときも，同様とする。

（特定給食施設における栄養管理）

第21条 特定給食施設であって特別の栄養管理が必要なものとして厚生労働省令で定めるところにより都道府県

知事が指定するものの設置者は，当該特定給食施設に管理栄養士を置かなければならない。

2　前項に規定する特定給食施設以外の特定給食施設の設置者は，厚生労働省令で定めるところにより，当該特定給食施設に栄養士又は管理栄養士を置くように努めなければならない。

3　特定給食施設の設置者は，前二項に定めるもののほか，厚生労働省令で定める基準に従って，適切な栄養管理を行わなければならない。

（指導及び助言）

第22条　都道府県知事は，特定給食施設の設置者に対し，前条第1項又は第3項の規定による栄養管理の実施を確保するため必要があると認めるときは，当該栄養管理の実施に関し必要な指導及び助言をすることができる。

（中略）

第6章　受動喫煙防止

第1節　総則

（国及び地方公共団体の責務）

第25条　国及び地方公共団体は，望まない受動喫煙が生じないよう，受動喫煙に関する知識の普及，受動喫煙の防止に関する意識の啓発，受動喫煙の防止に必要な環境の整備その他の受動喫煙を防止するための措置を総合的かつ効果的に推進するよう努めなければならない。

（関係者の協力）

第26条　国，都道府県，市町村，多数の者が利用する施設（敷地を含む。以下この章において同じ。）及び旅客運送事業自動車等の管理権原者（施設又は旅客運送事業自動車等の管理について権原を有する者をいう。以下この章において同じ。）その他の関係者は，望まない受動喫煙が生じないよう，受動喫煙を防止するための措置の総合的かつ効果的な推進を図るため，相互に連携を図りながら協力するよう努めなければならない。

（喫煙をする際の配慮義務等）

第27条　何人も，特定施設及び旅客運送事業自動車等（以下この章において「特定施設等」という。）の第二十九条第一項に規定する喫煙禁止場所以外の場所において喫煙をする際，望まない受動喫煙を生じさせることがないよう周囲の状況に配慮しなければならない。

2　特定施設等の管理権原者は，喫煙をすることができる場所を定めようとするときは，望まない受動喫煙を生じさせることがない場所とするよう配慮しなければならない。

（中略）

第7章　特別用途表示等

（特別用途表示の許可）

第43条　販売に供する食品につき，乳児用，幼児用，妊

産婦用，病者用その他内閣府令で定める特別の用途に適する旨の表示（以下「特別用途表示」という。）をしようとする者は，内閣総理大臣の許可を受けなければならない。

2　前項の許可を受けようとする者は，製品見本を添え，商品名，原材料の配合割合及び当該製品の製造方法，成分分析表，許可を受けようとする特別用途表示の内容その他内閣府令で定める事項を記載した申請書を内閣総理大臣に提出しなければならない。

3　内閣総理大臣は，研究所又は内閣総理大臣の登録を受けた法人（以下「登録試験機関」という。）に，第1項の許可を行うについて必要な試験（以下「許可試験」という。）を行わせるものとする。

4　第1項の許可を申請する者は，実費（許可試験に係る実費を除く。）を勘案して政令で定める額の手数料を国に，研究所の行う許可試験にあっては許可試験に係る実費を勘案して政令で定める額の手数料を研究所に，登録試験機関の行う許可試験にあっては当該登録試験機関が内閣総理大臣の認可を受けて定める額の手数料を当該登録試験機関に納めなければならない。

5　内閣総理大臣は，第1項の許可をしようとするときは，あらかじめ，厚生労働大臣の意見を聴かなければならない。

6　第1項の許可を受けて特別用途表示をする者は，当該許可に係る食品（以下「特別用途食品」という。）につき，内閣府令で定める事項を内閣府令で定めるところにより表示しなければならない。

7　内閣総理大臣は，第1項又は前項の内閣府令を制定し，又は改廃しようとするときは，あらかじめ，厚生労働大臣に協議しなければならない。

（中略）

（特別用途表示の許可の取消し）

第62条　内閣総理大臣は，第43条第1項の許可を受けた者が次の各号のいずれかに該当するときは，当該許可を取り消すことができる。

一　第43条第6項の規定に違反したとき。

二　当該許可に係る食品につき虚偽の表示をしたとき。

三　当該許可を受けた日以降における科学的知見の充実により当該許可に係る食品について当該許可に係る特別用途表示をすることが適切でないことが判明するに至ったとき。

（特別用途表示の承認）

第63条　本邦において販売に供する食品につき，外国において特別用途表示をしようとする者は，内閣総理大臣の承認を受けることができる。

2　第43条第2項から第7項まで及び前条の規定は前項の承認について，第六十一条の規定は同項の承認に係る食品について，それぞれ準用する。この場合において，

同条第一項中「製造施設，貯蔵施設」とあるのは，「貯蔵施設」と読み替えるものとする。

（誇大表示の禁止）

第65条 何人も，食品として販売に供する物に関して広告その他の表示をするときは，健康の保持増進の効果その他内閣府令で定める事項（次条第3項において「健康保持増進効果等」という。）について，著しく事実に相違する表示をし，又は著しく人を誤認させるような表示をしてはならない。

2 内閣総理大臣は，前項の内閣府令を制定し，又は改廃しようとするときは，あらかじめ，厚生労働大臣に協議しなければならない。

（勧告等）

第66条 内閣総理大臣又は都道府県知事は，前条第一項の規定に違反して表示をした者がある場合において，国民の健康の保持増進及び国民に対する正確な情報の伝達に重大な影響を与えるおそれがあると認めるときは，その者に対し，当該表示に関し必要な措置をとるべき旨の勧告をすることができる。

2 内閣総理大臣又は都道府県知事は，前項に規定する勧告を受けた者が，正当な理由がなくてその勧告に係る措置をとらなかったときは，その者に対し，その勧告に係る措置をとるべきことを命ずることができる。

3 第61条の規定は，食品として販売に供する物であって健康保持増進効果等についての表示がされたもの（特別用途食品及び第63条第1項の承認を受けた食品を除く。）について準用する。

4 都道府県知事は，第1項又は第2項の規定によりその権限を行使したときは，その旨を内閣総理大臣に通知するものとする。

（中略）

第9章　罰則

第70条 国民健康・栄養調査に関する事務に従事した公務員，研究所の職員若しくは国民健康・栄養調査員又はこれらの職にあった者が，その職務の執行に関して知り得た人の秘密を正当な理由がなく漏らしたときは，1年以下の懲役又は100万円以下の罰金に処する。

2 職務上前項の秘密を知り得た他の公務員又は公務員であった者が，正当な理由がなくその秘密を漏らしたときも，同項と同様とする。

（以下略）

食育基本法
（平成17年法律第63号）
改正：平成27年法律第66号

　二十一世紀における我が国の発展のためには，子どもたちが健全な心と身体を培い，未来や国際社会に向かって羽ばたくことができるようにするとともに，すべての国民が心身の健康を確保し，生涯にわたって生き生きと暮らすことができるようにすることが大切である。

　子どもたちが豊かな人間性をはぐくみ，生きる力を身に付けていくためには，何よりも「食」が重要である。今，改めて，食育を，生きる上での基本であって，知育，徳育及び体育の基礎となるべきものと位置付けるとともに，様々な経験を通じて「食」に関する知識と「食」を選択する力を習得し，健全な食生活を実践することができる人間を育てる食育を推進することが求められている。もとより，食育はあらゆる世代の国民に必要なものであるが，子どもたちに対する食育は，心身の成長及び人格の形成に大きな影響を及ぼし，生涯にわたって健全な心と身体を培い豊かな人間性をはぐくんでいく基礎となるものである。

　一方，社会経済情勢がめまぐるしく変化し，日々忙しい生活を送る中で，人々は，毎日の「食」の大切さを忘れがちである。国民の食生活においては，栄養の偏り，不規則な食事，肥満や生活習慣病の増加，過度の痩身志向などの問題に加え，新たな「食」の安全上の問題や，「食」の海外への依存の問題が生じており，「食」に関する情報が社会に氾濫する中で，人々は，食生活の改善の面からも，「食」の安全の確保の面からも，自ら「食」のあり方を学ぶことが求められている。また，豊かな緑と水に恵まれた自然の下で先人からはぐくまれてきた，地域の多様性と豊かな味覚や文化の香りあふれる日本の「食」が失われる危機にある。

　こうした「食」をめぐる環境の変化の中で，国民の「食」に関する考え方を育て，健全な食生活を実現することが求められるとともに，都市と農山漁村の共生・対流を進め，「食」に関する消費者と生産者との信頼関係を構築して，地域社会の活性化，豊かな食文化の継承及び発展，環境と調和のとれた食料の生産及び消費の推進並びに食料自給率の向上に寄与することが期待されている。

　国民一人一人が「食」について改めて意識を高め，自然の恩恵や「食」に関わる人々の様々な活動への感謝の念や理解を深めつつ，「食」に関して信頼できる情報に基づく適切な判断を行う能力を身に付けることによって，心身の健康を増進する健全な食生活を実践するために，今こそ，家庭，学校，保育所，地域等を中心に，国民運動として，食育の推進に取り組んでいくことが，我々に課せられている課題である。さらに，食育の推進に関する我が国の取組が，海外との交流等を通じて食育に関して国際的に貢献することにつながることも期待される。

ここに，食育について，基本理念を明らかにしてその方向性を示し，国，地方公共団体及び国民の食育の推進に関する取組を総合的かつ計画的に推進するため，この法律を制定する。

第1章　総則
(目的)
第1条　この法律は，近年における国民の食生活をめぐる環境の変化に伴い，国民が生涯にわたって健全な心身を培い，豊かな人間性をはぐくむための食育を推進することが緊要な課題となっていることにかんがみ，食育に関し，基本理念を定め，及び国，地方公共団体等の責務を明らかにするとともに，食育に関する施策の基本となる事項を定めることにより，食育に関する施策を総合的かつ計画的に推進し，もって現在及び将来にわたる健康で文化的な国民の生活と豊かで活力ある社会の実現に寄与することを目的とする。

(国民の心身の健康の増進と豊かな人間形成)
第2条　食育は，食に関する適切な判断力を養い，生涯にわたって健全な食生活を実現することにより，国民の心身の健康の増進と豊かな人間形成に資することを旨として，行われなければならない。

(食に関する感謝の念と理解)
第3条　食育の推進に当たっては，国民の食生活が，自然の恩恵の上に成り立っており，また，食に関わる人々の様々な活動に支えられていることについて，感謝の念や理解が深まるよう配慮されなければならない。

(食育推進運動の展開)
第4条　食育を推進するための活動は，国民，民間団体等の自発的意思を尊重し，地域の特性に配慮し，地域住民その他の社会を構成する多様な主体の参加と協力を得るものとするとともに，その連携を図りつつ，あまねく全国において展開されなければならない。

(子どもの食育における保護者，教育関係者等の役割)
第5条　食育は，父母その他の保護者にあっては，家庭が食育において重要な役割を有していることを認識するとともに，子どもの教育，保育等を行う者にあっては，教育，保育等における食育の重要性を十分自覚し，積極的に子どもの食育の推進に関する活動に取り組むこととなるよう，行われなければならない。

(食に関する体験活動と食育推進活動の実践)
第6条　食育は，広く国民が家庭，学校，保育所，地域その他のあらゆる機会とあらゆる場所を利用して，食料の生産から消費等に至るまでの食に関する様々な体験活動を行うとともに，自ら食育の推進のための活動を実践することにより，食に関する理解を深めることを旨として，行われなければならない。

(伝統的な食文化，環境と調和した生産等への配意及び農

山漁村の活性化と食料自給率の向上への貢献)
第7条　食育は，我が国の伝統のある優れた食文化，地域の特性を生かした食生活，環境と調和のとれた食料の生産とその消費等に配意し，我が国の食料の需要及び供給の状況についての国民の理解を深めるとともに，食料の生産者と消費者との交流等を図ることにより，農山漁村の活性化と我が国の食料自給率の向上に資するよう，推進されなければならない。

(食品の安全性の確保等における食育の役割)
第8条　食育は，食品の安全性が確保され安心して消費できることが健全な食生活の基礎であることにかんがみ，食品の安全性をはじめとする食に関する幅広い情報の提供及びこれについての意見交換が，食に関する知識と理解を深め，国民の適切な食生活の実践に資することを旨として，国際的な連携を図りつつ積極的に行われなければならない。

(国の責務)
第9条　国は，第二条から前条までに定める食育に関する基本理念（以下「基本理念」という。）にのっとり，食育の推進に関する施策を総合的かつ計画的に策定し，及び実施する責務を有する。

(地方公共団体の責務)
第10条　地方公共団体は，基本理念にのっとり，食育の推進に関し，国との連携を図りつつ，その地方公共団体の区域の特性を生かした自主的な施策を策定し，及び実施する責務を有する。

(教育関係者等及び農林漁業者等の責務)
第11条　教育並びに保育，介護その他の社会福祉，医療及び保健（以下「教育等」という。）に関する職務に従事する者並びに教育等に関する関係機関及び関係団体（以下「教育関係者等」という。）は，食に関する関心及び理解の増進に果たすべき重要な役割にかんがみ，基本理念にのっとり，あらゆる機会とあらゆる場所を利用して，積極的に食育を推進するよう努めるとともに，他の者の行う食育の推進に関する活動に協力するよう努めるものとする。

2　農林漁業者及び農林漁業に関する団体（以下「農林漁業者等」という。）は，農林漁業に関する体験活動等が食に関する国民の関心及び理解を増進する上で重要な意義を有することにかんがみ，基本理念にのっとり，農林漁業に関する多様な体験の機会を積極的に提供し，自然の恩恵と食に関わる人々の活動の重要性について，国民の理解が深まるよう努めるとともに，教育関係者等と相互に連携して食育の推進に関する活動を行うよう努めるものとする。

(食品関連事業者等の責務)
第12条　食品の製造，加工，流通，販売又は事事の提供を行う事業者及びその組織する団体（以下「食品関連事

業者等」という。）は，基本理念にのっとり，その事業活動に関し，自主的かつ積極的に食育の推進に自ら努めるとともに，国又は地方公共団体が実施する食育の推進に関する施策その他の食育の推進に関する活動に協力するよう努めるものとする。

（国民の責務）

第13条 国民は，家庭，学校，保育所，地域その他の社会のあらゆる分野において，基本理念にのっとり，生涯にわたり健全な食生活の実現に自ら努めるとともに，食育の推進に寄与するよう努めるものとする。

（法制上の措置等）

第14条 政府は，食育の推進に関する施策を実施するため必要な法制上又は財政上の措置その他の措置を講じなければならない。

（年次報告）

第15条 政府は，毎年，国会に，政府が食育の推進に関して講じた施策に関する報告書を提出しなければならない。

第2章 食育推進基本計画等

（食育推進基本計画）

第16条 食育推進会議は，食育の推進に関する施策の総合的かつ計画的な推進を図るため，食育推進基本計画を作成するものとする。

2 食育推進基本計画は，次に掲げる事項について定めるものとする。

一 食育の推進に関する施策についての基本的な方針

二 食育の推進の目標に関する事項

三 国民等の行う自発的な食育推進活動等の総合的な促進に関する事項

四 前三号に掲げるもののほか，食育の推進に関する施策を総合的かつ計画的に推進するために必要な事項

3 食育推進会議は，第1項の規定により食育推進基本計画を作成したときは，速やかにこれを農林水産大臣に報告し，及び関係行政機関の長に通知するとともに，その要旨を公表しなければならない。

4 前項の規定は，食育推進基本計画の変更について準用する。

（都道府県食育推進計画）

第17条 都道府県は，食育推進基本計画を基本として，当該都道府県の区域内における食育の推進に関する施策についての計画（以下「都道府県食育推進計画」という。）を作成するよう努めなければならない。

2 都道府県（都道府県食育推進会議が置かれている都道府県にあっては，都道府県食育推進会議）は，都道府県食育推進計画を作成し，又は変更したときは，速やかに，その要旨を公表しなければならない。

（市町村食育推進計画）

第18条 市町村は，食育推進基本計画（都道府県食育推進計画が作成されているときは，食育推進基本計画及び都道府県食育推進計画）を基本として，当該市町村の区域内における食育の推進に関する施策についての計画（以下「市町村食育推進計画」という。）を作成するよう努めなければならない。

2 市町村（市町村食育推進会議が置かれている市町村にあっては，市町村食育推進会議）は，市町村食育推進計画を作成し，又は変更したときは，速やかに，その要旨を公表しなければならない。

第3章 基本的施策

（家庭における食育の推進）

第19条 国及び地方公共団体は，父母その他の保護者及び子どもの食に対する関心及び理解を深め，健全な食習慣の確立に資するよう，親子で参加する料理教室その他の食事についての望ましい習慣を学びながら食を楽しむ機会の提供，健康美に関する知識の啓発その他の適切な栄養管理に関する知識の普及及び情報の提供，妊産婦に対する栄養指導又は乳幼児をはじめとする子どもを対象とする発達段階に応じた栄養指導その他の家庭における食育の推進を支援するために必要な施策を講ずるものとする。

（学校，保育所等における食育の推進）

第20条 国及び地方公共団体は，学校，保育所等において魅力ある食育の推進に関する活動を効果的に促進することにより子どもの健全な食生活の実現及び健全な心身の成長が図られるよう，学校，保育所等における食育の推進のための指針の作成に関する支援，食育の指導にふさわしい教職員の設置及び指導的立場にある者の食育の推進において果たすべき役割についての意識の啓発その他の食育に関する指導体制の整備，学校，保育所等又は地域の特色を生かした学校給食等の実施，教育の一環として行われる農場等における実習，食品の調理，食品廃棄物の再生利用等様々な体験活動を通じた子どもの食に関する理解の促進，過度の痩そう身又は肥満の心身の健康に及ぼす影響等についての知識の啓発その他必要な施策を講ずるものとする。

（地域における食生活の改善のための取組の推進）

第21条 国及び地方公共団体は，地域において，栄養，食習慣，食料の消費等に関する食生活の改善を推進し，生活習慣病を予防して健康を増進するため，健全な食生活に関する指針の策定及び普及啓発，地域における食育の推進に関する専門的知識を有する者の養成及び資質の向上並びにその活用，保健所，市町村保健センター，医療機関等における食育に関する普及及び啓発活動の推進，医学教育等における食育に関する指導の充実，食品関連事業者等が行う食育の推進のための活動への支援等必要な施策を講ずるものとする。

（食育推進運動の展開）

第22条　国及び地方公共団体は，国民，教育関係者等，農林漁業者等，食品関連事業者等その他の事業者若しくはその組織する団体又は消費生活の安定及び向上等のための活動を行う民間の団体が自発的に行う食育の推進に関する活動が，地域の特性を生かしつつ，相互に緊密な連携協力を図りながらあまねく全国において展開されるようにするとともに，関係者相互間の情報及び意見の交換が促進されるよう，食育の推進に関する普及啓発を図るための行事の実施，重点的かつ効果的に食育の推進に関する活動を推進するための期間の指定その他必要な施策を講ずるものとする。

2　国及び地方公共団体は，食育の推進に当たっては，食生活の改善のための活動その他の食育の推進に関する活動に携わるボランティアが果たしている役割の重要性にかんがみ，これらのボランティアとの連携協力を図りながら，その活動の充実が図られるよう必要な施策を講ずるものとする。

（生産者と消費者との交流の促進，環境と調和のとれた農林漁業の活性化等）

第23条　国及び地方公共団体は，生産者と消費者との間の交流の促進等により，生産者と消費者との信頼関係を構築し，食品の安全性の確保，食料資源の有効な利用の促進及び国民の食に対する理解と関心の増進を図るとともに，環境と調和のとれた農林漁業の活性化に資するため，農林水産物の生産，食品の製造，流通等における体験活動の促進，農林水産物の生産された地域内の学校給食等における利用その他のその地域内における消費の促進，創意工夫を生かした食品廃棄物の発生の抑制及び再生利用等必要な施策を講ずるものとする。

（食文化の継承のための活動への支援等）

第24条　国及び地方公共団体は，伝統的な行事や作法と結びついた食文化，地域の特色ある食文化等我が国の伝統のある優れた食文化の継承を推進するため，これらに関する啓発及び知識の普及その他の必要な施策を講ずるものとする。

（食品の安全性，栄養その他の食生活に関する調査，研究，情報の提供及び国際交流の推進）

第25条　国及び地方公共団体は，すべての世代の国民の適切な食生活の選択に資するよう，国民の食生活に関し，食品の安全性，栄養，食習慣，食料の生産，流通及び消費並びに食品廃棄物の発生及びその再生利用の状況等について調査及び研究を行うとともに，必要な各種の情報の収集，整理及び提供，データベースの整備その他食に関する正確な情報を迅速に提供するために必要な施策を講ずるものとする。

2　国及び地方公共団体は，食育の推進に資するため，海外における食品の安全性，栄養，食習慣等の食生活に関する情報の収集，食育に関する研究者等の国際的な交流，食育の推進に関する活動についての情報交換その他国際交流の推進のために必要な施策を講ずるものとする。

第4章　食育推進会議等

（食育推進会議の設置及び所掌事務）

第26条　農林水産省に，食育推進会議を置く。

2　食育推進会議は，次に掲げる事務をつかさどる。

一　食育推進基本計画を作成し，及びその実施を推進すること。

二　前号に掲げるもののほか，食育の推進に関する重要事項について審議し，及び食育の推進に関する施策の実施を推進すること。

（組織）

第27条　食育推進会議は，会長及び委員25人以内をもって組織する。

（会長）

第28条　会長は，農林水産大臣をもって充てる。

2　会長は，会務を総理する。

3　会長に事故があるときは，あらかじめその指名する委員がその職務を代理する。

（委員）

第29条　委員は，次に掲げる者をもって充てる。

一　農林水産大臣以外の国務大臣のうちから，農林水産大臣の申出により，内閣総理大臣が指定する者

二　食育に関して十分な知識と経験を有する者のうちから，農林水産大臣が任命する者

2　前項第二号の委員は，非常勤とする。

（委員の任期）

第30条　前条第1項第二号の委員の任期は，二年とする。ただし，補欠の委員の任期は，前任者の残任期間とする。

2　前条第1項第二号の委員は，再任されることができる。

（政令への委任）

第31条　この章に定めるもののほか，食育推進会議の組織及び運営に関し必要な事項は，政令で定める。

（都道府県食育推進会議）

第32条　都道府県は，その都道府県の区域における食育の推進に関して，都道府県食育推進計画の作成及びその実施の推進のため，条例で定めるところにより，都道府県食育推進会議を置くことができる。

2　都道府県食育推進会議の組織及び運営に関し必要な事項は，都道府県の条例で定める。

（市町村食育推進会議）

第33条　市町村は，その市町村の区域における食育の推進に関して，市町村食育推進計画の作成及びその実施の推進のため，条例で定めるところにより，市町村食育推進会議を置くことができる。

2　市町村食育推進会議の組織及び運営に関し必要な事項は，市町村の条例で定める。

高齢者の医療の確保に関する法律

（昭和57年法律第80号）
改正：令和5年法律第31号

第1章　総則

（目的）

第1条　この法律は，国民の高齢期における適切な医療の確保を図るため，医療費の適正化を推進するための計画の作成及び保険者による健康診査等の実施に関する措置を講ずるとともに，高齢者の医療について，国民の共同連帯の理念等に基づき，前期高齢者に係る保険者間の費用負担の調整，後期高齢者に対する適切な医療の給付等を行うために必要な制度を設け，もつて国民保健の向上及び高齢者の福祉の増進を図ることを目的とする。

（基本的理念）

第2条　国民は，自助と連帯の精神に基づき，自ら加齢に伴つて生ずる心身の変化を自覚して常に健康の保持増進に努めるとともに，高齢者の医療に要する費用を公平に負担するものとする。

2　国民は，年齢，心身の状況等に応じ，職域若しくは地域又は家庭において，高齢期における健康の保持を図るための適切な保健サービスを受ける機会を与えられるものとする。

（国の責務）

第3条　国は，国民の高齢期における医療に要する費用の適正化を図るための取組が円滑に実施され，高齢者医療制度（第3章に規定する前期高齢者に係る保険者間の費用負担の調整及び第四章に規定する後期高齢者医療制度をいう。以下同じ。）の運営が健全に行われるよう必要な各般の措置を講ずるとともに，第1条に規定する目的の達成に資するため，医療，公衆衛生，社会福祉その他の関連施策を積極的に推進しなければならない。

（地方公共団体の責務）

第4条　地方公共団体は，この法律の趣旨を尊重し，住民の高齢期における医療に要する費用の適正化を図るための取組及び高齢者医療制度の運営が適切かつ円滑に行われるよう所要の施策を実施しなければならない。

2　前項に規定する住民の高齢期における医療に要する費用の適正化を図るための取組においては，都道府県は，当該都道府県における医療提供体制（医療法第30条の3第1項に規定する医療提供体制をいう。）の確保並びに当該都道府県及び当該都道府県内の市町村（特別区を含む。以下同じ。）の国民健康保険事業の健全な運営を担う責務を有することに鑑み，保険者，第48条に規定する後期高齢者医療広域連合（第8条から第16条まで及び第27条において「後期高齢者医療広域連合」という。），医療関係者その他の関係者の協力を得つつ，中心的な役割を果たすものとする。

（保険者の責務）

第5条　保険者は，加入者の高齢期における健康の保持のために必要な事業を積極的に推進するよう努めるとともに，高齢者医療制度の運営が健全かつ円滑に実施されるよう協力しなければならない。

（医療の担い手等の責務）

第6条　医師，歯科医師，薬剤師，看護師その他の医療の担い手並びに医療法第1条の2第2項に規定する医療提供施設の開設者及び管理者は，前3条に規定する各般の措置，施策及び事業に協力しなければならない。

（定義）

第7条　この法律において「医療保険各法」とは，次に掲げる法律をいう。

一　健康保険法

二　船員保険法

三　国民健康保険法

四　国家公務員共済組合法

五　地方公務員等共済組合法

六　私立学校教職員共済法

2　この法律において「保険者」とは，医療保険各法の規定により医療に関する給付を行う全国健康保険協会，健康保険組合，都道府県及び市町村，国民健康保険組合，共済組合又は日本私立学校振興・共済事業団をいう。

3　この法律において「被用者保険等保険者」とは，保険者（健康保険法第123条第1項の規定による保険者としての全国健康保険協会，都道府県及び市町村並びに国民健康保険組合を除く。）又は健康保険法第3条第1項第8号の規定による承認を受けて同法の被保険者とならない者を組合員とする国民健康保険組合であつて厚生労働大臣が定めるものをいう。

4　この法律において「加入者」とは，次に掲げる者をいう。

一　健康保険法の規定による被保険者。ただし，同法第3条第2項の規定による日雇特例被保険者を除く。

二　船員保険法の規定による被保険者

三　国民健康保険法の規定による被保険者

四　国家公務員共済組合法又は地方公務員等共済組合法に基づく共済組合の組合員

五　私立学校教職員共済法の規定による私立学校教職員共済制度の加入者

六　健康保険法，船員保険法，国家公務員共済組合法（他の法律において準用する場合を含む。）又は地方公務員等共済組合法の規定による被扶養者。ただし，健康保険法第3条第2項の規定による日雇特例被保険者の同法の規定による被扶養者を除く。

七　健康保険法第126条の規定により日雇特例被保険者手帳の交付を受け，その手帳に健康保険印紙をはり付けるべき余白がなくなるに至るまでの間にある者及び同法の規定によるその者の被扶養者。ただし，同法第

3条第2項ただし書の規定による承認を受けて同項の規定による日雇特例被保険者とならない期間内にある者及び同法第126条第3項の規定により当該日雇特例被保険者手帳を返納した者並びに同法の規定によるその者の被扶養者を除く。

第2章　医療費適正化の推進
第1節　医療費適正化計画等
(医療費適正化基本方針及び全国医療費適正化計画)

第8条　厚生労働大臣は，国民の高齢期における適切な医療の確保を図る観点から，医療に要する費用の適正化(以下「医療費適正化」という。)を総合的かつ計画的に推進するため，医療費適正化に関する施策についての基本的な方針(以下「医療費適正化基本方針」という。)を定めるとともに，6年ごとに，6年を1期として，医療費適正化を推進するための計画(以下「全国医療費適正化計画」という。)を定めるものとする。

(中略)

(都道府県医療費適正化計画)

第9条　都道府県は，医療費適正化基本方針に即して，6年ごとに，6年を1期として，当該都道府県における医療費適正化を推進するための計画(以下「都道府県医療費適正化計画」という。)を定めるものとする。

(中略)

(厚生労働大臣の助言)

第10条　厚生労働大臣は，都道府県に対し，都道府県医療費適正化計画の作成の手法その他都道府県医療費適正化計画の作成上重要な技術的事項について必要な助言をすることができる。

(中略)

(計画の実績に関する評価)

第12条　都道府県は，厚生労働省令で定めるところにより，都道府県医療費適正化計画の期間の終了の日の属する年度の翌年度において，当該計画の目標の達成状況及び施策の実施状況の調査及び分析を行い，保険者協議会の意見を聴いて，当該計画の実績に関する評価を行うものとする。

2　都道府県は，前項の評価を行つたときは，厚生労働省令で定めるところにより，その結果を公表するよう努めるとともに，厚生労働大臣に報告するものとする。

3　厚生労働大臣は，厚生労働省令で定めるところにより，全国医療費適正化計画の期間の終了の日の属する年度の翌年度において，当該計画の目標の達成状況及び施策の実施状況の調査及び分析を行い，当該計画の実績に関する評価を行うとともに，前項の報告を踏まえ，関係都道府県の意見を聴いて，各都道府県における都道府県医療費適正化計画の実績に関する評価を行うものとする。

4　厚生労働大臣は，前項の評価を行つたときは，その結果を公表するものとする。

(中略)

第2節　特定健康診査等基本指針等
(特定健康診査等基本指針)

第18条　厚生労働大臣は，特定健康診査(糖尿病その他の政令で定める生活習慣病に関する健康診査をいう。以下同じ。)及び特定保健指導(特定健康診査の結果により健康の保持に努める必要がある者として厚生労働省令で定めるものに対し，保健指導に関する専門的知識及び技術を有する者として厚生労働省令で定めるものが行う保健指導をいう。以下同じ。)の適切かつ有効な実施を図るための基本的な指針(以下「特定健康診査等基本指針」という。)を定めるものとする。

2　特定健康診査等基本指針においては，次に掲げる事項を定めるものとする。

一　特定健康診査及び特定保健指導(以下「特定健康診査等」という。)の実施方法に関する基本的な事項

二　特定健康診査等の実施及びその成果に係る目標に関する基本的な事項

三　前二号に掲げるもののほか，次条第1項に規定する特定健康診査等実施計画の作成に関する重要事項

3　特定健康診査等基本指針は，健康増進法第九条第一項に規定する健康診査等指針と調和が保たれたものでなければならない。

4　厚生労働大臣は，特定健康診査等基本指針を定め，又はこれを変更しようとするときは，あらかじめ，関係行政機関の長に協議するものとする。

5　厚生労働大臣は，特定健康診査等基本指針を定め，又はこれを変更したときは，遅滞なく，これを公表するものとする。

(特定健康診査等実施計画)

第19条　保険者(国民健康保険法の定めるところにより都道府県が当該都道府県内の市町村とともに行う国民健康保険(以下「国民健康保険」という。)にあつては，市町村。以下この節並びに第125条の3第1項及び第四項において同じ。)は，特定健康診査等基本指針に即して，6年ごとに，6年を1期として，特定健康診査等の実施に関する計画(以下「特定健康診査等実施計画」という。)を定めるものとする。

2　特定健康診査等実施計画においては，次に掲げる事項を定めるものとする。

一　特定健康診査等の具体的な実施方法に関する事項

二　特定健康診査等の実施及びその成果に関する具体的な目標

三　前二号に掲げるもののほか，特定健康診査等の適切かつ有効な実施のために必要な事項

3　保険者は，特定健康診査等実施計画を定め，又はこれを変更したときは，遅滞なく，これを公表しなければならない。

（特定健康診査）

第20条　保険者は，特定健康診査等実施計画に基づき，厚生労働省令で定めるところにより，四十歳以上の加入者に対し，特定健康診査を行うものとする。ただし，加入者が特定健康診査に相当する健康診査を受け，その結果を証明する書面の提出を受けたとき，又は第16条第2項の規定により特定健康診査に関する記録の送付を受けたときは，この限りでない。

（他の法令に基づく健康診断との関係）

第21条　保険者は，加入者が，労働安全衛生法その他の法令に基づき行われる特定健康診査に相当する健康診断を受けた場合又は受けることができる場合は，厚生労働省令で定めるところにより，前条の特定健康診査の全部又は一部を行つたものとする。

2　労働安全衛生法第2条第3号に規定する事業者その他の法令に基づき特定健康診査に相当する健康診断を実施する責務を有する者（以下「事業者等」という。）は，当該健康診断の実施を保険者に対し委託することができる。この場合において，委託をしようとする事業者等は，その健康診断の実施に必要な費用を保険者に支払わなければならない。

（特定健康診査に関する記録の保存）

第22条　保険者は，第20条の規定により特定健康診査を行つたときは，厚生労働省令で定めるところにより，当該特定健康診査に関する記録を保存しなければならない。同条ただし書の規定により特定健康診査の結果を証明する書面の提出若しくは特定健康診査に関する記録の送付を受けた場合又は第27条第4項の規定により特定健康診査，第125条第1項に規定する健康診査若しくは健康診断に関する記録の写しの提供を受けた場合においても，同様とする。

（特定健康診査の結果の通知）

第23条　保険者は，厚生労働省令で定めるところにより，特定健康診査を受けた加入者に対し，当該特定健康診査の結果を通知しなければならない。第26条第2項の規定により，特定健康診査に関する記録の送付を受けた場合においても，同様とする。

（特定保健指導）

第24条　保険者は，特定健康診査等実施計画に基づき，厚生労働省令で定めるところにより，特定保健指導を行うものとする。

（特定保健指導に関する記録の保存）

第25条　保険者は，前条の規定により特定保健指導を行つたときは，厚生労働省令で定めるところにより，当該特定保健指導に関する記録を保存しなければならない。次条第2項の規定により特定保健指導に関する記録の送付を受けた場合又は第27条第4項の規定により特定保健指導若しくは第125条第2項に規定する保健指導に関する記録の写しの提供を受けた場合においても，同様とする。

（他の保険者の加入者への特定健康診査等）

第26条　保険者は，その加入者の特定健康診査等の実施に支障がない場合には，他の保険者の加入者に係る特定健康診査又は特定保健指導を行うことができる。この場合において，保険者は，当該特定健康診査又は特定保健指導を受けた者に対し，厚生労働省令で定めるところにより，当該特定健康診査又は特定保健指導に要する費用を請求することができる。

2　保険者は，前項の規定により，他の保険者の加入者に対し特定健康診査又は特定保健指導を行つたときは，厚生労働省令で定めるところにより，当該特定健康診査又は特定保健指導に関する記録を，速やかに，その者が現に加入する当該他の保険者に送付しなければならない。

3　保険者は，その加入者が，第1項の規定により，他の保険者が実施する特定健康診査又は特定保健指導を受け，その費用を当該他の保険者に支払つた場合には，当該加入者に対して，厚生労働省令で定めるところにより，当該特定健康診査又は特定保健指導に要する費用として相当な額を支給する。

4　第1項及び前項の規定にかかわらず，保険者は他の保険者と協議して，当該他の保険者の加入者に係る特定健康診査又は特定保健指導の費用の請求及び支給の取扱いに関し，別段の定めをすることができる。

（特定健康診査等に関する記録の提供）

第27条　保険者は，特定健康診査等の適切かつ有効な実施を図るため，加入者の資格を取得した者（国民健康保険にあつては，同一の都道府県内の他の市町村の区域内から住所を変更した被保険者を含む。次項において同じ。）があるときは，当該加入者が加入していた他の保険者に対し，当該他の保険者が保存している当該加入者に係る特定健康診査又は特定保健指導に関する記録の写しを提供するよう求めることができる。

2　保険者は，特定健康診査等の適切かつ有効な実施を図るため，加入者の資格を取得した者が後期高齢者医療広域連合の被保険者の資格を有していたことがあるときは，当該後期高齢者医療広域連合に対し，当該後期高齢者医療広域連合が保存している当該加入者に係る第125条第1項に規定する健康診査又は保健指導に関する記録の写しを提供するよう求めることができる。

3　保険者は，特定健康診査等の適切かつ有効な実施を図るため，加入者を使用している事業者等（厚生労働省令で定める者を含む。以下この項及び次項において同じ。）又は使用していた事業者等に対し，厚生労働省令で定めるところにより，労働安全衛生法その他の法令に基づき当該事業者等が保存している当該加入者に係る健康診断に関する記録の写しその他これに準ずるものとして厚生労働省令で定めるものを提供するよう求めることができる。

記録の写しの提供を受けた場合においても，同様とする。

4 前3項の規定により，特定健康診査若しくは特定保健指導に関する記録，第125条第1項に規定する健康診査若しくは保健指導に関する記録又は労働安全衛生法その他の法令に基づき保存している健康診断に関する記録の写しの提供を求められた他の保険者，後期高齢者医療広域連合又は事業者等は，厚生労働省令で定めるところにより，当該記録の写しを提供しなければならない。

（実施の委託）

第28条 保険者は，特定健康診査等について，健康保険法第63条第3項各号に掲げる病院又は診療所その他適当と認められるものに対し，その実施を委託することができる。この場合において，保険者は，受託者に対し，委託する特定健康診査等の実施に必要な範囲内において，厚生労働省令で定めるところにより，自らが保存する特定健康診査又は特定保健指導に関する記録の写しその他必要な情報を提供することができる。

（関係者との連携）

第29条 保険者は，第32条第1項に規定する前期高齢者である加入者に対して特定健康診査等を実施するに当つては，前期高齢者である加入者の心身の特性を踏まえつつ，介護保険法第115の45第1項及び第2項の規定により地域支援事業を行う市町村との適切な連携を図るよう留意するとともに，当該特定健康診査等が効率的に実施されるよう努めるものとする。

2 保険者は，前項に規定するもののほか，特定健康診査の効率的な実施のために，他の保険者，医療機関その他の関係者との連携に努めなければならない。

（市町村の行う特定健康診査等の対象者の範囲）

第29条の2 国民健康保険法第3条第1項の市町村は，当該市町村の区域内に住所を有する被保険者について，この節の規定による事務を行うものとする。

（秘密保持義務）

第30条 第28条の規定により保険者から特定健康診査等の実施の委託を受けた者（その者が法人である場合にあつては，その役員）若しくはその職員又はこれらの者であつた者は，その実施に関して知り得た個人の秘密を正当な理由がなく漏らしてはならない。

（中略）

第5節 高齢者保健事業

（高齢者保健事業）

第125条 後期高齢者医療広域連合は，高齢者の心身の特性に応じ，健康教育，健康相談，健康診査及び保健指導並びに健康管理及び疾病の予防に係る被保険者の自助努力についての支援その他の被保険者の健康の保持増進のために必要な事業（以下「高齢者保健事業」という。）を行うように努めなければならない。

2 後期高齢者医療広域連合は，高齢者保健事業を行うに当つては，医療保険等関連情報を活用し，適切かつ有効に行うものとする。

3 後期高齢者医療広域連合は，高齢者保健事業を行うに当つては，市町村及び保険者との連携を図るとともに，高齢者の身体的，精神的及び社会的な特性を踏まえ，高齢者保健事業を効果的かつ効率的で被保険者の状況に応じたきめ細かなものとするため，市町村との連携の下に，市町村が実施する国民健康保険法第82条第5項に規定する高齢者の心身の特性に応じた事業（次条第1項において「国民健康保険保健事業」という。）及び介護保険法第115条の45第1項から第3項までに規定する地域支援事業（次条第1項において「地域支援事業」という。）と一体的に実施するものとする。

4 後期高齢者医療広域連合は，高齢者保健事業を行うに当つては，効果的かつ効率的で被保険者の状況に応じたきめ細かな高齢者保健事業の実施が推進されるよう，地方自治法第291条の7に規定する広域計画（次条第1項において「広域計画」という。）に，後期高齢者医療広域連合における市町村との連携に関する事項を定めるよう努めなければならない。

（中略）

（高齢者保健事業の市町村への委託）

第125条の1 後期高齢者医療広域連合は，当該後期高齢者医療広域連合の広域計画に基づき，高齢者保健事業の一部について，当該後期高齢者医療広域連合に加入する市町村に対し，その実施を委託することができるものとし，当該委託を受けた市町村は，被保険者に対する高齢者保健事業の効果的かつ効率的な実施を図る観点から，その実施に関し，国民健康保険保健事業及び地域支援事業との一体的な実施の在り方を含む基本的な方針を定めるものとする。この場合において，後期高齢者医療広域連合は，当該委託を受けた市町村に対し，委託した高齢者保健事業の実施に必要な範囲内において，自らが保有する被保険者に係る療養に関する情報又は健康診査若しくは保健指導に関する記録の写しその他高齢者保健事業を効果的かつ効率的に実施するために必要な情報として厚生労働省令で定めるものを提供することができる。

（中略）

（高齢者保健事業に関する情報の提供）

第125条の3 後期高齢者医療広域連合及び前条第1項前段の規定により当該後期高齢者医療広域連合から委託を受けた市町村は，当該後期高齢者医療広域連合の被保険者の資格を取得した者（保険者に加入していたことがある者に限る。）があるときは，当該被保険者が加入していた保険者に対し，当該保険者が保存している当該被保険者に係る特定健康診査又は特定保健指導に関する記録の写しを提供するよう求めることができる。

（以下略）

巻末資料② 健康日本21（第三次）の具体的な目標

○ 健康寿命の延伸と健康格差の縮小に関する目標

目標	指標	目標値 ※は現状値
① 健康寿命の延伸	日常生活に制限のない期間の平均	平均寿命の増加分を上回る健康寿命の増加（令和14年度） ※健康寿命：男72.68年，女75.38年（令和元年度），平均寿命：男81.41年，女87.45年（令和元年度）
② 健康格差の縮小	日常生活に制限のない期間の平均の下位4分の1の都道府県の平均	日常生活に制限のない期間の平均の上位4分の1の都道府県の平均の増加分を上回る下位4分の1の都道府県の平均の増加（令和14年度） ※下位4分の1：男71.82年，女74.63年，上位4分の1：男73.38年，女76.50年（令和元年度）

○ 個人の行動と健康状態の改善に関する目標

1 生活習慣の改善

（1）栄養・食生活

目標	指標	目標値 ※は現状値
① 適正体重を維持している者の増加（肥満，若年女性のやせ，低栄養傾向の高齢者の減少）	BMI18.5以上25未満（65歳以上はBMI20を超え25未満）の者の割合（年齢調整値）	66%（令和14年度） ※60.3%（令和元年度）
② 児童・生徒における肥満傾向児の減少	児童・生徒における肥満傾向児の割合	令和5年度から開始する第2次成育医療等の提供に関する施策の総合的な推進に関する基本的な方針（以下「第2次成育医療等基本方針」という。）に合わせて設定 ※10歳（小学5年生）：10.96%（令和3年度）
③ バランスの良い食事を摂っている者の増加	主食・主菜・副菜を組み合わせた食事が1日2回以上の日がほぼ毎日の者の割合	50%（令和14年度）
④ 野菜摂取量の増加	野菜摂取量の平均値	350g（令和14年度）※281g（令和元年度）
⑤ 果物摂取量の改善	果物摂取量の平均値	200g（令和14年度）※99g（令和元年度）
⑥ 食塩摂取量の減少	食塩摂取量の平均値	7g（令和14年度）※10.1g（令和元年度）

（2）身体活動・運動

目標	指標	目標値 ※は現状値
① 日常生活における歩数の増加	1日の歩数の平均値（年齢調整値）	7,100歩（令和14年度） ※6,278歩（令和元年度）
② 運動習慣者の増加	運動習慣者の割合（年齢調整値）	40%（令和14年度）※28.7%（令和元年度）
③ 運動やスポーツを習慣的に行っていないこどもの減少	1週間の総運動時間（体育授業を除く。）が60分未満の児童の割合	第2次成育医療等基本方針に合わせて設定 ※小学5年生：女子14.4%（令和3年度）

（3）休養・睡眠

目標	指標	目標値 ※は現状値
① 睡眠で休養がとれている者の増加	睡眠で休養がとれている者の割合（年齢調整値）	80%（令和14年度） ※78.3%（平成30年度）
② 睡眠時間が十分に確保できている者の増加	睡眠時間が6〜9時間（60歳以上については，6〜8時間）の者の割合（年齢調整値）	60%（令和14年度） ※54.5%（令和元年度）
③ 週労働時間60時間以上の雇用者の減少	週労働時間40時間以上の雇用者のうち，週労働時間60時間以上の雇用者の割合	5%（令和7年） ※8.8%（令和3年）

（4）飲酒

目標	指標	目標値 ※は現状値
① 生活習慣病（NCDs）のリスクを高める量を飲酒している者の減少	1日当たりの純アルコール摂取量が男性40g以上，女性20g以上の者の割合	10%（令和14年度） ※11.8%（令和元年度）
② 20歳未満の者の飲酒をなくす	中学生・高校生の飲酒者の割合	0%（令和14年度）※2.2%（令和3年度）

(5) 喫煙

目標	指標	目標値　※は現状値
① 喫煙率の減少（喫煙をやめたい者がやめる）	20歳以上の者の喫煙率	12%（令和14年度） ※16.7%（令和元年度）
② 20歳未満の者の喫煙をなくす	中学生・高校生の喫煙者の割合	0%（令和14年度）　※0.6%（令和3年度）
③ 妊娠中の喫煙をなくす	妊婦の喫煙率	第2次成育医療等基本方針に合わせて設定 ※1.9%（令和3年度）

(6) 歯・口腔の健康

目標	指標	目標値　※は現状値
① 歯周病を有する者の減少	40歳以上における歯周炎を有する者の割合（年齢調整値）	40%（令和14年度） ※57.2%（平成28年度）
② よく噛んで食べることができる者の増加	50歳以上における咀嚼（そしゃく）良好者の割合（年齢調整値）	80%（令和14年度） ※71.0%（令和元年度）
③ 歯科検診の受診者の増加	過去1年間に歯科検診を受診した者の割合	95%（令和14年度） ※52.9%（平成28年度）

2 生活習慣病（NCDs）の発症予防・重症化予防
(1) がん

目標	指標	目標値　※は現状値
① がんの年齢調整罹患率の減少	がんの年齢調整罹患率（人口10万人当たり）	減少（令和10年度）　※387.4（令和元年）
② がんの年齢調整死亡率の減少	がんの年齢調整死亡率（人口10万人当たり）	減少（令和10年度）　※110.1（令和3年）
③ がん検診の受診率の向上	がん検診の受診率	60%（令和10年度）　※**胃がん**：男48.0%／女37.1%，**肺がん**：男53.4%／女45.6%，**大腸がん**：男47.8%／女40.9%，**子宮頸がん**：43.7%，**乳がん**：47.4%（令和元年度）

(2) 循環器病

目標	指標	目標値　※は現状値
① 脳血管疾患・心疾患の年齢調整死亡率の減少	脳血管疾患・心疾患の年齢調整死亡率（人口10万人当たり）	減少（令和10年度） ※男287.5／女165.3（令和3年）
② 高血圧の改善	収縮期血圧の平均値（40歳以上，内服加療中の者を含む。）（年齢調整値）	ベースライン値から5mmHgの低下（令和14年度）　※131.1mmHg：男133.9mmHg／女129.0mmHg（令和元年度）
③ 脂質（LDLコレステロール）高値の者の減少	LDLコレステロール160mg／dl以上の者の割合（40歳以上，内服加療中の者を含む。）（年齢調整値）	ベースライン値から25%の減少（令和14年度）　※11.0%：男9.1%／女12.3%（令和元年度）
④ メタボリックシンドロームの該当者及び予備群の減少	メタボリックシンドロームの該当者及び予備群の人数（年齢調整値）	令和6年度から開始する第4期医療費適正化計画（以下「第4期医療費適正化計画」という。）に合わせて設定 ※約1,619万人（令和3年度）
⑤ 特定健康診査の実施率の向上	特定健康診査の実施率	第4期医療費適正化計画に合わせて設定 ※56.5%（令和3年度）
⑥ 特定保健指導の実施率の向上	特定保健指導の実施率	第4期医療費適正化計画に合わせて設定 ※24.6%（令和3年度）

(3) 糖尿病

目標	指標	目標値　※は現状値
① 糖尿病の合併症（糖尿病腎症）の減少	糖尿病腎症の年間新規透析導入患者数	12,000人（令和14年度） ※15,271人（令和3年度）
② 治療継続者の増加	治療継続者の割合	75%（令和14年度）　※67.6%（令和元年度）
③ 血糖コントロール不良者の減少	HbA1c8.0%以上の者の割合	1.0%（令和14年度）　※1.32%（令和元年度）
④ 糖尿病有病者の増加の抑制	糖尿病有病者数（糖尿病が強く疑われる者）の推計値	1,350万人（令和14年度） ※約1,000万人（平成28年度）
⑤ メタボリックシンドロームの該当者及び予備群の減少（再掲）	メタボリックシンドロームの該当者及び予備群の人数（年齢調整値）	第4期医療費適正化計画に合わせて設定 ※約1,619万人（令和3年度）
⑥ 特定健康診査の実施率の向上（再掲）	特定健康診査の実施率	第4期医療費適正化計画に合わせて設定 ※56.5%（令和3年度）
⑦ 特定保健指導の実施率の向上（再掲）	特定保健指導の実施率	第4期医療費適正化計画に合わせて設定 ※24.6%（令和3年度）

(4) COPD

目標	指標	目標値　※は現状値
COPDの死亡率の減少	COPDの死亡率（人口10万人当たり）	10.0（令和14年度）　※13.3（令和3年）

3　生活機能の維持・向上

目標	指標	目標値　※は現状値
① ロコモティブシンドロームの減少	足腰に痛みのある高齢者の人数（人口千人当たり）（65歳以上）	210人（令和14年度） ※232人（令和元年度）
② 骨粗鬆症検診受診率の向上	骨粗鬆症検診受診率	15%（令和14年度）　※5.3%（令和3年度）
③ 心理的苦痛を感じている者の減少	K6（こころの状態を評価する指標）の合計得点が10点以上の者の割合	9.4%（令和14年度） ※10.3%（令和元年度）

○ 社会環境の質の向上に関する目標
1　社会とのつながり・こころの健康の維持及び向上

目標	指標	目標値　※は現状値
① 地域の人々とのつながりが強いと思う者の増加	地域の人々とのつながりが強いと思う者の割合	45%（令和14年度） ※40.2%（令和元年度）
② 社会活動を行っている者の増加	いずれかの社会活動（就労・就学を含む。）を行っている者の割合	ベースライン値から5%の増加 （令和14年度）
③ 地域等で共食している者の増加	地域等で共食している者の割合	30%（令和14年度）
④ メンタルヘルス対策に取り組む事業場の増加	メンタルヘルス対策に取り組む事業場の割合	80%（令和9年度）　※59.2%（令和3年度）
⑤ 心のサポーター数の増加	心のサポーター数	100万人（令和15年度）

2　自然に健康になれる環境づくり

目標	指標	目標値　※は現状値
①「健康的で持続可能な食環境づくりのための戦略的イニシアチブ」の推進	「健康的で持続可能な食環境づくりのための戦略的イニシアチブ」に登録されている都道府県数	47都道府県（令和14年度） ※0都道府県（令和4年度）
②「居心地が良く歩きたくなる」まちなかづくりに取り組む市町村数の増加	滞在快適性等向上区域（まちなかウォーカブル区域）を設定している市町村数	100市町村（令和7年度） ※73市町村（令和4年12月時点）
③ 望まない受動喫煙の機会を有する者の減少	望まない受動喫煙（家庭・職場・飲食店）の機会を有する者の割合	望まない受動喫煙のない社会の実現 （令和14年度）

3　誰もがアクセスできる健康増進のための基盤の整備

目標	指標	目標値　※は現状値
① スマート・ライフ・プロジェクト活動企業・団体の増加	スマート・ライフ・プロジェクトへ参画し活動している企業・団体数	1,500団体（令和14年度）
② 健康経営の推進	保険者とともに健康経営に取り組む企業数	10万社（令和7年度） ※12万9,040社（令和4年度）
③ 利用者に応じた食事提供をしている特定給食施設の増加	管理栄養士・栄養士を配置している施設（病院，介護老人保健施設，介護医療院を除く。）の割合	75%（令和14年度） ※70.8%（令和3年度）
④ 必要な産業保健サービスを提供している事業場の増加	各事業場において必要な産業保健サービスを提供している事業場の割合	80%（令和9年度）

○ ライフコースアプローチを踏まえた健康づくりに関する目標
(1) こども

目標	指標	目標値　※は現状値
① 運動やスポーツを習慣的に行っていないこどもの減少（再掲）	1週間の総運動時間（体育授業を除く。）が60分未満の児童の割合	第2次成育医療等基本方針に合わせて設定 ※小学5年生：女子14.4%（令和3年度）
② 児童・生徒における肥満傾向児の減少（再掲）	児童・生徒における肥満傾向児の割合	第2次成育医療等基本方針に合わせて設定 ※10歳（小学5年生）：10.96%（令和3年度）
③ 20歳未満の者の飲酒をなくす（再掲）	中学生・高校生の飲酒者の割合	0%（令和14年度）　※2.2%（令和3年度）
④ 20歳未満の者の喫煙をなくす（再掲）	中学生・高校生の喫煙者の割合	0%（令和14年度）　※0.6%（令和3年度）

(2) 高齢者

目標	指標	目標値　※は現状値
① 低栄養傾向の高齢者の減少（適正体重を維持している者の増加の一部を再掲）	BMI 20以下の高齢者（65歳以上）の割合	13%（令和14年度） ※16.8%（令和元年度）
② ロコモティブシンドロームの減少（再掲）	足腰に痛みのある高齢者の人数（人口千人当たり）（65歳以上）	210人（令和14年度） ※232人（令和元年度）
③ 社会活動を行っている高齢者の増加（社会活動を行っている者の増加の一部を再掲）	いずれかの社会活動（就労・就学を含む。）を行っている高齢者（65歳以上）の割合	ベースライン値から10%の増加 （令和14年度）

(3) 女性

目標	指標	目標値　※は現状値
① 若年女性のやせの減少（適正体重を維持している者の増加の一部を再掲）	BMI18.5未満の20歳〜30歳代女性の割合	15%（令和14年度） ※18.1%（令和元年度）
② 骨粗鬆症検診受診率の向上（再掲）	骨粗鬆症検診受診率	15%（令和14年度）　※5.3%（令和3年度）
③ 生活習慣病（NCDs）のリスクを高める量を飲酒している女性の減少（生活習慣病（NCDs）のリスクを高める量を飲酒している者の減少の一部を再掲）	1日当たりの純アルコール摂取量が20g以上の女性の割合	6.4%（令和14年度） ※9.1%（令和元年度）
④ 妊娠中の喫煙をなくす（再掲）	妊婦の喫煙率	第2次成育医療等基本方針に合わせて設定 ※1.9%（令和3年度）

資料）厚生労働省「健康日本21（第三次）推進のための説明資料」2023より作成

付表　日本人の食事摂取基準（2020年版）

エネルギーの食事摂取基準：推定エネルギー必要量（kcal/日）						
性　別	男　性			女　性		
身体活動レベル[1]	Ⅰ	Ⅱ	Ⅲ	Ⅰ	Ⅱ	Ⅲ
0～5　（月）	—	550	—	—	500	—
6～8　（月）	—	650	—	—	600	—
9～11（月）	—	700	—	—	650	—
1～2　（歳）	—	950	—	—	900	—
3～5　（歳）	—	1,300	—	—	1,250	—
6～7　（歳）	1,350	1,550	1,750	1,250	1,450	1,650
8～9　（歳）	1,600	1,850	2,100	1,500	1,700	1,900
10～11（歳）	1,950	2,250	2,500	1,850	2,100	2,350
12～14（歳）	2,300	2,600	2,900	2,150	2,400	2,700
15～17（歳）	2,500	2,800	3,150	2,050	2,300	2,550
18～29（歳）	2,300	2,650	3,050	1,700	2,000	2,300
30～49（歳）	2,300	2,700	3,050	1,750	2,050	2,350
50～64（歳）	2,200	2,600	2,950	1,650	1,950	2,250
65～74（歳）	2,050	2,400	2,750	1,550	1,850	2,100
75以上（歳）[2]	1,800	2,100	—	1,400	1,650	—
妊婦（付加量）[3]初期				+50	+50	+50
中期				+250	+250	+250
後期				+450	+450	+450
授乳婦（付加量）				+350	+350	+350

[1] 身体活動レベルは，低い，ふつう，高いの三つのレベルとして，それぞれⅠ，Ⅱ，Ⅲで示した。
[2] レベルⅡは自立している者，レベルⅠは自宅にいてほとんど外出しない者に相当する。レベルⅠは高齢者施設で自立に近い状態で過ごしている者にも適用できる値である。
[3] 妊婦個々の体格や妊娠中の体重増加量及び胎児の発育状況の評価を行うことが必要である。
注1：活用に当たっては，食事摂取状況のアセスメント，体重及びBMIの把握を行い，エネルギーの過不足は，体重の変化又はBMIを用いて評価すること。
注2：身体活動レベルⅠの場合，少ないエネルギー消費量に見合った少ないエネルギー摂取量を維持することになるため，健康の保持・増進の観点からは，身体活動量を増加させる必要がある。

たんぱく質の食事摂取基準（推定平均必要量，推奨量，目安量：g/日，目標量：%エネルギー）								
性　別	男　性				女　性			
年齢等	推定平均必要量	推奨量	目安量	目標量[1]	推定平均必要量	推奨量	目安量	目標量[1]
0～5　（月）	—	—	10	—	—	—	10	—
6～8　（月）	—	—	15	—	—	—	15	—
9～11（月）	—	—	25	—	—	—	25	—
1～2　（歳）	15	20	—	13～20	15	20	—	13～20
3～5　（歳）	20	25	—	13～20	20	25	—	13～20
6～7　（歳）	25	30	—	13～20	25	30	—	13～20
8～9　（歳）	30	40	—	13～20	30	40	—	13～20
10～11（歳）	40	45	—	13～20	40	50	—	13～20
12～14（歳）	50	60	—	13～20	45	55	—	13～20
15～17（歳）	50	65	—	13～20	45	55	—	13～20
18～29（歳）	50	65	—	13～20	40	50	—	13～20
30～49（歳）	50	65	—	13～20	40	50	—	13～20
50～64（歳）	50	65	—	14～20	40	50	—	14～20
65～74（歳）[2]	50	60	—	15～20	40	50	—	15～20
75以上（歳）[2]	50	60	—	15～20	40	50	—	15～20
妊婦（付加量）初期					+0	+0	—	—[3]
中期					+5	+5	—	—[3]
後期					+20	+25	—	—[4]
授乳婦（付加量）					+15	+20	—	—[4]

[1] 範囲に関しては，おおむねの値を示したものであり，弾力的に運用すること。
[2] 65歳以上の高齢者について，フレイル予防を目的とした量を定めることは難しいが，身長・体重が参照体位に比べて小さい者や，特に75歳以上であって加齢に伴い身体活動量が大きく低下した者など，必要エネルギー摂取量が低い者では，下限が推奨量を下回る場合があり得る。この場合でも，下限は推奨量以上とすることが望ましい。
[3] 妊婦（初期・中期）の目標量は，13～20%エネルギーとした。
[4] 妊婦（後期）及び授乳婦の目標量は，15～20%エネルギーとした。

性　別	脂質の食事摂取基準（%エネルギー）				飽和脂肪酸の食事摂取基準（%エネルギー）[2,3]	
	男　性		女　性		男　性	女　性
年齢等	目安量	目標量[1]	目安量	目標量[1]	目標量	目標量
0〜5 （月）	50	—	50	—	—	—
6〜11 （月）	40	—	40	—	—	—
1〜2 （歳）	—	20〜30	—	20〜30	—	—
3〜5 （歳）	—	20〜30	—	20〜30	10以下	10以下
6〜7 （歳）	—	20〜30	—	20〜30	10以下	10以下
8〜9 （歳）	—	20〜30	—	20〜30	10以下	10以下
10〜11 （歳）	—	20〜30	—	20〜30	10以下	10以下
12〜14 （歳）	—	20〜30	—	20〜30	10以下	10以下
15〜17 （歳）	—	20〜30	—	20〜30	8以下	8以下
18〜29 （歳）	—	20〜30	—	20〜30	7以下	7以下
30〜49 （歳）	—	20〜30	—	20〜30	7以下	7以下
50〜64 （歳）	—	20〜30	—	20〜30	7以下	7以下
65〜74 （歳）	—	20〜30	—	20〜30	7以下	7以下
75以上 （歳）	—	20〜30	—	20〜30	7以下	7以下
妊　婦			—	20〜30		7以下
授乳婦			—	20〜30		7以下

[1] 範囲に関しては，おおむねの値を示したものである。

[2] 飽和脂肪酸と同じく，脂質異常症及び循環器疾患に関与する栄養素としてコレステロールがある。コレステロールに目標量は設定しないが，これは許容される摂取量に上限が存在しないことを保証するものではない。また，脂質異常症の重症化予防の目的からは，200mg/日未満に留めることが望ましい。

[3] 飽和脂肪酸と同じく，冠動脈疾患に関与する栄養素としてトランス脂肪酸がある。日本人の大多数は，トランス脂肪酸に関する世界保健機関（WHO）の目標（1%エネルギー未満）を下回っており，トランス脂肪酸の摂取による健康への影響は，飽和脂肪酸の摂取によるものと比べて小さいと考えられる。ただし，脂質に偏った食事をしている者では，留意する必要がある。トランス脂肪酸は人体にとって不可欠な栄養素ではなく，健康の保持・増進を図る上で積極的な摂取は勧められないことから，その摂取量は1%エネルギー未満に留めることが望ましく，1%エネルギー未満でもできるだけ低く留めることが望ましい。

性　別	n−6系脂肪酸の食事摂取基準（g/日）		n−3系脂肪酸の食事摂取基準（g/日）	
	男　性	女　性	男　性	女　性
年齢等	目安量	目安量	目安量	目安量
0〜5 （月）	4	4	0.9	0.9
6〜11 （月）	4	4	0.8	0.8
1〜2 （歳）	4	4	0.7	0.8
3〜5 （歳）	6	6	1.1	1.0
6〜7 （歳）	8	7	1.5	1.3
8〜9 （歳）	8	7	1.5	1.3
10〜11 （歳）	10	8	1.6	1.6
12〜14 （歳）	11	9	1.9	1.6
15〜17 （歳）	13	9	2.1	1.6
18〜29 （歳）	11	8	2.0	1.6
30〜49 （歳）	10	8	2.0	1.6
50〜64 （歳）	10	8	2.2	1.9
65〜74 （歳）	9	8	2.2	2.0
75以上 （歳）	8	7	2.1	1.8
妊　婦		9		1.6
授乳婦		10		1.8

性　別	炭水化物の食事摂取基準（％エネルギー）		食物繊維の食事摂取基準（g/ 日）	
	男　性	女　性	男　性	女　性
年齢等	目標量[1, 2]	目標量[1, 2]	目標量	目標量
0 ～ 5　（月）	―	―	―	―
6 ～ 11（月）	―	―	―	―
1 ～ 2　（歳）	50 ～ 65	50 ～ 65	―	―
3 ～ 5　（歳）	50 ～ 65	50 ～ 65	8 以上	8 以上
6 ～ 7　（歳）	50 ～ 65	50 ～ 65	10 以上	10 以上
8 ～ 9　（歳）	50 ～ 65	50 ～ 65	11 以上	11 以上
10 ～ 11（歳）	50 ～ 65	50 ～ 65	13 以上	13 以上
12 ～ 14（歳）	50 ～ 65	50 ～ 65	17 以上	17 以上
15 ～ 17（歳）	50 ～ 65	50 ～ 65	19 以上	18 以上
18 ～ 29（歳）	50 ～ 65	50 ～ 65	21 以上	18 以上
30 ～ 49（歳）	50 ～ 65	50 ～ 65	21 以上	18 以上
50 ～ 64（歳）	50 ～ 65	50 ～ 65	21 以上	18 以上
65 ～ 74（歳）	50 ～ 65	50 ～ 65	20 以上	17 以上
75 以上（歳）	50 ～ 65	50 ～ 65	20 以上	17 以上
妊　婦		50 ～ 65		18 以上
授乳婦		50 ～ 65		18 以上

[1] 範囲に関しては，おおむねの値を示したものである。
[2] アルコールを含む。ただし，アルコールの摂取を勧めるものではない。

性　別	ビタミンＡの食事摂取基準（μgRAE/ 日）[1]							
	男　性				女　性			
年齢等	推定平均必要量[2]	推奨量[2]	目安量[3]	耐容上限量[3]	推定平均必要量[2]	推奨量[2]	目安量[3]	耐容上限量[3]
0 ～ 5　（月）	―	―	300	600	―	―	300	600
6 ～ 11（月）	―	―	400	600	―	―	400	600
1 ～ 2　（歳）	300	400	―	600	250	350	―	600
3 ～ 5　（歳）	350	450	―	700	350	500	―	850
6 ～ 7　（歳）	300	400	―	950	300	400	―	1,200
8 ～ 9　（歳）	350	500	―	1,200	350	500	―	1,500
10 ～ 11（歳）	450	600	―	1,500	400	600	―	1,900
12 ～ 14（歳）	550	800	―	2,100	500	700	―	2,500
15 ～ 17（歳）	650	900	―	2,500	500	650	―	2,800
18 ～ 29（歳）	600	850	―	2,700	450	650	―	2,700
30 ～ 49（歳）	650	900	―	2,700	500	700	―	2,700
50 ～ 64（歳）	650	900	―	2,700	500	700	―	2,700
65 ～ 74（歳）	600	850	―	2,700	500	700	―	2,700
75 以上（歳）	550	800	―	2,700	450	650	―	2,700
妊婦（付加量）初期					＋0	＋0	―	―
中期					＋0	＋0	―	―
後期					＋60	＋80	―	―
授乳婦（付加量）					＋300	＋450	―	―

[1] レチノール活性当量（μgRAE）
　=レチノール（μg）＋β-カロテン（μg）× 1/12 ＋α-カロテン（μg）× 1/24
　　＋β-クリプトキサンチン（μg）× 1/24 ＋その他のプロビタミンＡカロテノイド（μg）× 1/24
[2] プロビタミンＡカロテノイドを含む。
[3] プロビタミンＡカロテノイドを含まない。

性別	ビタミンDの食事摂取基準（μg/日）[1]				ビタミンEの食事摂取基準（mg/日）[2]				ビタミンKの食事摂取基準（μg/日）	
	男性		女性		男性		女性		男性	女性
年齢等	目安量	耐容上限量	目安量	耐容上限量	目安量	耐容上限量	目安量	耐容上限量	目安量	目安量
0～5（月）	5.0	25	5.0	25	3.0	—	3.0	—	4	4
6～11（月）	5.0	25	5.0	25	4.0	—	4.0	—	7	7
1～2（歳）	3.0	20	3.5	20	3.0	150	3.0	150	50	60
3～5（歳）	3.5	30	4.0	30	4.0	200	4.0	200	60	70
6～7（歳）	4.5	30	5.0	30	5.0	300	5.0	300	80	90
8～9（歳）	5.0	40	6.0	40	5.0	350	5.0	350	90	110
10～11（歳）	6.5	60	8.0	60	5.5	450	5.5	450	110	140
12～14（歳）	8.0	80	9.5	80	6.5	650	6.0	600	140	170
15～17（歳）	9.0	90	8.5	90	7.0	750	5.5	650	160	150
18～29（歳）	8.5	100	8.5	100	6.0	850	5.0	650	150	150
30～49（歳）	8.5	100	8.5	100	6.0	900	5.5	700	150	150
50～64（歳）	8.5	100	8.5	100	7.0	850	6.0	700	150	150
65～74（歳）	8.5	100	8.5	100	7.0	850	6.0	650	150	150
75以上（歳）	8.5	100	8.5	100	6.5	750	6.5	650	150	150
妊婦			8.5	—			6.5	—		150
授乳婦			8.5	—			7.0	—		150

[1] 日照により皮膚でビタミンDが産生されることを踏まえ，フレイル予防を図る者はもとより，全年齢区分を通じて，日常生活において可能な範囲内での適度な日光浴を心掛けるとともに，ビタミンDの摂取については，日照時間を考慮に入れることが重要である。
[2] α-トコフェロールについて算定した。α-トコフェロール以外のビタミンEは含んでいない。

性別	ビタミンB$_1$の食事摂取基準（mg/日）[1,2]						ビタミンB$_2$の食事摂取基準（mg/日）[3]					
	男性			女性			男性			女性		
年齢等	推定平均必要量	推奨量	目安量	推定平均必要量	推奨量	目安量	推定平均必要量	推奨量	目安量	推定平均必要量	推奨量	目安量
0～5（月）	—	—	0.1	—	—	0.1	—	—	0.3	—	—	0.3
6～11（月）	—	—	0.2	—	—	0.2	—	—	0.4	—	—	0.4
1～2（歳）	0.4	0.5	—	0.4	0.5	—	0.5	0.6	—	0.5	0.5	—
3～5（歳）	0.6	0.7	—	0.6	0.7	—	0.7	0.8	—	0.6	0.8	—
6～7（歳）	0.7	0.8	—	0.7	0.8	—	0.8	0.9	—	0.7	0.9	—
8～9（歳）	0.8	1.0	—	0.8	0.9	—	0.9	1.1	—	0.9	1.0	—
10～11（歳）	1.0	1.2	—	0.9	1.1	—	1.1	1.4	—	1.0	1.3	—
12～14（歳）	1.2	1.4	—	1.1	1.3	—	1.3	1.6	—	1.2	1.4	—
15～17（歳）	1.3	1.5	—	1.0	1.2	—	1.4	1.7	—	1.2	1.4	—
18～29（歳）	1.2	1.4	—	0.9	1.1	—	1.3	1.6	—	1.0	1.2	—
30～49（歳）	1.2	1.4	—	0.9	1.1	—	1.3	1.6	—	1.0	1.2	—
50～64（歳）	1.1	1.3	—	0.9	1.1	—	1.2	1.5	—	1.0	1.2	—
65～74（歳）	1.1	1.3	—	0.9	1.1	—	1.2	1.5	—	1.0	1.2	—
75以上（歳）	1.0	1.2	—	0.8	0.9	—	1.1	1.3	—	0.9	1.0	—
妊婦（付加量）				+0.2	+0.2	—				+0.2	+0.3	—
授乳婦（付加量）				+0.2	+0.2	—				+0.5	+0.6	—

[1] チアミン塩化物塩酸塩（分子量＝337.3）の重量として示した。
[2] 身体活動レベルIIの推定エネルギー必要量を用いて算定した。
特記事項：推定平均必要量は，ビタミンB$_1$の欠乏症である脚気を予防するに足る最小必要量からではなく，尿中にビタミンB$_1$の排泄量が増大し始める摂取量（体内飽和量）から算定。
[3] 身体活動レベルIIの推定エネルギー必要量を用いて算定した。
特記事項（ビタミンB$_2$）：推定平均必要量は，ビタミンB$_2$の欠乏症である口唇炎，口角炎，舌炎などの皮膚炎を予防するに足る最小量からではなく，尿中にビタミンB$_2$の排泄量が増大し始める摂取量（体内飽和量）から算定。

ナイアシンの食事摂取基準（mgNE/日）[1,2]

性　別	男　性				女　性			
年齢等	推定平均必要量	推奨量	目安量	耐容上限量[3]	推定平均必要量	推奨量	目安量	耐容上限量[3]
0～5（月）[4]	—	—	2	—	—	—	2	—
6～11（月）	—	—	3	—	—	—	3	—
1～2（歳）	5	6	—	60(15)	4	5	—	60(15)
3～5（歳）	6	8	—	80(20)	6	7	—	80(20)
6～7（歳）	7	9	—	100(30)	7	8	—	100(30)
8～9（歳）	9	11	—	150(35)	8	10	—	150(35)
10～11（歳）	11	13	—	200(45)	10	10	—	150(45)
12～14（歳）	12	15	—	250(60)	12	14	—	250(60)
15～17（歳）	14	17	—	300(70)	11	13	—	250(65)
18～29（歳）	13	15	—	300(80)	9	11	—	250(65)
30～49（歳）	13	15	—	350(85)	10	12	—	250(65)
50～64（歳）	12	14	—	350(85)	9	11	—	250(65)
65～74（歳）	12	14	—	300(80)	9	11	—	250(65)
75以上（歳）	11	13	—	300(75)	9	10	—	250(60)
妊　婦（付加量）					+0	+0	—	—
授乳婦（付加量）					+3	+3	—	—

[1] ナイアシン当量（NE）＝ナイアシン＋1/60 トリプトファンで示した。
[2] 身体活動レベルⅡの推定エネルギー必要量を用いて算定した。
[3] ニコチンアミドの重量（mg/日），（　）内はニコチン酸の重量（mg/日）。
[4] 単位はmg/日。

ビタミンB₆の食事摂取基準（mg/日）[1]　ビタミンB₁₂の食事摂取基準（μg/日）[3]

性　別	男　性				女　性				男　性			女　性		
年齢等	推定平均必要量	推奨量	目安量	耐容上限量[2]	推定平均必要量	推奨量	目安量	耐容上限量[2]	推定平均必要量	推奨量	目安量	推定平均必要量	推奨量	目安量
0～5（月）	—	—	0.2	—	—	—	0.2	—	—	—	0.4	—	—	0.4
6～11（月）	—	—	0.3	—	—	—	0.3	—	—	—	0.5	—	—	0.5
1～2（歳）	0.4	0.5	—	10	0.4	0.5	—	10	0.8	0.9	—	0.8	0.9	—
3～5（歳）	0.5	0.6	—	15	0.5	0.6	—	15	0.9	1.1	—	0.9	1.1	—
6～7（歳）	0.7	0.8	—	20	0.6	0.7	—	20	1.1	1.3	—	1.1	1.3	—
8～9（歳）	0.8	0.9	—	25	0.8	0.9	—	25	1.3	1.6	—	1.3	1.6	—
10～11（歳）	1.0	1.1	—	30	1.0	1.1	—	30	1.6	1.9	—	1.6	1.9	—
12～14（歳）	1.2	1.4	—	40	1.0	1.3	—	40	2.0	2.4	—	2.0	2.4	—
15～17（歳）	1.2	1.5	—	50	1.0	1.3	—	45	2.0	2.4	—	2.0	2.4	—
18～29（歳）	1.1	1.4	—	55	1.0	1.1	—	45	2.0	2.4	—	2.0	2.4	—
30～49（歳）	1.1	1.4	—	60	1.0	1.1	—	45	2.0	2.4	—	2.0	2.4	—
50～64（歳）	1.1	1.4	—	55	1.0	1.1	—	45	2.0	2.4	—	2.0	2.4	—
65～74（歳）	1.1	1.4	—	50	1.0	1.1	—	40	2.0	2.4	—	2.0	2.4	—
75以上（歳）	1.1	1.4	—	50	1.0	1.1	—	40	2.0	2.4	—	2.0	2.4	—
妊　婦（付加量）					+0.2	+0.2	—	—				+0.3	+0.4	—
授乳婦（付加量）					+0.3	+0.3	—	—				+0.7	+0.8	—

[1] たんぱく質の推奨量を用いて算定した（妊婦・授乳婦の付加量は除く）。
[2] ピリドキシン（分子量＝169.2）の重量として示した。
[3] シアノコバラミン（分子量＝1,355.37）の重量として示した。

葉酸の食事摂取基準（μg/日）[1]								
性　別	男　性				女　性			
年齢等	推定平均 必要量	推奨量	目安量	耐容 上限量[2]	推定平均 必要量	推奨量	目安量	耐容 上限量[2]
0～5 （月）	－	－	40	－	－	－	40	－
6～11 （月）	－	－	60	－	－	－	60	－
1～2 （歳）	80	90	－	200	90	90	－	200
3～5 （歳）	90	110	－	300	90	110	－	300
6～7 （歳）	110	140	－	400	110	140	－	400
8～9 （歳）	130	160	－	500	130	160	－	500
10～11 （歳）	160	190	－	700	160	190	－	700
12～14 （歳）	200	240	－	900	200	240	－	900
15～17 （歳）	220	240	－	900	200	240	－	900
18～29 （歳）	200	240	－	900	200	240	－	900
30～49 （歳）	200	240	－	1,000	200	240	－	1,000
50～64 （歳）	200	240	－	1,000	200	240	－	1,000
65～74 （歳）	200	240	－	900	200	240	－	900
75以上 （歳）	200	240	－	900	200	240	－	900
妊婦（付加量）[3,4]					＋200	＋240	－	－
授乳婦（付加量）					＋80	＋100	－	－

[1] プテロイルモノグルタミン酸（分子量＝441.40）の重量として示した。
[2] 通常の食品以外の食品に含まれる葉酸（狭義の葉酸）に適用する。
[3] 妊娠を計画している女性，妊娠の可能性がある女性及び妊娠初期の妊婦は，胎児の神経管閉鎖障害のリスク低減のために，通常の食品以外の食品に含まれる葉酸（狭義の葉酸）を400μg/日摂取することが望まれる。
[4] 付加量は，中期及び後期にのみ設定した。

性　別	パントテン酸の食事摂取基準（mg/日）		ビオチンの食事摂取基準（μg/日）	
	男　性	女　性	男　性	女　性
年齢等	目安量	目安量	目安量	目安量
0～5 （月）	4	4	4	4
6～11 （月）	5	5	5	5
1～2 （歳）	3	4	20	20
3～5 （歳）	4	4	20	20
6～7 （歳）	5	5	30	30
8～9 （歳）	6	5	30	30
10～11 （歳）	6	6	40	40
12～14 （歳）	7	6	50	50
15～17 （歳）	7	6	50	50
18～29 （歳）	5	5	50	50
30～49 （歳）	5	5	50	50
50～64 （歳）	6	5	50	50
65～74 （歳）	6	5	50	50
75以上 （歳）	6	5	50	50
妊　婦		5		50
授乳婦		6		50

ビタミンCの食事摂取基準（mg/日）[1]						
性　別	男　性			女　性		
年齢等	推定平均必要量	推奨量	目安量	推定平均必要量	推奨量	目安量
0～5（月）	―	―	40	―	―	40
6～11（月）	―	―	40	―	―	40
1～2（歳）	35	40	―	35	40	―
3～5（歳）	40	50	―	40	50	―
6～7（歳）	50	60	―	50	60	―
8～9（歳）	60	70	―	60	70	―
10～11（歳）	70	85	―	70	85	―
12～14（歳）	85	100	―	85	100	―
15～17（歳）	85	100	―	85	100	―
18～29（歳）	85	100	―	85	100	―
30～49（歳）	85	100	―	85	100	―
50～64（歳）	85	100	―	85	100	―
65～74（歳）	80	100	―	80	100	―
75以上（歳）	80	100	―	80	100	―
妊　婦（付加量）				+10	+10	―
授乳婦（付加量）				+40	+45	―

[1] L―アスコルビン酸（分子量＝176.12）の重量で示した。
特記事項：推定平均必要量は，ビタミンCの欠乏症である壊血病を予防するに足る最小量からではなく，心臓血管系の疾病予防効果及び抗酸化作用の観点から算定。

ナトリウムの食事摂取基準（mg/日，（　）は食塩相当量［g/日］）[1]						
性　別	男　性			女　性		
年齢等	推定平均必要量	目安量	目標量	推定平均必要量	目安量	目標量
0～5（月）	―	100（0.3）	―	―	100（0.3）	―
6～11（月）	―	600（1.5）	―	―	600（1.5）	―
1～2（歳）	―	―	（3.0未満）	―	―	（3.0未満）
3～5（歳）	―	―	（3.5未満）	―	―	（3.5未満）
6～7（歳）	―	―	（4.5未満）	―	―	（4.5未満）
8～9（歳）	―	―	（5.0未満）	―	―	（5.0未満）
10～11（歳）	―	―	（6.0未満）	―	―	（6.0未満）
12～14（歳）	―	―	（7.0未満）	―	―	（6.5未満）
15～17（歳）	―	―	（7.5未満）	―	―	（6.5未満）
18～29（歳）	600（1.5）	―	（7.5未満）	600（1.5）	―	（6.5未満）
30～49（歳）	600（1.5）	―	（7.5未満）	600（1.5）	―	（6.5未満）
50～64（歳）	600（1.5）	―	（7.5未満）	600（1.5）	―	（6.5未満）
65～74（歳）	600（1.5）	―	（7.5未満）	600（1.5）	―	（6.5未満）
75以上（歳）	600（1.5）	―	（7.5未満）	600（1.5）	―	（6.5未満）
妊　婦				600（1.5）	―	（6.5未満）
授乳婦				600（1.5）	―	（6.5未満）

[1] 高血圧及び慢性腎臓病（CKD）の重症化予防のための食塩相当量の量は，男女とも6.0g/日未満とした。

カリウムの食事摂取基準（mg/日）				
性　別	男　性		女　性	
年齢等	目安量	目標量	目安量	目標量
0〜5（月）	400	—	400	—
6〜11（月）	700	—	700	—
1〜2（歳）	900	—	900	—
3〜5（歳）	1,000	1,400以上	1,000	1,400以上
6〜7（歳）	1,300	1,800以上	1,200	1,800以上
8〜9（歳）	1,500	2,000以上	1,500	2,000以上
10〜11（歳）	1,800	2,200以上	1,800	2,000以上
12〜14（歳）	2,300	2,400以上	1,900	2,400以上
15〜17（歳）	2,700	3,000以上	2,000	2,600以上
18〜29（歳）	2,500	3,000以上	2,000	2,600以上
30〜49（歳）	2,500	3,000以上	2,000	2,600以上
50〜64（歳）	2,500	3,000以上	2,000	2,600以上
65〜74（歳）	2,500	3,000以上	2,000	2,600以上
75以上（歳）	2,500	3,000以上	2,000	2,600以上
妊　婦			2,000	2,600以上
授乳婦			2,200	2,600以上

カルシウムの食事摂取基準（mg/日）								
性　別	男　性				女　性			
年齢等	推定平均必要量	推奨量	目安量	耐容上限量	推定平均必要量	推奨量	目安量	耐容上限量
0〜5（月）	—	—	200	—	—	—	200	—
6〜11（月）	—	—	250	—	—	—	250	—
1〜2（歳）	350	450	—	—	350	400	—	—
3〜5（歳）	500	600	—	—	450	550	—	—
6〜7（歳）	500	600	—	—	450	550	—	—
8〜9（歳）	550	650	—	—	600	750	—	—
10〜11（歳）	600	700	—	—	600	750	—	—
12〜14（歳）	850	1,000	—	—	700	800	—	—
15〜17（歳）	650	800	—	—	550	650	—	—
18〜29（歳）	650	800	—	2,500	550	650	—	2,500
30〜49（歳）	600	750	—	2,500	550	650	—	2,500
50〜64（歳）	600	750	—	2,500	550	650	—	2,500
65〜74（歳）	600	750	—	2,500	550	650	—	2,500
75以上（歳）	600	700	—	2,500	500	600	—	2,500
妊婦（付加量）					+0	+0	—	—
授乳婦（付加量）					+0	+0	—	—

マグネシウムの食事摂取基準（mg/日）							
性　別	男　性				女　性		
年齢等	推定平均必要量	推奨量	目安量	耐容上限量[1]	推定平均必要量	推奨量	目安量	耐容上限量[1]
0〜5（月）	—	—	20	—	—	—	20	—
6〜11（月）	—	—	60	—	—	—	60	—
1〜2（歳）	60	70	—	—	60	70	—	—
3〜5（歳）	80	100	—	—	80	100	—	—
6〜7（歳）	110	130	—	—	110	130	—	—
8〜9（歳）	140	170	—	—	140	160	—	—
10〜11（歳）	180	210	—	—	180	220	—	—
12〜14（歳）	250	290	—	—	240	290	—	—
15〜17（歳）	300	360	—	—	260	310	—	—
18〜29（歳）	280	340	—	—	230	270	—	—
30〜49（歳）	310	370	—	—	240	290	—	—
50〜64（歳）	310	370	—	—	240	290	—	—
65〜74（歳）	290	350	—	—	230	280	—	—
75以上（歳）	270	320	—	—	220	260	—	—
妊婦（付加量）					+30	+40	—	—
授乳婦（付加量）					+0	+0	—	—

[1] 通常の食品以外からの摂取量の耐容上限量は，成人の場合350mg/日，小児では5mg/kg 体重/日とした。それ以外の通常の食品からの摂取の場合，耐容上限量は設定しない。

リンの食事摂取基準（mg/日）				
性　別	男　性		女　性	
年齢等	目安量	耐容上限量	目安量	耐容上限量
0〜5（月）	120	—	120	—
6〜11（月）	260	—	260	—
1〜2（歳）	500	—	500	—
3〜5（歳）	700	—	700	—
6〜7（歳）	900	—	800	—
8〜9（歳）	1,000	—	1,000	—
10〜11（歳）	1,100	—	1,000	—
12〜14（歳）	1,200	—	1,000	—
15〜17（歳）	1,200	—	900	—
18〜29（歳）	1,000	3,000	800	3,000
30〜49（歳）	1,000	3,000	800	3,000
50〜64（歳）	1,000	3,000	800	3,000
65〜74（歳）	1,000	3,000	800	3,000
75以上（歳）	1,000	3,000	800	3,000
妊　婦			800	—
授乳婦			800	—

鉄の食事摂取基準（mg/日）

性　別	男　性				女　性					
					月経なし		月経あり			
年齢等	推定平均必要量	推奨量	目安量	耐容上限量	推定平均必要量	推奨量	推定平均必要量	推奨量	目安量	耐容上限量
0〜5（月）	—	—	0.5	—	—	—	—	—	0.5	—
6〜11（月）	3.5	5.0	—	—	3.5	4.5	—	—	—	—
1〜2（歳）	3.0	4.5	—	25	3.0	4.5	—	—	—	20
3〜5（歳）	4.0	5.5	—	25	4.0	5.5	—	—	—	25
6〜7（歳）	5.0	5.5	—	30	4.5	5.5	—	—	—	30
8〜9（歳）	6.0	7.0	—	35	6.0	7.5	—	—	—	35
10〜11（歳）	7.0	8.5	—	35	7.0	8.5	10.0	12.0	—	35
12〜14（歳）	8.0	10.0	—	40	7.0	8.5	10.0	12.0	—	40
15〜17（歳）	8.0	10.0	—	50	5.5	7.0	8.5	10.5	—	40
18〜29（歳）	6.5	7.5	—	50	5.5	6.5	8.5	10.5	—	40
30〜49（歳）	6.5	7.5	—	50	5.5	6.5	9.0	10.5	—	40
50〜64（歳）	6.5	7.5	—	50	5.5	6.5	9.0	11.0	—	40
65〜74（歳）	6.0	7.5	—	50	5.0	6.0	—	—	—	40
75以上（歳）	6.0	7.0	—	50	5.0	6.0	—	—	—	40
妊婦（付加量）初期					+2.0	+2.5	—	—	—	—
中期・後期					+8.0	+9.5	—	—	—	—
授乳婦（付加量）					+2.0	+2.5	—	—	—	—

亜鉛の食事摂取基準（mg/日）

性　別	男　性				女　性			
年齢等	推定平均必要量	推奨量	目安量	耐容上限量	推定平均必要量	推奨量	目安量	耐容上限量
0〜5（月）	—	—	2	—	—	—	2	—
6〜11（月）	—	—	3	—	—	—	3	—
1〜2（歳）	3	3	—	—	2	3	—	—
3〜5（歳）	3	4	—	—	3	3	—	—
6〜7（歳）	4	5	—	—	3	4	—	—
8〜9（歳）	5	6	—	—	4	5	—	—
10〜11（歳）	6	7	—	—	5	6	—	—
12〜14（歳）	9	10	—	—	7	8	—	—
15〜17（歳）	10	12	—	—	7	8	—	—
18〜29（歳）	9	11	—	40	7	8	—	35
30〜49（歳）	9	11	—	45	7	8	—	35
50〜64（歳）	9	11	—	45	7	8	—	35
65〜74（歳）	9	11	—	40	7	8	—	35
75以上（歳）	9	10	—	40	6	8	—	30
妊　婦（付加量）					+1	+2	—	—
授乳婦（付加量）					+3	+4	—	—

銅の食事摂取基準（mg/日）								
性　別	男　性				女　性			
年齢等	推定平均必要量	推奨量	目安量	耐容上限量	推定平均必要量	推奨量	目安量	耐容上限量
0〜5　（月）	—	—	0.3	—	—	—	0.3	—
6〜11（月）	—	—	0.3	—	—	—	0.3	—
1〜2　（歳）	0.3	0.3	—	—	0.2	0.3	—	—
3〜5　（歳）	0.3	0.4	—	—	0.3	0.3	—	—
6〜7　（歳）	0.4	0.4	—	—	0.4	0.4	—	—
8〜9　（歳）	0.4	0.5	—	—	0.4	0.5	—	—
10〜11（歳）	0.5	0.6	—	—	0.5	0.6	—	—
12〜14（歳）	0.7	0.8	—	—	0.6	0.8	—	—
15〜17（歳）	0.8	0.9	—	—	0.6	0.7	—	—
18〜29（歳）	0.7	0.9	—	7	0.6	0.7	—	7
30〜49（歳）	0.7	0.9	—	7	0.6	0.7	—	7
50〜64（歳）	0.7	0.9	—	7	0.6	0.7	—	7
65〜74（歳）	0.7	0.9	—	7	0.6	0.7	—	7
75以上（歳）	0.7	0.8	—	7	0.6	0.7	—	7
妊　婦（付加量）					＋0.1	＋0.1	—	—
授乳婦（付加量）					＋0.5	＋0.6	—	—

マンガンの食事摂取基準（mg/日）				
性　別	男　性		女　性	
年齢等	目安量	耐容上限量	目安量	耐容上限量
0〜5　（月）	0.01	—	0.01	—
6〜11（月）	0.5	—	0.5	—
1〜2　（歳）	1.5	—	1.5	—
3〜5　（歳）	1.5	—	1.5	—
6〜7　（歳）	2.0	—	2.0	—
8〜9　（歳）	2.5	—	2.5	—
10〜11（歳）	3.0	—	3.0	—
12〜14（歳）	4.0	—	4.0	—
15〜17（歳）	4.5	—	3.5	—
18〜29（歳）	4.0	11	3.5	11
30〜49（歳）	4.0	11	3.5	11
50〜64（歳）	4.0	11	3.5	11
65〜74（歳）	4.0	11	3.5	11
75以上（歳）	4.0	11	3.5	11
妊　婦			3.5	—
授乳婦			3.5	—

ヨウ素の食事摂取基準（μg/日）

性　別	男　性				女　性			
年齢等	推定平均必要量	推奨量	目安量	耐容上限量	推定平均必要量	推奨量	目安量	耐容上限量
0～5（月）	—	—	100	250	—	—	100	250
6～11（月）	—	—	130	250	—	—	130	250
1～2（歳）	35	50	—	300	35	50	—	300
3～5（歳）	45	60	—	400	45	60	—	400
6～7（歳）	55	75	—	550	55	75	—	550
8～9（歳）	65	90	—	700	65	90	—	700
10～11（歳）	80	110	—	900	80	110	—	900
12～14（歳）	95	140	—	2,000	95	140	—	2,000
15～17（歳）	100	140	—	3,000	100	140	—	3,000
18～29（歳）	95	130	—	3,000	95	130	—	3,000
30～49（歳）	95	130	—	3,000	95	130	—	3,000
50～64（歳）	95	130	—	3,000	95	130	—	3,000
65～74（歳）	95	130	—	3,000	95	130	—	3,000
75以上（歳）	95	130	—	3,000	95	130	—	3,000
妊　婦（付加量）					+75	+110	—	—[1]
授乳婦（付加量）					+100	+140	—	—[1]

[1] 妊婦及び授乳婦の耐容上限量は，2,000μg/日とした。

セレンの食事摂取基準（μg/日）

性　別	男　性				女　性			
年齢等	推定平均必要量	推奨量	目安量	耐容上限量	推定平均必要量	推奨量	目安量	耐容上限量
0～5（月）	—	—	15	—	—	—	15	—
6～11（月）	—	—	15	—	—	—	15	—
1～2（歳）	10	10	—	100	10	10	—	100
3～5（歳）	10	15	—	100	10	10	—	100
6～7（歳）	15	15	—	150	15	15	—	150
8～9（歳）	15	20	—	200	15	20	—	200
10～11（歳）	20	25	—	250	20	25	—	250
12～14（歳）	25	30	—	350	25	30	—	300
15～17（歳）	30	35	—	400	20	25	—	350
18～29（歳）	25	30	—	450	20	25	—	350
30～49（歳）	25	30	—	450	20	25	—	350
50～64（歳）	25	30	—	450	20	25	—	350
65～74（歳）	25	30	—	450	20	25	—	350
75以上（歳）	25	30	—	400	20	25	—	350
妊　婦（付加量）					+5	+5	—	—
授乳婦（付加量）					+15	+20	—	—

クロムの食事摂取基準（μg/日）				
性　別	男　性		女　性	
年齢等	目安量	耐容上限量	目安量	耐容上限量
0〜5（月）	0.8	—	0.8	—
6〜11（月）	1.0	—	1.0	—
1〜2（歳）	—	—	—	—
3〜5（歳）	—	—	—	—
6〜7（歳）	—	—	—	—
8〜9（歳）	—	—	—	—
10〜11（歳）	—	—	—	—
12〜14（歳）	—	—	—	—
15〜17（歳）	—	—	—	—
18〜29（歳）	10	500	10	500
30〜49（歳）	10	500	10	500
50〜64（歳）	10	500	10	500
65〜74（歳）	10	500	10	500
75以上（歳）	10	500	10	500
妊　婦			10	—
授乳婦			10	—

モリブデンの食事摂取基準（μg/日）								
性　別	男　性				女　性			
年齢等	推定平均必要量	推奨量	目安量	耐容上限量	推定平均必要量	推奨量	目安量	耐容上限量
0〜5（月）	—	—	2	—	—	—	2	—
6〜11（月）	—	—	5	—	—	—	5	—
1〜2（歳）	10	10	—	—	10	10	—	—
3〜5（歳）	10	10	—	—	10	10	—	—
6〜7（歳）	10	15	—	—	10	15	—	—
8〜9（歳）	15	20	—	—	15	15	—	—
10〜11（歳）	15	20	—	—	15	20	—	—
12〜14（歳）	20	25	—	—	20	25	—	—
15〜17（歳）	25	30	—	—	20	25	—	—
18〜29（歳）	20	30	—	600	20	25	—	500
30〜49（歳）	25	30	—	600	20	25	—	500
50〜64（歳）	25	30	—	600	20	25	—	500
65〜74（歳）	20	30	—	600	20	25	—	500
75以上（歳）	20	25	—	600	20	25	—	500
妊　婦（付加量）					+0	+0	—	—
授乳婦（付加量）					+3	+3	—	—

索引　Index

基礎から身につく
公衆栄養学

2024 年 4 月 1 日　第一版第 1 刷発行

編著者　逸見幾代
著　者　野原潤子・日田安寿美・原島恵美子
　　　　横山佳子・久保彰子・長幡友実
　　　　山口友貴絵・小山達也・横山弥枝
　　　　齊藤曜子・古明地夕佳

発行者　宇野文博
発行所　株式会社　同文書院
　　　　〒112-0002
　　　　東京都文京区小石川 5-24-3
　　　　TEL（03）3812-7777
　　　　FAX（03）3812-7792
　　　　振替　00100-4-1316

DTP・印刷・製本　日本ハイコム株式会社

ⓒ Ikuyo Henmi et al., 2024
Printed in Japan　ISBN978-4-8103-1525-7
● 乱丁・落丁本はお取り替えいたします